W0263092

KLINIK UND THERAPIE DER HERZKRANKHEITEN

UND DER

GEFÄSSERKRANKUNGEN

VORTRÄGE FÜR PRAKTISCHE ÄRZTE

VON

PRIVATDOZENT Dr. **D. SCHERF**

IN WIEN

VIERTE
VERBESSERTE UND VERMEHRTE AUFLAGE

MIT 10 TEXTABBILDUNGEN

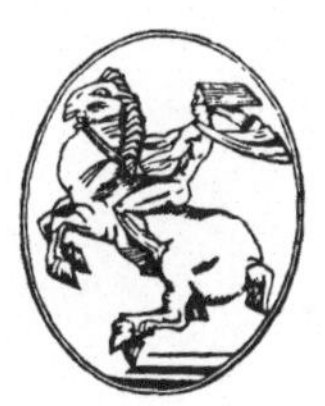

Springer-Verlag Wien GmbH 1938

ISBN 978-3-662-27074-5   ISBN 978-3-662-28554-1 (eBook)
DOI 10.1007/978-3-662-28554-1

Vorwort zur ersten Auflage.

Das vorliegende Büchlein ist aus Vorträgen hervorgegangen, die, im Rahmen der Fortbildungskurse der Wiener medizinischen Fakultät, seit mehr als acht Jahren an der Herzstation der 1. medizinischen Klinik gehalten wurden. Die Niederschrift erfolgte auf den vielfach geäußerten Wunsch der Kurshörer, die den Mangel einer kurzgefaßten Darstellung der wichtigsten diagnostischen und therapeutischen Fragen aus dem Gebiete der Klinik der Herz- und Gefäßerkrankungen beklagten.

Da die Dauer eines Fortbildungskurses beschränkt ist, der Umfang dieses Büchleins ein gewisses Maß nicht überschreiten durfte, war eine umfassende, lehrbuchmäßige Ausarbeitung des Stoffes unmöglich. An guten Lehrbüchern herrscht ja auch kein Mangel.

Die Störungen des Herzrhythmus wurden nicht besprochen, weil ihre eingehende Beschreibung viel zuviel Raum erfordert hätte; ebenso konnten die angeborenen Herzfehler, die Perikarditiden und Endokarditiden nicht abgehandelt werden. Bei der Auswahl der eingehender bearbeiteten Fragen wurde hauptsächlich auf die Bedürfnisse des praktischen Arztes Rücksicht genommen.

Der Zuhörerkreis eines solchen Kurses setzt sich aus Ärzten mit ganz verschiedener Vorbildung zusammen. Man muß sich bemühen, jedem etwas zu bringen. Die Darstellung darf nicht zu kompliziert sein, damit der Anfänger folgen kann, sie darf aber auch den Fortgeschrittenen nicht langweilen. Bei dem beschränkten, zur Verfügung stehenden Raume war deshalb eine gewisse „uneinheitliche" Ausarbeitung der Vorträge nicht zu vermeiden.

Dem Zwecke dieser Vorträge entsprechend wurden Literaturnachweise, das Zitieren von Autoren usw. prinzipiell vermieden. Strittige theoretische Fragen wurden nur dort besprochen, wo es unbedingt notwendig war. In den

Abschnitten über die Therapie wurde nur Altbewährtes und Erprobtes angeführt.

Es ist mir ein dringendes Bedürfnis, auch an dieser Stelle meinen klinischen Lehrern Herrn Professor K. F. Wenckebach und Herrn Professor H. Eppinger meinen Dank für die zahlreichen Anregungen auszusprechen, die ich durch ihre Vorlesungen und bei ihren Visiten am Krankenbette empfing.

Mein Dank gebührt schließlich auch allen meinen Kurshörern, da erst unter dem Einfluß ihrer Fragen und durch zahllose Gespräche mit ihnen die Vorträge sich allmählich zu jener Form abrundeten, in der ich sie jetzt niederschrieb.

Wien, im Dezember 1934.   **D. Scherf.**

Vorwort zur vierten Auflage.

Seit dem Erscheinen der ersten Auflage wurde das Buch durch eine ganze Reihe neuer Kapitel und durch viele Zusätze nicht unbeträchtlich erweitert, so daß nunmehr die wichtigsten Fragen aus dem Gebiete der Kreislauferkrankungen (mit Ausnahme der Elektrokardiographie) behandelt sind. Das Buch soll und will kein Lehrbuch sein und erhebt deshalb keinen Anspruch auf Vollständigkeit. So habe ich bewußt einzelne Erkrankungen (z. B. die Aortenaneurysmen) gar nicht erwähnt, weil ich nicht glaube, darüber dem Leser etwas Neues sagen, oder ihm wertvolle Ratschläge geben zu können. Trotz der Vermehrung des Umfanges ist — wie ich hoffe — der Charakter des Buches unverändert.

Der Erfolg ist dem Buche weiter treu geblieben. Ich glaube, daß das darauf zurückzuführen ist, daß ich mich bemühte, dem Leser die ungeheuren Fortschritte in der Erkennung und Behandlung der Kreislauferkrankungen zu vermitteln, ohne ihn durch zu viele Theorien, Meinungen und Gegenmeinungen zu verwirren. Dabei habe ich eine ganze Reihe von häufigen und praktisch wichtigen Zuständen, die sonst in Vorlesungen und Büchern vernachlässigt werden, stärker betont. So wird die — nicht nur in der Kardiologie — so wichtige Lungenembolie leider gewöhnlich mit wenigen Sätzen abgetan.

Wie in den früheren Auflagen habe ich auch diesmal nicht nur das beschrieben, was ich mir durch eigene Erfahrung und durch Lektüre fremder Abhandlungen erarbeitet habe und richtig fand, ich habe auch manche neue Befunde und Ansichten, die sonst nirgends publiziert sind, gebracht. Da ich die Leser nicht durch Autorenzitate belaste, hat der wenig Erfahrene nicht die Möglichkeit, fremdes Gedankengut von meinem zu unterscheiden. So finde ich immer wieder in fremden Arbeiten Gedanken und Ansichten, die in diesem Buche schon seit Jahren zu lesen sind, als neu angegeben. Ich bin dabei nicht allein, es geht auch anderen, die Bücher schreiben, ähnlich. In der Vorrede zum Standardwerk der Pharmakologie von MEYER-GOTTLIEB-PICK stehen einige Sätze, die ich in diesem Zusammenhange den Lesern dieses Buches nicht vorenthalten möchte:

„Im wissenschaftlichen Schrifttum wird von den Autoren auf Anderer wissenschaftliche Aufgaben und Funde, Ansichten und Theorien in der Regel nur dann Bezug genommen, wenn sie in Fachzeitschriften oder in Sonderabhandlungen und Büchern veröffentlicht worden waren, aber kaum, wenn sie als Inhaltsbestandteil in einem Lehrbuch erschienen sind — vermutlich, weil Lehrbuchsätze nicht als ursprüngliche Leistung, sondern als aus anderweitigen Quellen abgeleitete Ergebnisse aufgefaßt zu werden pflegen.“

Wien, im Februar 1938. **D. Scherf.**

Inhaltsverzeichnis.

Allgemeiner Teil.

Die paroxysmale, nächtliche Atemnot.

Der Herzkranke klagt sehr oft über Atemnot bei körperlicher Anstrengung. Diese Atemnot ist dem Arzt und auch dem Laien als Frühzeichen einer Herzerkrankung und als Hauptzeichen der Herzschwäche bekannt.

Es gibt aber eine große Gruppe von Herzkranken, bei denen die Atemnot anfänglich nicht nach Arbeit oder nicht *nur* dann, sondern vorwiegend nachts, ganz plötzlich, mitten im Schlafe, auftritt. Diese *paroxysmale, nächtliche Dyspnoe* ist außerordentlich häufig, sie befällt sogar die Mehrzahl der dekompensierten Herzkranken. Wir finden sie bei Hypertensionen, bei Nephritiden, bei Aortenfehlern, bei Mesaortitisfällen und bei der großen Gruppe der Herzmuskelkranken.

Sucht man das Gemeinsame bei allen diesen Fällen, so findet man es darin, daß sie alle eine Erkrankung, eine Insuffizienz der linken Kammer aufweisen. Das linke Herz wird bei den Hochdruckkranken am meisten beansprucht und am frühesten insuffizient; aber auch bei den Aortenfehlern und bei fast allen Erkrankungen des Herzmuskels ist die linke Kammer am stärksten betroffen. Kranke mit einer reinen Mitralstenose, Emphysematiker (Fälle also, bei denen vorwiegend das rechte Herz in Mitleidenschaft gezogen ist), klagen nicht über diese paroxysmale, nächtliche Atemnot; wachen diese Fälle manchmal nachts aus dem Schlafe wegen Atemnot auf, so geschieht es gewöhnlich darum, weil sie vom erhöhten Lager heruntergerutscht sind und zu flach liegen. Sie legen sich zurecht und schlafen weiter. Andere leiden dauernd, Tag und Nacht, an gleich starker Atemnot.

Wir können somit durch ein kurzes Befragen der Kranken und durch die Feststellung, daß eine wirkliche paroxysmale nächtliche Dyspnoe vorliegt, *eine* große Gruppe von Herzkranken abgrenzen: *Kranke mit einer Insuffizienz der linken Kammer.*

Diese nächtliche, paroxysmale Dyspnoe ist nicht einheitlich. Es lassen sich zwanglos mindestens zwei Hauptformen unterscheiden.

Cheyne-Stokes.

Die erste und am häufigsten vorkommende Form ist das Cheyne-Stokessche Atmen. Der voll ausgeprägte Cheyne-Stokes mit dem dauernden Wechsel von Atmen und Nichtatmen, den langen, beängstigenden Atemstillständen, mit den vorübergehenden, periodisch wiederkehrenden Trübungen des Sensoriums und den motorischen Begleiterscheinungen, wie Zuckungen der Arme, Beine, wird leicht entdeckt. Es ist auch bekannt, daß man diese Atemform bei Herzkranken mit sehr fortgeschrittener Dekompensation, bei Hirntumoren, bei Meningitiden, bei Sklerose der zerebralen Gefäße findet. Nicht genügend beachtet wird aber die Tatsache, daß das Cheyne-Stokessche Atmen zu den regelmäßigsten und wichtigsten *Frühzeichen* einer reinen Insuffizienz der linken Kammer gehört und daß dieser Cheyne-Stokes außerordentlich häufig gefunden wird, oft allerdings nur angedeutet und *nur für den erkennbar, der danach sucht.*

Der Kranke, der in unsere Sprechstunde kommt, der Kranke, an dessen Bett wir treten, zeigt oft auch bei gründlicher Untersuchung keine Störung der Atmung, weil jede Erregung, ebenso wie kleinste körperliche Anstrengungen einen leichten Cheyne-Stokes beseitigen. Lassen wir aber den Kranken mit geschlossenen Augen im stillen Raume nur wenige Minuten ruhig liegen, dann tritt das periodische Atmen bald hervor. Es ist nicht immer gleich ein Wechsel von Atmung und Atempause, sehr häufig folgen auf wenige oberflächliche Atemzüge nur einige tiefere (wogende Atmung). Von dieser Atemform führen fließende Übergänge zum voll ausgeprägten Cheyne-Stokes. Auch dann, wenn wir tagsüber nach längerem Suchen nur einen Wechsel in der Atemtiefe finden, ja auch dann, wenn die Atmung tagsüber dauernd regelmäßig bleibt, kann nachts ein ganz schwerer Cheyne-Stokes mit langen, apnoischen Pausen und schwerster Hyperpnoe auftreten. Er hält stundenlang an und zwingt den Kranken Nacht für Nacht zum Aufsitzen; manche verlassen das Bett und gehen unruhig im Zimmer hin und her.

Dabei muß betont werden, daß nicht jeder Kranke mit Cheyne-Stokes über Dyspnoe klagt. Auch dann, wenn bedrohlich aussehende, lange Atempausen bestehen, die nur von

ganz wenigen, normal tiefen oder stark hyperpnoischen Atemzügen unterbrochen sind, empfindet der Kranke manchmal gar
keine Atemnot. Dyspnoe nennen wir vor allem das *Gefühl*
der Atemnot. Dieses kann fehlen, auch wenn der Kranke
objektiv eine erschwerte, vertiefte, frequente Atmung zeigt.
Aber auch jene Cheyne-Stokes-Kranken, die angeben, keine
Dyspnoe zu haben, leiden an einer schweren, für sie unerklär-
lichen, nächtlichen Unruhe, die Schlaflosigkeit herbeiführt.
So kommt es, daß viele Kranke nur über diese Schlaflosigkeit
klagen, deren letzte Ursache nicht erkannt wird, wenn es nicht
gelingt, durch genaueres Befragen, eventuell auch der An-
gehörigen oder der Pflegepersonen, den rhythmischen Wechsel
der Atemtiefe zu entdecken.

Der Arzt ist deshalb verpflichtet, nicht nur bei Herzkranken mit Angaben über allnächtlich auftretende Dyspnoe,
sondern auch bei hartnäckiger Schlaflosigkeit an einen Cheyne-
Stokes zu denken und muß sich bemühen, die Diagnose möglichst sicherzustellen. Die richtige Diagnose wird ihm dann
auch die wirksame Therapie des Cheyne-Stokes ermöglichen,
die mit einem Schlage die schwere Schlaflosigkeit, die durch
kein Schlafmittel zu beseitigen war, behebt.

Sucht man also bei Kranken, welche eine Schädigung des
linken Herzens aufweisen, in der beschriebenen Weise das
Cheyne-Stokes-Atmen, so findet man es als ein Symptom
der Schwäche der linken Kammer überraschend häufig.
Man findet es besonders oft bei Kranken im höheren Alter,
die schon normalerweise im Schlafe eine leichte Periodizität
der Atmung zeigen können. Besteht aber eine Insuffizienz
der linken Kammer, dann kommt ein Cheyne-Stokes auch bei
Jugendlichen vor.

Als Ursache des Cheyne-Stokes-Atmens wird eine Störung
im Atemzentrum angenommen, deren feinerer Mechanismus
noch nicht bekannt ist. Es gibt darüber zahlreiche, zum Teil
recht komplizierte Hypothesen. Zirkulations-Durchblutungs-
Anomalien (deshalb O_2-Mangel, Herabsetzung der CO_2-Span-
nung im Gewebe) sowie eine verminderte Erregbarkeit des
Atemzentrums scheinen vor allem maßgebend zu sein.

Daß eine Sklerose der das Atemzentrum versorgenden Gefäße,
sowie eine Erkrankung der linken Kammer nicht die einzige Ursache für das Auftreten des Cheyne-Stokes sind, wie vielfach behauptet wurde, daß vielmehr die Hauptursache in einer Verminderung der Blutzufuhr zu den Zentren liegt, zeigt die Beobachtung,
daß sonst ganz gesunde Jugendliche sofort Cheyne-Stokes zeigen

können, sobald eine Rhythmusstörung auftritt, welche zu einer Verminderung des Minutenvolumens führt (sehr frequente paroxysmale Tachykardien, Herzblock mit starker Bradykardie). Mit dem Verschwinden der Rhythmusstörungen verschwindet sofort auch der Cheyne-Stokes. Bekannt ist auch das periodische Atmen bei kurz aufeinanderfolgenden Adams-Stokes-Anfällen. Es ist vom echten Cheyne-Stokes kaum zu unterscheiden.

Weshalb nur die früher erwähnten Zustände mit linksventrikulärer Insuffizienz und nicht auch schwere Mitralstenosen einen Cheyne-Stokes zeigen, wird noch zu erörtern sein.

Nächtliche Spontandyspnoe, Asthma cardiale, Lungenödem.

Von dem Cheyne-Stokes-Atmen ist eine *zweite Form der nächtlichen Dyspnoe* abzutrennen, bei der kein Wechsel der Atemtiefe vorkommt, sondern eine dauernde Hyperpnoe, die in stets gleicher Stärke anhält und, oft mit großer Angst verbunden, den Kranken aus dem Schlafe weckt. Wir sprechen von einer *Spontandyspnoe.* Sie klingt nach wenigen Minuten ab und der Patient schläft in der Regel bald wieder ein, um in der folgenden Nacht oder in einer der folgende Nächte wieder in derselben Weise aus dem Schlafe geschreckt zu werden. Die Atemnot zwingt den Kranken manchmal, zum Fenster zu gehen, um sich so „mehr Luft" zu verschaffen; bei schweren Anfällen sitzt er mühsam keuchend, blaß, manchmal auch leicht zyanotisch, von kaltem Schweiß bedeckt, angstgepeinigt, aufrecht neben dem Bette oder am Bettrand. Dauert der Anfall längere Zeit, ist das Angstgefühl sehr groß, scheint die Atemnot bedrohlich, dann wird ein Arzt gerufen, der einen *Asthma cardiale*-Anfall diagnostiziert. Bei manchen Fällen tritt sehr bald, bei anderen erst nach längerer Zeit Rasseln über der Lunge auf, zuerst ganz vereinzelt, dann dichter, auf Distanz hörbar, es erscheint rosa gefärbtes Sputum, zuerst spärlich, nach *Hustenstößen*, dann reichlich und in Güssen. *ein Lungenödem* ist aufgetreten. Nach längerer Zeit, manchmal erst nach Stunden, klingt der Anfall ab und läßt ein hochgradiges Ermüdungsgefühl zurück. Wird die notwendige Behandlung unterlassen, dann kommt der Anfall bald, in einer der folgenden Nächte, wieder. Sehr oft wird er durch eine reichliche Mahlzeit, durch das Einnehmen einer größeren Flüssigkeitsmenge am vorangehenden Abend ausgelöst.

Bei manchen Fällen setzt das Lungenödem ganz akut, brutal ein; in wenigen Minuten scheint der Kranke an der reichlichen, serösen Flüssigkeitsansammlung in den Luftwegen zu ersticken. Bei anderen kündigt es sich durch allmählich zunehmende Hustenanfälle an, ohne zunächst unangenehme Beschwerden hervorzurufen. Auskultiert man die Lungenbasis, dann hört man aber schon das bedrohliche Rasseln. In den nächsten Stunden nach einem schweren akuten Lungenödem kann es zu einer vorübergehenden Temperatursteigerung kommen. Es gibt auch eine Form des Lungenödems, die noch mehr chronisch verläuft und wo tagelang eine schwere Dyspnoe besteht, leicht rosiges Sputum ausgehustet wird und röntgenologisch eigenartige wolkige Schatten in den Lungen beobachtet werden.

Diese drei Arten paroxysmaler, nächtlicher Dyspnoe: die leichte, rasch vorübergehende Spontandyspnoe, das Asthma cardiale und das Lungenödem können ineinander übergehen, es besteht keine scharfe Grenze zwischen ihnen. So kommt es, daß in zahlreichen Arbeiten und Abhandlungen auch dann, wenn vom Asthma cardiale die Rede ist, immer wieder dafür auch die Bezeichnung Lungenödem gebraucht wird und umgekehrt. Alle drei Zustände können bei demselben Kranken abwechselnd nacheinander auftreten, sie finden sich auch alle bei denselben klinischen Zuständen wie der Cheyne-Stokes: Bei Kranken mit Insuffizienz der linken Kammer.

Wir wollen sie deshalb zunächst gemeinsam besprechen und, diese Gemeinsamkeit im Auge behaltend, im Folgenden vom Asthma cardiale allein reden.

Entstehung des Asthma cardiale.

Einwände gegen die klassische Erklärung.

Schon den ersten Untersuchern, die sich für die *Entstehung des Asthma cardiale* interessierten, war aufgefallen, daß bei ihren Kranken eine Schädigung des linken Herzens als regelmäßiger Befund erhoben wurde. Die klassischen Erklärungsversuche des Asthma cardiale, die auch noch heute zahlreiche Vertreter finden, gehen von der Tatsache aus, daß bei den betreffenden Fällen immer das *linke* Herz erkrankt ist. Dadurch kann es sich ereignen, daß manchmal das rechte Herz noch kräftig arbeitet, während das kranke linke Herz nicht in demselben Maße mittut. Darum kommt es zu einer Blutüberfüllung vor dem linken Herzen, im kleinen Kreislaufe, zu einer Lungenstauung, Lungenschwellung, Lungenstarre und durch diese zur Atemnot. Tatsächlich zeigen diese Kranken auch in den Intervallen zwischen den Anfällen eine Überfül-

lung des kleinen Kreislaufes, die Hilusschatten sind röntgenologisch vergrößert, die Lungenfelder dunkel, die Lungengefäße, besonders die Venen, scheinen mit Blut überfüllt. Es
ist aber dennoch nicht wahrscheinlich, daß diese sicher vorhandene Lungenstauung allein, rein mechanisch, die Ursache
der nächtlichen Anfälle ist; dagegen sprechen vor allem vier
Erfahrungstatsachen:

1. Es ist schwierig, zu erklären, weshalb die Anfälle ausschließlich nachts, in Bettruhe, also zu einer Zeit auftreten,
da die Arbeitsbedingungen für das linke Herz doch zweifellos
besser sind als am Tage. Eine genauere Befragung dieser
Kranken kann ergeben, daß sie tagsüber vollkommen normal
ihrem Berufe nachgehen und leichtere körperliche Arbeit ohne
Atemnot leisten können. Sie klagen tagsüber höchstens über
eine geringe Müdigkeit und werden nachts ganz unvermutet
durch schwerste Atemnot aus dem Schlafe geweckt. Manchmal
erfährt man durch genaueres Befragen, daß schon seit einiger
Zeit leichte Mahnungen in Form ganz kurzdauernder Anfälle
von Atemnot bestanden haben, die aber unbeachtet geblieben
waren. Auch bei Kranken, die tagsüber vollständige Bettruhe halten, treten die Anfälle nachts auf.

Am eindrucksvollsten war uns in diesem Zusammenhange ein
Offizier, der an einer dekompensierten, luischen Aortenklappeninsuffizienz und an einer schweren ankylosierenden Arthritis litt,
die fast alle Körpergelenke befallen hatte. Sie war nach einem
Sturz in eiskaltes Wasser, gelegentlich einer militärischen Winter-
übung aufgetreten und hatte allmählich zu einer vollkommenen Unbeweglichkeit geführt. Auch diesem Kranken, der Tag und Nacht
gleich bewegungslos dalag, wurde wegen des Cheyne-Stokes-Atmens
und schwerster Asthma cardiale-Anfälle die Nacht zur Qual.

2. Wäre die Lungenstauung *allein* die Ursache der Asthma
cardiale-Anfälle, so müßte man bei der Mitralstenose, bei der
sehr oft die stärksten Lungenstauungen vorkommen, die
Anfälle auch am häufigsten finden. Bekanntlich ist jedoch
das Gegenteil richtig. Tritt bei Mitralstenosen überhaupt
ein Lungenödem auf, so erscheint es in der Regel nicht nachts,
sondern nach Aufregungen und Anstrengungen, also dann,
wenn man bei erhöhter Herztätigkeit eine Verstärkung der
bestehenden Lungenstauung erwarten würde. Dieses Lungenödem ist in seiner ganzen Erscheinungsform von den typischen
nächtlichen Anfällen verschieden. Es ist noch wenig erforscht
und alljährlich erscheint eine ganze Anzahl von neuen Untersuchungen darüber.

3. Würde tatsächlich eine akute Schwäche des linken Herzens die Anfälle auslösen, so wäre zu erwarten, daß der Blutdruck im Anfalle sinkt, oder, wenn Gegenregulationen einsetzen, gleichbleibt. Der systolische und diastolische Blutdruck ist aber im Anfalle erhöht und diese Erhöhung wird so regelmäßig gefunden, daß ein Anfall, bei dem der Blutdruck unver-ändert bleibt, oder sogar absinkt, uns ein sicheres Zeichen dafür ist, daß ein terminales Ödem vorliegt oder ein Anfall von Asthma cardiale-Lungenödem bei einer frischen Coronarthrombose, oder bei einem *sehr* geschädigten Herzmuskel besteht.

Als 4. und letzter Punkt ist gegen die klassische Lehre anzuführen, daß wir im Morphium ein Mittel besitzen, das einen Anfall von Asthma cardiale oder Lungenödem prompt beseitigt. Wir kennen aber keine Wirkung des Morphiums auf den linken Ventrikel, die dessen Kontraktionskraft verbessert und dadurch die Lungenstauung beseitigt.

Neuerer Erklärungsversuch; zentral-nervöse Entstehung der Anfälle.

An diesen Tatsachen, die mit der alten Anschauung, das Asthma cardiale entstünde durch eine Lungenstauung, unvereinbar sind, konnte man nicht vorbeigehen. Man bemühte sich wohl, die alte Theorie von der rein mechanischen Genese des Asthma cardiale durch neue Befunde und durch neue Hilfshypothesen zu stützen, jedoch ohne wesentlichen Erfolg. Immer mehr tritt eine andere Erklärung in den Vordergrund, nach welcher die paroxysmale, *nächtliche Atemnot durch einen abnormen Zustand und eine abnorme Funktion des Atemzentrums zustande kommt.*

Dafür, daß die Anfälle *zentral nervös* ausgelöst werden, spricht eine ganze Reihe von Beobachtungen. So die ausgezeichnete Wirkung des Morphiums *im* Anfalle und die günstige *vorbeugende* Wirkung kleinster Morphiumdosen, durch welche das Auftreten sonst regelmäßig wiederkommender Anfälle verhindert wird. Die hauptsächlichste Wirkung des Morphiums ist ja die Herabsetzung der Erregbarkeit der Zentren. Dann die Beobachtung von Asthma cardiale und Lungenödemanfällen bei organischen Hirnerkrankungen, besonders aber bei Schädeltraumen; weiter die völlige Unabhängigkeit der Anfälle vom Grade der Lungenstauung, innerhalb gewisser Grenzen auch von sonstigen Dekompensationszeichen; das Vorkommen vom Asthma cardiale ausschließlich bei denselben Zuständen, bei welchen auch Cheyne-Stokes gefunden wird; die Art der Anfälle mit ihrem ganz plötzlichen Einsetzen und der Zwecklosigkeit der tiefen, keuchenden Atmung, die ganz anderen Charakter zeigt, als die Atemnot bei Lungenstauung; der Befund einer normalen Sauerstoffsättigung und das absolute Fehlen jeder Kohlensäureüberladung des Blutes im Anfalle und im Intervalle zwischen den Anfällen; die Begleiterscheinungen, wie Blässe, Angstgefühl, Schweiße; das häufige Fehlen anderer Zeichen von Herzschwäche; das Auftreten bei Patienten. die tagsüber ganz ohne Beschwerden sind.

In früheren Jahren wurde als Folge einer Schwäche des linken oder rechten Herzens nur eine rückläufige Stauung vor dem geschädigten Herzteile angenommen. Beim Versagen des linken Herzens findet man ja auch tatsächlich alsbald eine Stauung in der Lunge, bei der Schwäche des rechten Herzens eine Stauung in der Leber und in den großen Venen. Viel zu wenig wurde aber die Tatsache berücksichtigt, daß sich auch peripherwärts, rechtläufig vom geschädigten Herzabschnitt, gewisse Störungen zeigen müssen, wenn rechtes oder linkes Herz ihre Funktion nicht mehr in normaler Weise erfüllen können.

Die Aufgabe des linken Herzens besteht in der Versorgung des Gewebes mit einer ausreichenden Menge von Sauerstoff und Nahrungsstoffen, der Abfuhr von Kohlensäure und anderen Stoffwechselprodukten. Eine einfache Überlegung zeigt, daß unter sonst gleichen Bedingungen, ohne das Eingreifen komplizierter, nicht immer wirksamer, Regulationsvorgänge, die unmittelbare Folge einer schwächeren Arbeit des linken Herzens darin bestehen muß, daß in der Zeiteinheit weniger Blut gefördert wird. Dadurch muß die Ernährung des Gewebes leiden, *die Herzinsuffizienz muß zu einer Stoffwechselstörung führen*. So wird die Anhäufung von Stoffwechselprodukten (das sind vorwiegend nicht flüchtige Säuren, vor allem Milchsäure) unmittelbare Folge einer verminderten Sauerstoffzufuhr sein. Tatsächlich wurde bei dekompensierten Herzkranken nicht nur eine Verminderung des Minutenvolumens, sondern auch eine Anhäufung nicht oxydierter Stoffwechselprodukte und Störungen in der Stoffwechsellage des Gewebes festgestellt.

Auf diese Folgen verminderter Sauerstoffzufuhr, die alle Gewebe des Körpers (auch das Herz selbst) schädigen, wird das Atemzentrum, das auf Änderungen der Wasserstoffionenkonzentration am empfindlichsten reagiert, am stärksten ansprechen; das kann zu Atemstörungen führen.

Sind die Asthma cardiale-Anfälle durch eine Störung im Atemzentrum ausgelöst, dann werden zweifellos zahlreiche Eigenheiten der Anfälle ohne weiteres verständlich. So bereitet vor allem die Erklärung der prompten Morphiumwirkung keine Schwierigkeiten mehr, da Morphium die Erregbarkeit der Zentren herabsetzt. Die tägliche klinische Erfahrung zeigt auch, daß schon kleinste Morphiummengen, vorbeugend am Abend gegeben, das Auftreten dieser nächtlichen Dyspnoeanfälle verhindern.

Warum treten die Anfälle vorwiegend nachts auf?

Schwierig ist aber die Erklärung des *nächtlichen* Auftretens der Anfälle. Man sollte doch annehmen, daß sie vorzugsweise am Tage gefunden werden, wenn durch körperliche Arbeit der Zustand des linken Herzens gewiß noch schlechter sein wird als in der Nacht und die Menge nicht flüchtiger Säuren (infolge der Muskelarbeit) größer sein dürfte als in Bettruhe.

Eine *Erklärung* für das nächtliche Auftreten der Anfälle kennen wir nicht. Wir können aber auf vier Tatsachen hinweisen, welche das Auftreten der Anfälle im Schlafe verständlich machen.

1. Die klinische Erfahrung, daß der Tonus des Parasympathikus schon normalerweise bei jedem Menschen in der Nacht außerordentlich erhöht ist. Damit wird das nächtliche Auftreten von Asthma bronchiale-Anfällen begründet, das ist die Ursache für die Häufigkeit von nächtlichen Gallenkoliken, für viele andere Arten von Spasmen und Tenesmen, die vorzugsweise nachts erscheinen, für den so häufigen nächtlichen Beginn von Geburtswehen. Der Einfluß des Vagustonus und von Vagusreflexen auf die Entstehung von Dyspnoe ist durch sehr zahlreiche Untersuchungen, besonders aus der neuesten Zeit, erwiesen.

2. Ist während des Schlafes schon bei Gesunden eine Anhäufung von Kohlensäure im Körper gefunden und vielfach bestätigt worden. Sie wird durch eine Mindererregbarkeit des Atemzentrums im Schlafe erklärt. Es wird besser sein, von geänderter Erregbarkeit zu sprechen. Zu dieser Anhäufung von Säuren dürfte es nicht nur im Blute, sondern auch im Gewebe kommen und es ist sehr wohl möglich, daß sich diese physiologische Säuerung auf die pathologische, durch die Herzinsuffizienz bedingte, aufpfropft und so zu Atemnot führt. Es ist sicher, daß der *Kohlensäure* bei der Atmungsregulation

eine spezielle Bedeutung zukommt. Sie wirkt auf die Atemzentren viel stärker ein als die Milchsäure. Besonders wichtig ist der Befund, daß die Empfindlichkeit der Atemzentren
für CO_2 durch die lokale Anhäufung von anderen, sauren
Stoffwechselprodukten (also auch Milchsäure) bedeutend gesteigert wird. *Die CO_2 selbst wirkt aber als der eigentliche
Atemreiz.*

3. Das Atemzentrum steht tagsüber unter dem dauernden
Einfluß übergeordneter, kortikaler Zentren, welche seine Tätigkeit fördern und hemmen und dauernd kontrollieren. Wir können die Atmung willkürlich ändern, jede seelische Erregung
und alles, was wir sehen, hören, fühlen, kann die Atmung beeinflussen. Nachts, im Schlafe, fallen alle diese, vorwiegend
erregenden, Wirkungen weg. Das Atemzentrum bleibt gewissermaßen sich selbst überlassen und erlaubt, ohne zunächst
zu reagieren, die Entwicklung eines Grades lokaler Säuerung,
der am Tage durch eine Steigerung der Atmung sofort verhindert wird.

4. Nachts sinken alle Kreislaufgrößen schon normalerweise ab, Pulsfrequenz, Blutdruck sind erniedrigt, die Durch-
strömung der Zentren ist vermindert, ihre „Säuerung"
nimmt zu.

Alle diese vier Vorgänge wirken zusammen und in dem
Augenblicke, da die Zentren, die infolge der Anhäufung abnormer Säuren sensibilisiert sind, durch die im Schlafe erhöhte CO_2-Spannung gereizt werden, tritt der Anfall auf. Er
klingt ab, wenn durch die schwere Dyspnoe, durch das „Ab-
rauchen" von CO_2, die Bedingungen für sein Auftreten beseitigt werden.

Es ist klar, daß auch die Untersuchung des arteriellen
Blutes bei diesen Kranken keine Abweichung gegenüber der
Norm ergeben muß. Solange keine pulmonalen Komplikationen bestehen, welche die äußere Atmung beeinträchtigen, wird
tatsächlich das arterielle Blut auch beim dekompensierten
Herzkranken hinsichtlich seines Gasgehaltes normal gefunden
werden. Dieser ändert sich nur unmittelbar vor dem Tode.
Aber auch dann, wenn das Blut durch die Wirksamkeit zahlreicher Regulationen seine normale Zusammensetzung gewahrt
hat, können die Verhältnisse im Gewebe anders liegen.

Es ist sichergestellt, daß aus dem Verhalten des Blutes keine
festen Schlüsse auf den Reaktionszustand des Gewebes zu ziehen
sind. Im Gewebe wurde unter verschiedenen Versuchsbedingungen

eine ganz andere Wasserstoffionenkonzentration gefunden, als im Blute.

Nicht die Beschaffenheit des Blutes, sondern die Geschwindigkeit der Blutströmung ruft die Gewebsveränderungen hervor! Diese ist bei fast allen Kreislaufkranken früher oder später verlangsamt.

Wenn bei einem Falle von Asthma cardiale keine Verminderung des Minutenvolumens oder keine mit den noch immer groben klinischen Methoden nachweisbare chemische Veränderung des Blutes in der A. carotis oder der V. jugularis gefunden wurde, so kann das nicht als Beweis gegen die gebrachte Erklärung der Anfälle angeführt werden.

Die Art des Zustandekommens der paroxysmalen, nächtlichen Dyspnoe kann es sogar mit sich bringen, daß die durch sie verursachte Überventilation vorübergehend zu einer starken Herabsetzung der Kohlensäurespannung und zu einer Verschiebung der Blutreaktion nach der alkalischen Seite führt. Da die von den Zentren diktierte Atmung sehr rasch und oberflächlich sein kann (der Kranke „wird geatmet"), kann sie vorübergehend auch das Auftreten einer Anoxämie veranlassen. Die rasche und mühsame Atmung und die mit ihr verbundene körperliche Anstrengung, können auch zu einer Beschleunigung der Blutströmungsgeschwindigkeit führen, die während eines Asthma cardiale-Anfalles beobachtet wurde.

Warum treten die Anfälle nur bei der Insuffizienz der linken Kammer auf?

Das Asthma cardiale (ebenso wie die anderen Formen der paroxysmalen, nächtlichen Dyspnoe) kann, wie erwähnt, *Frühzeichen* des Versagens des Herzens sein und schon zu einer Zeit auftreten, da eine stärkere Dilatation des Herzens, ebenso wie andere Zeichen von Herzschwäche fehlen. Wir erkennen ja klinisch und anatomisch eine Insuffizienz des Herzens nur an ihren Folgeerscheinungen, nicht aber auf Grund der physikalischen Befunde am Herzen selbst. Bei einer Nephritis kann ein Asthma cardiale-Anfall, der ganz unvermutet und ohne Vorboten auftritt, die erste, schreckliche Mahnung dafür sein, daß der Kreislauf nicht mehr vollkommen suffizient ist.

Größere Schwierigkeiten bereitet aber die Erklärung der Tatsache, daß nicht jede Herzinsuffizienz zu einer paroxysmalen, nächtlichen Dyspnoe führt, sondern nur bestimmte Formen, speziell die Schädigung der linken Kammer. Wenn es tatsächlich richtig ist, daß die geringe Durchblutung der Zentren durch die Anhäufung von abnormen Stoffwechselprodukten, von nicht oxydierten Säuren, die Anfälle auslöst, so sollten bei ganz hochgradigen, fast pulslosen Mitralstenosen, bei welchen die Verkleinerung des Zeitvolumens ganz besonders hohe Grade erreicht, die Anfälle besonders häufig sein. Sie fehlen aber hier, ebenso wie sie auch bei den anderen Formen von Rechtsinsuffizienz fehlen.

Auch eine schwere Trikuspidalinsuffizienz, eine Dilatation und Schwäche des rechten Herzens, sollte ebenso zu einer Durchblutungsverminderung im Körpergewebe führen, wie eine Linksinsuffizienz. Das linke Herz kann nur so viel Blut auswerfen, als ihm vom rechten zugeschickt wird und eine Reduktion des Minutenvolumens des rechten Herzens hat eine gleich starke Verminderung des Auswurfes der linken Kammer zur unmittelbaren Folge.

Die Erklärung der Tatsache, daß die nächtliche, paroxysmale Atemnot nur bei einer Linksinsuffizienz auftritt, ist schwierig. Wir sind über die feineren Vorgänge im Atemzentrum selbst, über die Art und über die Menge der dort wirksamen, abnormen Stoffe nicht unterrichtet. Das, was aber bisher die experimentelle Forschung ergeben hat, reicht zur Feststellung, daß sowohl *die Art* als auch *die Menge* der im Atemzentrum angehäuften Stoffe für die resultierende Atemform von Bedeutung sind. Nicht minder wichtig ist aber auch der *Erregbarkeitsgrad* des Atemzentrums.

Es ist bekannt, daß Sauerstoffmangel mit seinen Folgen (Anhäufung von Säuren) auf die Atmung ganz anders einwirkt, als eine Kohlensäureüberladung und daß diese wieder ganz anders die Atmung beeinflußt, wenn die Sauerstoffzufuhr normal, als wenn sie vermindert ist. Auch durch die so ganz andere Atmung bei der Azidose der Diabetiker wird die Bedeutung der *Art* der wirksamen Säuren klar demonstriert.

Die Bedeutung der *Menge* der angehäuften, abnormen Stoffe kann man am deutlichsten an der Kohlensäureüberladung des Blutes feststellen. Läßt man einen Kranken eine Mischung von 4- bis 7prozentiger Kohlensäure atmen, so wird die Atmung so stark angeregt, daß davon vielfach therapeutisch Nutzen gezogen wird (CO_2-Atmung bei Pneumonien, nach Narkosen). Das Atmen von mehr als 10prozentiger Kohlensäuremischung oder die Kohlensäureüberladung im Blute bei schwersten Emphysemen wirkt hingegen lähmend auf die Atmung und schlafmachend.

Eine feinere Analyse der Entstehung der verschiedenen Atemformen ist nicht möglich, solange wir über die Qualität und Quantität der im Gewebe angesammelten abnormen Stoffe noch so wenig wissen. Es ist auch möglich, daß eine schwere Insuffizienz des rechten Herzens mit dem erhöhten Venendruck ganz andere Bedingungen für das Gewebe schafft und so die Art der Atemstörung beeinflußt.

Man kann annehmen, daß die mit einer stärkeren Lungenstauung, einem höhergradigen Emphysem verbundene Steigerung der CO_2-Spannung im Blute, die Zentren *dauernd* (auch im Schlafe) so sehr anregt, daß die Atmung dauernd maximal ist und sich nachts nicht vermindert. Es besteht eine ständige Atemvertiefung, aber keine paroxysmale, nächtliche Atemnot. Damit könnte das Fehlen von paroxysmaler, nächtlicher Atemnot beim Emphysem, bei Mitralstenosen usw., ihr Vorkommen bei der Linksinsuffizienz erklärt werden. Es ist aber sicher, daß die Verhältnisse noch viel komplizierter sind, als es hier dargestellt wurde.

Ebensowenig, wie man aus dem Grad der Ödeme auf den Grad der Herzschwäche schließen darf, ist es erlaubt, aus der Stärke und aus der Häufigkeit der paroxysmalen, nächtlichen Dyspnoe einen sicheren Schluß auf den Zustand des Kreislaufes zu ziehen. Bei der Dyspnoe, ebenso wie bei dem Ödem spielt nicht nur der Zustand des Herzens, sondern auch die Stoffwechsellage des Gewebes eine ganz bedeutende, früher unterschätzte Rolle.

Für die Bedeutung der *Erregbarkeitslage* des Atemzentrums spricht die Erfahrung, daß Emphysematiker eine erhöhte Toleranz für CO_2 haben, sowie der Befund, daß bei chronischem O_2-Mangel die Atmung eines Luftgemenges mit extrem niedrigem O_2-Gehalt oder 13prozentigem CO_2-Gehalt kaum Reaktionen auslöst.

Durch die bei jedem Falle verschiedenen Verhältnisse in den Atemzentren selbst ist auch das häufige Nebeneinander- und Nacheinandervorkommen von Cheyne-Stokes, Asthma cardiale und Lungenödem bei denselben Krankheitsformen unserem Verständnisse etwas nähergebracht.

In neuester Zeit wurden interessante Beziehungen zwischen Kreislauf und Atmung aufgefunden, welche mit der Entstehung der paroxysmalen, nächtlichen Dyspnoe in Zusammenhang gebracht wurden. So konnte nachgewiesen werden, daß eine Anämie des Herzmuskels, eine Dehnung der Aorta ascendens, eine Reizung der Koronararterien und vor allem des Sinus caroticus, zur Dyspnoe führen können. Es gelingt auch beim normalen Menschen durch Carotisdruck eine merkliche

Vertiefung der Atmung, zuweilen sogar Dyspnoe auszulösen. Andererseits werden manchmal Anfälle von leichtem Lungenödem durch einen Druck auf die Teilungsstelle der Carotis beseitigt. Man konnte deshalb daran denken, daß eine Erkrankung des Herzmuskels, speziell des *linken* Ventrikels, oder der Aorta, der Carotis auf *reflektorischem* Wege zur Dyspnoe führt.

Gegen die ausschließlich reflektorische Genese der Anfälle von Asthma cardiale und Lungenödem sprechen aber einige Befunde: Diese erwähnten Reflexe verlaufen sämtlich über den Vagus. Vagusnerven und direkte Vaguswirkungen in der Kammer des Säugetierherzens sind noch nicht nachgewiesen. Sie wurden nur im Verlaufe der Koronararterien gefunden. Es wäre auch schwer zu erklären, weshalb solche Reflexe nur von der l i n k e n Kammer ausgehen sollten. Davon abgesehen, sind bei Erkrankungen des Herzmuskels, z. B. Myokarditiden, solche paroxysmale Dyspnoen unbekannt, solange der linke Ventrikel vollkommen kompensiert ist. Diese nächtlichen Atemnotanfälle werden auch durch eine Digitalisierung prompt beseitigt. Für manche Formen der paroxysmalen, nächtlichen Dyspnoe, z. B. für das Lungenödem im Verlaufe einer Koronarthrombose, kann diese Erklärung vielleicht gelten.

Eine Patientin, die wegen einer genuinen Schrumpfniere lange Zeit bei uns in Behandlung war, wurde mit der Diagnose „Pneumonie" an die Klinik gewiesen. Eine schwere Dyspnoe mit feuchtem Rasseln über den unteren Lungenbezirken, besonders rechts, war ganz akut aufgetreten. Die Untersuchung ergab aber, daß die Patientin fieberfrei war, Zeichen von Pneumonie fehlten und das Elektrokardiogramm zeigte Veränderungen, die auf eine Koronarthrombose hinwiesen. Sie war schmerzlos verlaufen. *Die Röntgenuntersuchung ergab vollständiges Fehlen von Lungenstauung.* Es gibt also ein Lungenödem ohne nachweisbare Zeichen von Lungenstauung.

Verschiedene Formen des Lungenödems.

Das Lungenödem ist kein einheitliches Zustandsbild. Neben dem eben beschriebenen nächtlichen, paroxysmalen Lungenödem bei Herzinsuffizienz scheint es, wie wir eben sahen, ein Lungenödem, das reflektorisch bedingt ist (manchmal bei Kranken mit Koronarthrombose), zu geben. Welchen Anteil eine Insuffizienz des linken Herzens an der Entstehung dieses Ödems hat, ist schwer zu entscheiden. Ganz anders ist natürlich auch das Lungenödem zu werten, das bei Vergiftungen z. B. mit Kampfgasen auftritt, oder das Lungenödem bei Schädeltraumen, Hirntumoren und anderen Erkrankungen des Zentralnervensystems. Eine recht seltene fünfte Form des Lungenödems kann man bei Mitralstenosen mit hochgradiger Lungenstauung finden. Man sieht es vorzugsweise bei jenen, meist ohne Vorhofflimmern verlaufenden Mitralstenosen, bei welchen eine stärkere Dilatation des linken Vorhofes und des rechten Herzens fehlt und auch eine Leberschwellung noch nicht ausgebildet ist. Hier tritt aber, wie schon erwähnt, das Lungenödem nur ausnahmsweise nachts auf, in der Regel sehen wir es nach Erregungen und körperlichen Anstrengungen, also bei einer Zunahme der Stauung. Es gibt Patienten (meistens sind es Frauen) dieser Art, die täglich bei der Visite, oder im Verlaufe eines lebhaften Gespräches einen Anfall bekommen und deshalb dauernd das Morphium bereit halten müssen. Hierher gehört auch das Mitralstenosen-Lungenödem während oder nach Entbindungen. Eine Differenzierung dieser verschiedenen Formen des Lungenödems ist auf Grund unserer heutigen Kenntnisse ohne weiteres möglich und sogar notwendig. Es muß aber betont werden, daß das Morphium bei allen Formen, vom terminalen Lungenödem natürlich abgesehen, hilft.

Eine Einteilung des Lungenödems in eine akute, subakute und chronische Form wurde S. 5 gebracht.

Für das Auftreten von Lungenödem ist auch ein gewisser Flüssigkeitsreichtum der Lungen Bedingung. Wir sehen, daß nach einer Diuresetherapie, ohne sonstige Behandlung, die Neigung zum Ödem stark nachläßt oder verschwindet und daß andererseits ein reichlicher Flüssigkeitsgenuß, besonders am Abend (in Verbindung mit Alkoholgenuß), die Neigung zum Ödem erhöht. Allerdings beeinflußt das alles nicht nur den Wasserhaushalt, sondern auch den Kreislauf selbst. Auch in diesem Zusammenhange ist die Beobachtung wichtig, daß bei den sehr gestauten Lungen der Mitralstenosen, die vom pathologischen Anatomen als „trocken" bezeichnet werden, das nächtliche Lungenödem fehlt, wie auch bei fortgeschrittener Mitralstenose mit Sklerose der kleinen Pulmonalgefäße trotz schwerer Stauung Rasseln über der Lunge und Stauungssputum ausbleiben (s. S. 24).

Auch andere vegetative Zentren können Funktionsstörungen zeigen.

Jene Kranken, welche an der paroxysmalen nächtlichen Atemnot leiden, zeigen bei stärker entwickelter Schwäche des linken Herzens auch eine Reihe von anderen *Respirations-*

phänomenen, welche mit als Beweis für die zentrale Genese des Asthma cardiale und der anderen Atemnotformen angeführt werden können. So klagen viele über einen hartnäckigen Husten, der sie aus dem Schlafe weckt, da er besonders nachts auftritt. Man findet ihn schon zu einer Zeit, da sonstige Zeichen einer Lungenstauung fehlen. Er ist mit wenigen Digitalispulvern zum Verschwinden zu bringen, während jede andere Therapie versagt. Man wird wohl nicht fehlgehen, wenn man einen Reizzustand im Hustenzentrum, das dem Atemzentrum benachbart liegt, als Ursache dieser Hustenform annimmt.

Auch sehr hartnäckiges Seufzen und Gähnen ist bei Kranken mit schwerer Insuffizienz des linken Herzens häufig. Diese Phänomene sind zweifellos vielfach auf andere Weise, vor allem psychogen, ausgelöst. Bei manchen Fällen aber sind sie sicher Folge einer Herzschwäche. Es ist ja bekannt, daß nach einer akuten, schweren Blutung oder während eines chirurgischen Schocks und dadurch bedingter schlechter Hirndurchblutung, Schläfrigkeit und häufiges Gähnen auftreten, was durch die Anämie der Hirnzentren erklärt wird. Eine Verminderung des Minutenvolumens infolge von Herzschwäche wird begreiflicherweise dieselben Folgen haben.

Man wird aus diesen und zahlreichen anderen, verwandten Phänomenen allein natürlich nie eine Herzschwäche diagnostizieren. Sie beweisen aber, ebenso wie die schon besprochene Reizung der Vasomotorenzentren (erhöhter Blutdruck im Anfall von paroxysmaler, nächtlicher Atemnot), daß nicht nur das Atemzentrum, sondern auch benachbarte, vegetative Zentren durch die abnorme Stoffwechsellage im Gewebe des zentralen Nervensystems in Mitleidenschaft gezogen sind.

Kranke mit Schwäche des linken Herzens sind durch den steten Husten, das Räuspern, Gähnen außerordentlich unruhig und laut. Man hört sie schon im Nebenzimmer. Es ist erstaunlich, wie rasch eine Digitalisierung diesen Zustand beseitigen kann und die Kranken ruhig werden läßt.

Die Dyspnoe der Neurotiker, die besonders oft erst während der ärztlichen Untersuchung auftritt, ist durch ihre vollständige Regellosigkeit in bezug auf Tiefe und Frequenz der Atmung ausgezeichnet. Tiefe Seufzer sind nicht selten. Fragt man bei der Klage über Atemnot nach Details, dann gibt der Patient oft an, „nicht durchatmen zu können". Diese Form der Atemstörung ist auch im Klimakterium häufig.

Abgrenzung vom zerebralen Asthma, Asthma bronchiale.

Von manchen Klinikern wird eine Gruppe von Fällen mit paroxysmaler, nächtlicher Atemnot als zerebrales Asthma abgetrennt. Bei diesen Kranken findet sich, wie angegeben wird, infolge einer hochgradigen Überventilation eine Herabsetzung der Kohlensäurespannung und eine Verschiebung der Blutreaktion nach der alkalischen Seite. Die Überventilation wird durch Asphyxie und lokale Kreislaufstörungen in den Zentren erklärt. Die Gefäßstörungen sollen organisch oder durch Spasmen bedingt sein. Da bei diesen Kranken der Übergang zum Cheyne-Stokes-Atmen und zum Lungenödem beschrieben wurde und da die Anfälle dieser Kranken nach unseren Erfahrungen auf eine Digitalistherapie sofort verschwinden, glauben wir, daß sie in dieselbe Gruppe von Fällen gehören, wie die eben besprochenen Asthma cardiale-Anfälle und daß ihnen keine Sonderstellung zukommt. Dasselbe gilt für das sogenannte urämische Asthma, bei welchem ebenfalls kein Zusammenhang mit der Niereninsuffizienz, wohl aber promptes Verschwinden auf die Digitalisbehandlung festgestellt werden kann.

Ein Anfall von Asthma cardiale kann, wie erwähnt, einen Herzkranken ganz unvermutet, ohne Vorboten, befallen. Ergibt auch eine genaue Befragung des Kranken, daß er vorher keine Beschwerden hatte, die auf eine Herzläsion hinweisen, ergibt die Untersuchung des Herzens im Anfalle kein deutliches Zeichen einer Herzschädigung, dann wird manchmal im Anfalle die Diagnose Asthma bronchiale gestellt. Aber auch die Untersuchung am folgenden Tage, nach Abklingen des Anfalles, verleitet oft zu dieser Fehldiagnose, besonders darum, weil bei Myokardschädigungen eine deutliche Vergrößerung des Herzens und abnorme auskultatorische Phänomene fehlen können. Diese Fehldiagnose ist besonders bei jüngeren Kranken häufig; sie werden mit Adrenalin behandelt, das bei organisch Herzkranken streng kontraindiziert ist, bald ans Meer, bald ins Hochgebirge geschickt und kommen dann oft mit dem Bilde einer voll ausgeprägten Herzinsuffizienz zurück. Das Verhalten der Atmung im Anfalle und die übrigen Befunde sind oft derart, daß eine Unterscheidung nicht leicht ist. Entgegen mancher Darstellung der Asthma cardiale-Anfälle muß betont werden, daß auch bei ihnen eine schwere exspiratorische Dyspnoe bestehen kann, die Kranken dieselbe Atemform, dieselben physikalischen Lungenbefunde zeigen können wie

Asthma-bronchiale-Fälle. Auch die Eosinophilie im Blute kann im Intervalle zwischen den Anfällen von Asthma cardiale ebenso vorkommen wie beim Asthma bronchiale.

Hervorgehoben sei noch, daß bei Kranken mit Lungenstauung sogenannte asthmoide Anfälle auftreten können. Das sind Atemstörungen, die tage- und wochenlang dauern, zu starker Erschwerung des Exspiriums führen und in manchen Fällen an das echte Asthma erinnern. Es kommt aber dabei selten zu den paroxysmalen, nächtlichen Anfällen.

Schlußbesprechung.

Wir sind von der Feststellung ausgegangen, daß die paroxysmale, nächtliche Dyspnoe häufig ist, oft verkannt wird und vor allem bei Herzkranken gefunden wird, bei denen eine Insuffizienz des linken Herzens besteht. Die paroxysmale, nächtliche Dyspnoe kommt nicht nur bei der Hypertension oder der zerebralen Gefäßsklerose vor, sondern bei jeder Art der linksventrikulären Herzschwäche. Daß nicht auch bei jenen Herzkranken, bei denen, wie bei einer stärkeren Mitralstenose, das Zeitvolumen hochgradig verkleinert ist, oder bei Patienten mit Emphysem und Insuffizienz des rechten Herzens, bei Herzfehlern, die mit einer Trikuspidalinsuffizienz kombiniert sind, nächtliche Dyspnoeanfälle vorkommen, diese Kranken vielmehr mit kleinem Puls, mächtigen Ödemen, Leberschwellung, mit verschieden starker Dauerdyspnoe ruhig daliegen, ohne über paroxysmale, nächtliche Atemnot zu klagen, ist nach den vorausgegangenen Ausführungen verständlicher. Als Hauptursache für diese alltägliche, klinische Erfahrung sind nicht etwa Atemreflexe, vom linken Herzen ausgehend, anzuführen. Viel wichtiger scheinen die pulmonalen Veränderungen zu sein, die bei chronischer Stauung oder durch ein Emphysem zustande kommen. Sie führen zu einer Störung des Gasaustausches, einer Steigerung des Kohlensäuregehaltes im Blut, von der bekannt ist, daß sie das Auftreten eines Cheyne-Stokes verhindert. Beim Fehlen jeder pulmonalen Komplikation, also bei reinen, linksventrikulären Insuffizienzen, besonders im Beginne, bleibt der Gasgehalt des arteriellen Blutes, wie übereinstimmende Untersuchungen sehr zahlreicher Autoren ergeben haben, vollständig normal. Es ist auch möglich, daß die bei Insuffizienz des rechten Herzens auftretende Leberschwellung die Atmung auf dem Stoffwechselwege beeinflußt. Es besteht, wie nochmals betont sei, kein Parallelismus zwischen dem Grad der Herzinsuffizienz und der Stärke der Atemnot. Die Entstehungsbedingungen der Atemnot sind sehr komplex. Für die Entstehung der verschiedenen *Formen* der paroxysmalen, nächtlichen Atemnot ist neben der Tonuslage des autonomen Nervensystems, dem Wasserreichtum der Lunge sowie dem Zustand der Lungengefäße die Zusammensetzung des Gewebssaftes im Atemzentrum von wesentlicher Bedeutung.

Es ist heute unmöglich, die einzelnen Formen der Atemnot *nur* durch eine Rückstauung oder *nur* durch eine Störung der peripheren Zirkulation zu erklären.

Atemnot bei Lungenstauung.

Von der paroxysmalen, nächtlichen Atemnot ist die *Atemnot durch pulmonale Stauung* abzutrennen. Sie ist viel länger bekannt; vielfach wurden ja auch das Asthma cardiale und das Lungenödem hauptsächlich auf Lungenstauung zurückgeführt.

Im Verlaufe einer Mitralstenose oder beim Nachlassen der Kraft des linken Herzens kommt es zu einer Stauung im linken Vorhof und in den Lungenvenen. Die Blutüberfüllung in der Lunge muß bei den gegebenen Raumverhältnissen im Thorax zu einer Kompression des für den Gasaustausch zur Verfügung stehenden Lungengewebes führen. Die mit Blut überfüllten Kapillaren springen stark vor und engen den Alveolarraum ein. Das bewirkt eine Einschränkung der respiratorischen Beweglichkeit der Lunge und eine Verminderung der vitalen Kapazität. Ob daran die Lungenstarre oder die Lungenschwellung mehr beteiligt ist, ist noch nicht entschieden. Durch die chronische Lungenstauung wird das Bindegewebe der Lunge vermehrt, das interstitielle Gewebe wird verstärkt; es treten Zeichen von Reizung und Entzündung auf. Die Durchlässigkeit der Alveolarwand wird verändert, die Sauerstoffaufnahme ist behindert (anderseits findet man bei Dekompensierten eine ungleich bessere Sauerstoffausnützung in der Peripherie als unter normalen Bedingungen). Die durch die Stauung in der Lunge bedingte Verlangsamung der Strömungsgeschwindigkeit im kleinen Kreislauf kann wohl den Gasaustausch *verbessern;* gewöhnlich überwiegen aber die oben erwähnten Schäden der Lungenstauung so sehr, daß es zu einer zunehmenden Dyspnoe kommt. Die Atembeschwerden treten anfangs nur nach größerer Anstrengung auf, wenn das Sauerstoffbedürfnis des Körpers stark erhöht ist. Nimmt die Lungen-

stauung zu, so machen schon kleinste Anstrengungen Beschwerden. Schließlich führt die gewaltige Überfüllung der Lunge
dazu, daß Tag und Nacht Atemnot besteht und der Kranke aufrecht im Bette sitzen muß, um unter Heranziehung der auxiliären
Atemmuskulatur sich genügend Sauerstoff zu verschaffen. Die
Vergrößerung des Thoraxraumes durch Herabsinken des
Zwerchfelles, vielleicht auch die Verminderung der Stauung
in den zerebralen Venen bei aufrechter Haltung veranlassen
die „Orthopnoe". Die vitale Kapazität wird bei aufrechter
Körperhaltung größer.

Nach Untersuchungen aus neuerer Zeit scheint auch die
Atemnot bei Lungenstauung zum Teil durch Reflexe zu entstehen, die von den gestauten Lungengefäßen über Vagusbahnen
auf die Atemzentren einwirken. Die Lungenstauung ruft auf
diese Weise eine Beschleunigung und Vertiefung der Atmung
hervor, ebenso wie eine Stauung in den Vorhöfen des Herzens
reflektorisch zu einer Beschleunigung der Herztätigkeit führt
(s. S. 23). Diese Befunde machen die klinische Erfahrung verständlich, daß auch die Stauungsdyspnoe durch kleine Morphiumgaben gebessert wird.

Zur Zeit, da die Lungenstauung am stärksten ist, Dyspnoe
und Zyanose die höchsten Grade erreicht haben und dem
Kranken die stärksten Beschwerden verursachen, kann eine
neue Veränderung im Kreislauf einsetzen, die seinen Zustand
schlagartig bessert: Eine Schwellung der Leber, eine Stauung vor dem rechten Herzen. Sie bewirkt eine Entlastung des
kleinen Kreislaufes, die Überfüllung der Lungengefäße verschwindet, die Lungenfelder werden vom Röntgenologen wieder
heller gefunden, die vitale Kapazität steigt, die schwere
Dyspnoe und Orthopnoe bessern sich zusehends. Nicht immer
tritt diese Umwälzung im kleinen Kreislaufe erst dann auf,
wenn der Zustand des Kranken am bedrohlichsten ist. Ist
das rechte Herz schon vom Anfang an miterkrankt, besteht
z. B. bei einem Mitralvitium auch eine Erkrankung an der
Trikuspidalklappe, dann kann die Lungenstauung vom Anfang
an gering sein.

Diese gesetzmäßige Wechselwirkung zwischen Lungen-
und Leberstauung macht es verständlich, weshalb einzelne
Mitralfehler eine so außerordentlich schwere Zyanose und
Dyspnoe haben, andere, mit weit fortgeschritteneren Veränderungen an den Klappen, diese beiden Zeichen im weitaus geringerem Maße aufweisen. Die Erleichterung, die mit dem
Verschwinden der Atemnot auftritt, ist so weitgehend, daß

Kranke, bei denen die Kraft des rechten Herzens nachläßt, sich viel besser fühlen als jene mit voll arbeitsfähigem rechten Herzen, so daß der Arzt oft genug das Auftreten der Leberschwellung und der Stauung vor dem rechten Herzen an Stelle der Lungenstauung im Interesse des Kranken ersehnt. Bedenken wir, daß die gestaute Leber allein bis zu ungefähr 1500 ccm Blut fassen kann, dann wird die große Entlastung des kleinen Kreislaufes, die im Gefolge der Leberschwellung auftritt, erst recht verständlich. Gelingt es durch eine Digitalisierung die Kraft des rechten Herzens zu bessern, dann kann die Lungenstauung wieder zunehmen, die alten Beschwerden erscheinen wieder. Wir sehen somit, daß auch der Zustand des rechten Herzens mitbestimmend ist für den Grad der Dyspnoe.

Auch der bei manchen Herzkranken, so vor allem bei Hypertonikern, Aortenklappeninsuffizienzen, bedeutend erhöhte Grundumsatz kann die Neigung zur Dyspnoe erhöhen und bewirken, daß die Atemnot früher auftritt als es bei normalem Grundumsatz der Fall wäre.

Aus den vorausgegangenen Ausführungen ist zu entnehmen, daß eine Dyspnoe Zeichen des Herzversagens sein kann, daß sie aber häufig auch dann gefunden wird, wenn der Herzmuskel seine Arbeit noch voll leistet (z. B. die Stauungsdyspnoe bei der Mitralstenose) und daß sie sogar abnimmt, wenn es zu einem Versagen des Herzmuskels kommt (Insuffizienz des rechten Herzens bei Lungenstauung).

Weitere Dekompensationszeichen.

Allgemeines zur Dekompensation.

Den *Beginn* einer Dekompensation des Herzens zu erkennen, ist schwierig und meistens unmöglich. Wenn wir die ersten Zeichen einer Dekompensation zu finden glauben, ist sie oft schon fortgeschritten und besteht vielleicht schon lange.

Der Begriff der Kreislaufinsuffizienz und Dekompensation ist keineswegs scharf umrissen und immer noch, bis in die allerletzte Zeit, werden neue Definitionen dafür vorgeschlagen. Man hält einen Kreislauf dann für kompensiert, wenn in der Zeiteinheit zu jedem Gewebsabschnitt des Körpers die für eine normale Funktion ausreichenden Mengen Blutes herangebracht und durch entsprechendes Abströmen Stauungen und Schäden vermieden werden.

Man unterscheidet zweckmäßig zwischen einer Dekompensation des rechten und einer Dekompensation des linken Herzens. Gegen die Berechtigung dieser Trennung wurden vielfach Bedenken geäußert. Es wurde darauf hingewiesen, daß eine Schädigung des linken Herzens eine Verminderung des Schlagvolumens zur Folge haben muß und dadurch der Rückfluß zum rechten Herzen, der ja vornehmlich durch die vis a tergo bewirkt wird, leidet. Darum muß auch die vom rechten Herzen in der Minute geförderte Blutmenge in demselben Maße abnehmen, als der linke Ventrikel weniger auswirft; das Auftreten einer Stauung im kleinen Kreislauf wird vermieden. Ebenso wird eine Schädigung des rechten Herzens zur Folge haben, daß dem linken weniger Blut zufließt, so daß auch hier wieder in dem gleichen Maße, als der rechte Ventrikel weniger Blut fördert, auch das Zeitvolumen des linken Herzens abnehmen wird; es wird dann weniger Blut zum rechten, geschädigten Herzen zurückströmen, eine Leberschwellung, eine Stauung vor dem rechten Herzen braucht nicht aufzutreten.

Diese Überlegungen gelten aber nur dann, wenn wir von der *nicht zutreffenden* Voraussetzung ausgehen, daß die zirkulierende Blutmenge dauernd gleich bleibt und dem rechten Herzen tatsächlich dauernd so viel Blut zufließt, als das linke auswirft. Untersuchungen der letzten Jahre haben aber ergeben, daß der Zufluß zum rechten Herzen dauernd wechselt, da eine große Reihe von nervösen und chemischen Regulationsvorrichtungen ihn ständig kontrollieren und den Bedürfnissen des Organismus anpassen. Durch plötzliche Mehrzufuhr von Blut kommt es zu erhöhten Anforderungen an das Herz, Anforderungen, denen die rechte oder die linke Herzhälfte manchmal nicht gewachsen ist, so daß Stauungen auftreten.

So ist es, entsprechend der alltäglichen klinischen Erfahrung, zu erklären, daß bei einer Insuffizienz des linken Herzens eine Lungenstauung auftritt, bei einer Insuffizienz des rechten Herzens aber die Stauung in den großen Körpervenen und in der Leber gefunden wird. Ist das gesamte Herz gleichmäßig geschädigt, dann werden dieselben klinischen Zeichen hervortreten, wie bei einer Insuffizienz des rechten Herzens allein, da sich dann das Blut vor dem gesamten Herzen, das ist also vor dem rechten Herzen stauen wird. *Eine Lungenstauung tritt dann nicht auf.*

Ein Versagen des Herzens oder seiner Teile wird eine Zeitlang durch Hilfmaßnahmen kompensiert werden können.

Dabei spielen vor allem Frequenzsteigerungen und Änderungen der Blutmenge eine große Rolle.

Eine Frequenzsteigerung muß, *sofern sie ein gewisses Maß nicht überschreitet,* kompensatorisch wirken, da sie auch bei dem verminderten Schlagvolumen des geschwächten Herzens das Minutenvolumen, auf das es allein ankommt, normal hält. Sie wird auf verschiedenen Wegen ausgelöst. Eine Stauung in den Vorhöfen und den herznahen Venen kann durch den vielgenannten Bainbridge-Reflex, hauptsächlich auf dem Wege über Parasympathikusbahnen, zu einer Frequenzsteigerung führen, deren praktischer Erfolg in einer Verminderung dieser Stauung bestehen kann. Bei der Aortenklappeninsuffizienz bewirkt der verminderte Aortenmitteldruck, vom Sinus caroticus aus, reflektorisch eine Frequenzsteigerung, deren Zweckmäßigkeit schon vor mehr als 100 Jahren von Corrigan erkannt wurde. Auch die Ansammlung abnormer Stoffe im Sinusknotengewebe, als Folge der verminderten Blutzufuhr bei Herzschwäche, kann zu einer Frequenzsteigerung führen.

Eine Verminderung der *zirkulierenden* Blutmenge, die nach Untersuchungen der letzten Jahre bei einem großen Teil kompensierter Herzkranker gefunden wird, stellt zweifellos einen für die Kompensation sehr wirksamen Vorgang dar. Sie kann zur Vermehrung der Herzleistung und zur Verminderung der Stauung beitragen. So ist ohne weiteres anzunehmen, daß eine Verminderung der zirkulierenden Blutmenge bei der Mitralstenose den Grad der Lungenstauung herabsetzt. Die vorhin erwähnte günstige Wirkung der Leberschwellung auf die Atemnot dürfte, zum Teile wenigstens und für eine gewisse Zeit, auf diesen Mechanismus zurückzuführen sein. Ähnlich scheint bei Mitralstenosen ein *sehr* erweiterter linker Vorhof zu wirken. Bei längerer Dauer der Herzschwäche kommt es aber durch den dauernden Reiz des Sauerstoffmangels auf das Knochenmarkgewebe zu einer Vermehrung der Blutmenge, und zwar nicht nur der zirkulierenden, sondern scheinbar auch der Gesamtblutmenge und deshalb zu einer schweren Belastung des Kreislaufapparates, zu einer weiteren Verlangsamung der Zirkulation im großen und kleinen Kreislauf, zu einer Überfüllung aller Blutdepots, zu einem Unvermögen des Kreislaufs, sich wechselnden Bedürfnissen anzupassen. Wohl kann die Verlangsamung der Blutströmung in der Lunge die Arterialisierung des Blutes daselbst erhöhen, die Verlangsamung der Blutströmung im Gewebe die Ausnützung dort verbessern. Meistens überwiegen aber die Nachteile der verlangsamten Zirkulation.

Ebenso wie die zentrale Dyspnoe, die Tachykardie, ist auch die Vermehrung der zirkulierenden (und wahrscheinlich auch der *gesamten*) Blutmenge eine Folge der Kreislaufschwäche und soll kompensatorisch wirken. Sie bringt aber so viele Nachteile für den Kreislauf, da sie ihn noch mehr überlastet, alle Depots überfüllt, Stauungen vermehrt, die Zirkulation noch mehr verlangsamt, daß sie ihren zunächst kompensatorischen Charakter bald einbüßt.

Auch die bessere O_2-Ausnützung, die bei Dekompensierten im Gewebe gefunden wird, wirkt „kompensatorisch".

Lungenstauung.

Klinisch den Beginn einer *Lungenstauung* festzustellen, ist sehr schwer. Bei Fällen fortgeschrittener Stauung tritt Husten auf, findet man das braune Sputum mit den „Herzfehlerzellen"; besonders bei akut aufgetretener Lungenstauung, beim Versagen der linken Kammer hört man über der Lungenbasis feuchtes Rasseln, häufig auf einer Seite (rechts) mehr als auf der anderen und kann daraus frühzeitig die Herzinsuffizienz erkennen. Auch dann, wenn andere Dekompensationszeichen fehlen, muß schon dieser Befund Anlaß sein, eine Digitalisbehandlung einzuleiten; unterläßt man sie, dann kann man durch einen Anfall von akutem Lungenödem überrascht werden. Sehr viel kann auch die Injektion eines Hg-Diuretikums zur Abwendung dieser Gefahr beitragen.

Das Auftreten des Rasselns hängt aber nicht nur vom Grade der Lungenstauung, sondern auch vom Feuchtigkeitsgehalt der Lunge ab. Darum finden sich bei Mitralstenosen, trotz hochgradigster Lungenstauung, häufig nur vereinzelte trockene Rasselgeräusche oder es fehlt das Rasseln ganz und man hört nur ein rauheres, verlängertes Exspirium, ein verschärftes Atmen. Die chronische Stauung bei der Mitralstenose verändert die Lungengefäße, dichtet sie ab, so daß das Lungengewebe flüssigkeitsärmer wird.

Das Fehlen von Rasselgeräuschen spricht demnach nicht gegen das Bestehen einer Lungenstauung.

Die Unterscheidung zwischen einer einfachen Lungenstauung und einer infektiösen Bronchitis ist nicht immer leicht. Erhöhte Temperatur, vermehrter Eiweißgehalt des Sputums spricht für die Bronchitis. Bei Lungenstauung von „Stauungsbronchitis" zu sprechen, schafft Verwirrung. Mehrtägige Temperatursteigerungen sind bei Dekompensierten (bloß als Dekompensationsfolge?) nicht selten. Bei Patienten mit älterer Lungenstauung ist eine leichte Lungenüberdehnung, ein Volumen pulmonum auctum, die Regel. Nicht selten entwickelt sich schon frühzeitig ein Emphysem.

Andererseits kann man bei manchen, besonders älteren Kranken dauernd über größeren, meist basalen Abschnitten der Lunge Rasseln hören, das auch nach ausreichender Therapie unverändert bestehen bleibt und sich auch jahrelang in keinerlei Weise ändert. Es handelt sich bei diesen Fällen um eine sonst symptomlos gebliebene Pleuraschwarte, von der Bindegewebszüge in die Lunge hineinwuchsen und auf diese Weise eine Stauung, besonders eine Lymphstauung veranlaßten. Diesem klinischen Befunde entsprechend findet der Röntgenologe die Stauung gerade im Gebiete der Schwarte am stärksten ausgesprochen. Dieses hartnäckige Rasseln wirkt ganz grundlos alarmierend und veranlaßt eine überflüssige Behandlung.

Wenn wir von der Dyspnoe und der Zyanose (die nur bei schwerer Stauung zu finden sind) und dem Rasseln (das oft fehlt) absehen, gibt es kein anderes klinisches Zeichen für die Lungenstauung; auch Dyspnoe und Zyanose sind nicht eindeutig, da sie andere Entstehungsursachen haben können. Darum ist die klinische Feststellung einer *beginnenden* Stauung oft unmöglich. Auch die dazu viel verwendete Messung der Vitalkapazität der Lunge bringt hier nicht weiter. Eine leichte Lungenstauung kann mit ihrer Hilfe nur gefunden werden, wenn Vergleichswerte vor Beginn der Stauung von demselben Kranken vorliegen; das wird selten der Fall sein. Absolute Werte sind oft nicht verwendbar; es kann ja schon ein Zwerchfellhochstand zu einer verminderten Vitalkapazität führen. Ihre Messung stößt auch bei vielen Kranken, besonders bei Frauen, auf Schwierigkeiten.

Aus allen diesen Gründen bleibt zur Feststellung geringerer Grade von Lungenstauung nur die Röntgenuntersuchung übrig. Durch das Auftreten einer Vergrößerung der Hilusschatten, einer Vermehrung der Lungenzeichnung, Verdunkelung der Lungenfelder kann eine Lungenstauung auch dann festgestellt werden, wenn andere Zeichen dafür fehlen. Eine Frühdiagnose ist aber auch auf röntgenologischem Wege nicht immer möglich. Es gibt auch negative Röntgenbefunde, trotz zweifellos vorhandener Lungenstauung, so daß bei leichteren Fällen nur der positive Befund entscheidet.

Zyanose.

Die Zyanose bei Herzkranken ist ausschließlich auf die Vermehrung des reduzierten Hämoglobins im kapillaren Blute zurückzuführen. Sie tritt auf, sobald das Kapillarblut mehr als 6,5% reduzierten Hämoglobins führt. Auf die Menge des reduzierten Hämoglobins allein kommt es an; natürlich wird eine dünne Hautdecke, eine geringe Pigmentierung, eine reiche Kapillarisierung der Haut die Feststellung einer frühen Zyanose erleichtern.

Ein Patient mit schwerer Anämie wird keine Zyanose zeigen können, weil bei ihm dieser hohe Wert von reduziertem Hämoglobin nicht auftreten kann. Bei einer Polyzythämie dagegen wird auch unter sonst normalen Verhältnissen immer eine Zyanose bestehen können, da bei diesen Kranken manchmal auch bei gesundem Kreislauf mehr als 6,5 % reduzierten Hämoglobins gefunden werden. Eine Zyanose wird deshalb um so leichter auftreten, je höher der Hämoglobingehalt des Blutes ist.

Zyanose, also eine erhöhte Menge reduzierten Hämoglobins im Blute, kann bei Herzkranken auf dreierlei Wegen zustande kommen:

1. Bei kongenitalen Vitien (Septumdefekt, reitende Aorta, Transposition der großen Gefäße) kommt venöses, nicht arterialisiertes Blut in das arterielle System; die Vermehrung der Menge des reduzierten Hämoglobins ist hier ohne weiteres verständlich. Dabei muß mindestens ein Drittel des venösen Blutes kurzgeschlossen werden, damit Zyanose auftritt. Die Polyglobulie wirkt hier oft unterstützend.

2. Eine Verlangsamung der peripheren Zirkulation durch Erweiterung peripherer Gefäße führt zu einem längeren und innigeren Kontakt zwischen Blut und Gewebe, zu einer vermehrten Abgabe von Sauerstoff und deshalb zu einer Vermehrung des reduzierten Hämoglobins im Kapillarblute. Diese Zyanoseform ist nicht bloß bei Herzkranken zu finden. Sie kann bei ganz gesunden Menschen vorkommen; sie findet sich auch bei Herzfehlern nicht einmal besonders häufig.

Nicht selten werden Patienten dem Herzarzte zugewiesen, weil sie eine auffallende Zyanose der Lippen haben, so daß der Verdacht entsteht, es könnte eine organische Herzkrankheit vorliegen. In Wirklichkeit besteht bloß eine verlangsamte periphere Blutströmung infolge einer konstitutionell bedingten Erweiterung peripherer Gefäße. Diese Zyanoseform tritt normalerweise in der Kälte auf und fehlt bei manchen Menschen auch an heißen Sommertagen nicht vollständig. Sie deutet nicht auf eine Kreislaufschwäche hin; sie wird daran erkannt, daß die Finger, Nasenspitze, Lippen sich kalt anfühlen, da durch die verlangsamte Zirkulation weniger warmes Blut pro Zeiteinheit an das Gewebe herankommt. Man spricht darum von kalter Zyanose.

Auch die S. 235 besprochene Akrozyanose gehört hierher.

Allerdings kann — in seltenen Fällen — auch durch Versagen des zentralen Motors, bei Herzschwäche, eine Verlangsamung der peripheren Zirkulation und darum eine „kalte" Zyanose auftreten.

Die 3. und wichtigste Zyanoseform geht auf pulmonale Ursachen zurück. Man kann hier zwei Spielarten unterscheiden.

a) *Die Lungenstauung.* Diese führt nicht nur durch Verminderung der vitalen Kapazität zur Zyanose, sie bewirkt auch durch noch wenig bekannte Vorgänge, vielleicht durch eine organische Veränderung des Lungenepithels, eine Störung des Gasaustausches. Die verlangsamte Strömung durch die Stauung allein sollte ja gerade das Gegenteil, eine ganz besonders gute Sauerstoffsättigung des Blutes herbeiführen, weil das Blut Gelegenheit hat, längere Zeit mit der Luft im Alveolarraum in Austausch zu treten.

Allerdings fließt in den erweiterten Kapillaren viel Blut nur in der Mitte des Gefäßes und kommt so mit der Alveolarwand nicht in Berührung.

Die Zyanose geht dem Grade der Lungenstauung durchaus nicht streng parallel, man kann zuweilen eine ganz beträchtliche Lungenstauung nachweisen, ohne daß intra vitam eine *auffallende* Zyanose bestanden hat. Ein gewisser Grad von Zyanose ist dann aber immer vorhanden. Da die Zyanose vom Grad der Lungenstauung immerhin abhängig ist, wird bei einem beginnenden Mitralvitium eine starke Zyanose bestehen können, die bei einem fortgeschrittenen Klappenfehler fehlen kann. Die Zyanose verschwindet eben dann, wenn die Lungenstauung, zugleich mit der Erweiterung des rechten Herzens und mit der Leberschwellung, abnimmt. Eine rasche Erweiterung des rechten Herzens *beseitigt* eine vorher vorhandene Zyanose, sie führt nicht zu ihrer Verstärkung, wie vielfach behauptet wurde. Solche Kranke sehen auch auffällig blaß aus! Wenn immer wieder angeführt wird, daß bei insuffizientem rechten Herzen die Zyanose ein Kardinalsymptom darstellt, so ist dies darauf zurückzuführen, daß eine Rechts-

insuffizienz häufig bei jenen pulmonalen Erkrankungen gefunden wird, die schon allein für sich, ohne ein Versagen des
rechten Herzens, zu einer Zyanose führen.

Bei Pneumonien, seltener bei Infarkten, kann eine Zyanose
dadurch entstehen, daß größere Blutmengen, ohne arterialisiert
zu werden, von den Pulmonalarterien in die Pulmonalvenen
übergeleitet werden (shunt-Mechanismus).

Gegen die Annahme, daß eine Stauung vor dem rechten
Herzen immer eine Zyanose veranlaßt, spricht der Befund, daß
es viele Fälle von Accretio mit Einflußstauung höheren Grades
gibt, ohne daß eine beträchtliche Zyanose besteht.

b) *Die Pulmonalsklerose* (sekundäre Form). Sie ist Folge
einer Druckerhöhung im kleinen Kreislauf und wird bei länger
dauernden Stauungen daselbst, besonders bei Mitralstenosen,
regelmäßig gefunden. Von Bedeutung ist natürlich nicht die
Veränderung in den größeren Ästen der Pulmonalarterien, sondern die Sklerose in den feinsten Verzweigungen. Ebenso wie
eine anhaltende Drucksteigerung im großen Kreislaufe, veranlaßt
auch eine Stauung und Druckerhöhung im kleinen Kreislaufe
eine „sklerotische" Veränderung der präkapillaren Arterien.
Ist diese nur einigermaßen stark ausgeprägt, so kann eine
ganz hochgradige Zyanose auftreten; man findet diese Zyanoseform auch bei anderen Prozessen, die zu einer Drucksteigerung
im kleinen Kreislauf und darum zur Pulmonalsklerose führen,
so etwa bei einem Emphysem, bei einer Kyphoskoliose, einer
fibrösen Tuberkulose, pleuraler Schwartenbildung und anderen
Zuständen mehr.

Eine leichte Pulmonalsklerose ist *sehr* häufig. Nach neueren
anatomischen Untersuchungen ist sie nicht seltener als eine
Sklerose der Gefäße im großen Kreislauf.

Ein seltenes Krankheitsbild wird durch die *primäre* Pulmonalsklerose bedingt. Die Patienten sind sehr zyanotisch,
relativ wenig dyspnoisch. Es bestehen alle Zeichen einer
Drucksteigerung im kleinen Kreislauf (Erweiterung der Pulmonalis, Verstärkung des 2. Pulmonaltones, Zeichen der Hypertrophie des rechten Herzens). Es fehlen Zeichen einer primären Lungen- oder Herzerkrankung.

Ikterus, Lungenembolie, Vagovagale Reflexe.

Die Zyanose führt uns zur Besprechung einer weiteren
Änderung des Kolorites der Herzkranken, der nicht seltenen
ikterischen Hautverfärbung. Eine ganz leichte Gelbfärbung
kann man schon bei einer starken, besonders bei einer akut

aufgetretenen Leberschwellung finden (subikterisches Kolorit). Sie tritt zugleich mit einer verstärkten Urobilinämie und Bilirubinämie auf. Im Harn ist ein vermehrter Gehalt von Urobilinogen und Urobilin nachweisbar. Findet man aber eine ausgesprochen ikterische Verfärbung von Haut und Skleren, dann ist man meistens zu der Diagnose *Lungenembolie* mit hämorrhagischem Lungeninfarkt berechtigt.

Die Lungenembolie wird zweifellos viel zu selten diagnostiziert, obwohl sie zu den gefährlichsten und häufigsten Komplikationen gehört, die sich im Verlaufe einer Herzerkrankung ereignen können. Die Ursache dafür liegt darin, daß man sich noch viel zu sehr um die alten klassischen Zeichen eines Lungeninfarkts kümmert, wie Schmerzen bei tiefem Atemholen, Temperatursteigerungen und vor allem um das hämorrhagische Sputum. Diese Zeichen sind aber nur in der Minderzahl der Fälle vorhanden.

Statistiken zeigen, daß zwei Drittel der tödlichen Lungenembolien unerkannt bleiben. Bei den so viel zahlreicheren Lungenembolien, die überlebt werden, ganz besonders bei jenen, die im Verlaufe interner Erkrankungen auftreten, lauten die Zahlen viel ungünstiger.

Das klinische Bild einer Lungenembolie ist gewöhnlich ganz anders. Ein Patient, der in ärztlicher Beobachtung und Behandlung steht, und dessen Zustand sich dabei dauernd bessert oder gleich bleibt, gibt an, daß sich sein Befinden ganz plötzlich und ohne jeden ersichtlichen Anlaß verschlimmerte. Es besteht eine leichte Steigerung der Atemfrequenz und eine deutlich frequentere Herzaktion. Jede Embolie, auch im großen Kreislauf, kann nämlich eine Beschleunigung der Herztätigkeit bewirken. Darum ist jede plötzliche, sonst nicht erklärliche Frequenzsteigerung auf Embolie verdächtig. Der Kranke ist sichtlich unruhig und ängstlich. Die Untersuchung ergibt keine Erklärung für die Verschlechterung. Es ist keine größere Anstrengung, keine Aufregung vorangegangen, keine Rhythmusstörung oder sonstige Komplikation zu finden, so daß man schon per exclusionem dazu gedrängt wird, eine Lungenembolie anzunehmen. Tritt dann in den nächsten Stunden und Tagen eine leichte ikterische Verfärbung der Skleren auf, sieht man sogar eine deutliche Gelbfärbung der Hautdecke, eine starke Steigerung der Urobilinogenausscheidung im Harn, findet man eine zunehmende Anschoppung und Druckempfindlichkeit der Leber, dann ist die Diagnose auch sichergestellt, wenn kein hämorrhagisches Sputum aufgetreten ist.

Der hämorrhagische Lungeninfarkt führt, ebenso wie eine hämorrhagische Pneumonie, die Ruptur bei einer Extrauteringravidität oder eine innere Blutung aus anderen Ursachen, zu einer starken Urobilinogenurie und zu einem hämolytischen Ikterus. Der Ikterus kann tagelang anhalten und hohe Intensitätsgrade erreichen. In den ödematösen Körperpartien ist er gewöhnlich geringer und fehlt oft ganz. Es gibt Kranke, bei denen er immer wieder, mehrmals im Jahre auftritt und immer wieder neue Infarkte anzeigt. Für das Auftreten dieser Form des hämolytischen Ikterus scheint ein gewisser Grad von Leberschädigung mit eine Grundbedingung zu sein. Es ist selbstverständlich, daß es viele Lungeninfarkte ohne Ikterus gibt.

Schmerzen sind bei Lungenembolien häufig, ihr Fehlen spricht aber nicht gegen die Diagnose.

Man unterscheidet zwischen vier Formen:

1. Ein Schmerz über der rechten oder der linken Lunge, der plötzlich auftrat und beim tiefen Atmen verstärkt wird. Er ist auf eine Pleuritis oberhalb des infarzierten Lungenabschnittes zurückzuführen.

2. Sehr häufig bestehen Schmerzen in der Schulter, im Nacken. Es ist wahrscheinlich, daß sie Folge einer Pleuritis diaphragmatica sind. Eine basale Pleuritis ist darum häufig, weil die meisten Lungeninfarkte im Bereiche des Unterlappens (meistens rechts) auftreten. Der Schmerz wird durch einen viszerokutanen Reflex in die Schulter- und Nackengegend projiziert, da das Diaphragma entwicklungsgeschichtlich von Halssegmenten abstammt. Bei diesen Fällen wird oft fälschlich eine Omarthritis angenommen.

3. Nicht selten treten bei Lungeninfarkten Schmerzen im Abdomen auf, die eine akute Appendizitis, Cholecystitis, sogar einen Ileus vortäuschen können. So kommt es, daß bei Lungeninfarkten grundlos Laparotomien gemacht werden.

4. Schmerzen in der Herzgegend mit allen Übergängen zwischen leichtem Druck und schwerstem „anginösem" Anfall. Die Schmerzen sind manchmal so heftig und halten solange an, daß das Bild der Koronarthrombose vorgetäuscht wird. Manchmal treten immer wieder auch in voller Bettruhe anginöse Schmerzen auf, die in einen Arm ausstrahlen können und durch Nitrite sofort behoben werden (S. 174).

Die Entstehung der beiden letzterwähnten Schmerzformen wird noch besprochen werden.

Die Blutkörperchensenkungsgeschwindigkeit steigt bei unkomplizierten Infarkten nicht an.

Relativ selten gelingt der unmittelbare, physikalische Nachweis eines Lungeninfarktes; man findet eine umschriebene Dämpfung, man hört im Bereiche dieser Dämpfung Knisterrasseln oder oberflächliches, pleurales Reiben. Man kann in manchen Fällen, eventuell auch mit Hilfe der Röntgenuntersuchung, ein umschriebenes Infiltrat in der Lunge nachweisen. Aber auch größere Infarkte können dem klinischen und röntgenologischen Nachweis entgehen. Lieblingssitz der Infarkte ist der Mittellappen und besonders der Unterlappen rechts. Darum sind Erscheinungen einer Pleuritis diaphragmatica häufig. Außer den beschriebenen, abnormen Schmerzlokalisationen im Nacken und Abdomen treten auch manchmal Schluckschmerzen beim Durchtritt der Speisen durch den Hiatus oesophagaeus, Singultus und die bekannten Phrenicus-Druckpunkte auf.

Temperatursteigerungen finden sich nicht selten; sie treten besonders dann auf, wenn sich zum Infarkt eine Pneumonie hinzugesellt hat (Infarktpneumonie). Bei der Mehrzahl der „postoperativen Pneumonien" handelt es sich um Lungenembolien, soweit keine Atelektasepneumonie vorliegt. Bei schwer dekompensierten Herzkranken kann es zur Abszedierung eines Infarktes kommen und zum Durchbruch in die Pleura (Empyembildung).

Das hämorrhagische Sputum allein beweist, besonders bei Mitralfehlern, durchaus nicht das Vorliegen einer Lungenembolie. Bei Mitralfehlern kommt es nicht selten zu Lungenblutungen, die auch außerordentlich hohe Grade erreichen können (mehrere 100 ccm), ohne daß bei der Autopsie eine Embolie oder sonst eine Veränderung im Bereiche der Gefäße gefunden wird. Man spricht von parenchymatösen Blutungen, die zweifellos mit der Lungenstauung in Zusammenhang stehen, deren letzte Ursachen aber nicht bekannt sind. Bei den meisten Fällen von Lungenembolie fehlt aber das hämorrhagische Sputum vollständig. Bei vielen anderen sind nur vorübergehend feine, blutige Streifen im Sputum zu sehen. Die irrige Ansicht, daß das hämorrhagische Sputum ein Kardinalsymptom des Lungeninfarkts sei, ist Hauptursache dafür, daß Lungenembolien so häufig nicht erkannt werden. Bekanntlich ruft nicht jede Lungenembolie einen hämorrhagischen Lungeninfarkt hervor. Eine Lungenstauung ist dazu eine der Vorbedingungen. Bei Lungenembolien, die nicht von Infarkten gefolgt sind, fehlt die Temperatursteigerung und die Leukozytose.

Beachtet man die angeführten Zeichen, dann wird man an plötzlich auftretenden Verschlimmerungen bei bettlägerigen Kranken den Lungeninfarkt häufiger erkennen. Ganz besonders gilt dies für bettlägerige *Herz*-Kranke, bei denen alle derzeit diskutierten Ursachen für das Auftreten von Venenthrombosen (Verminderung der Blutströmungsgeschwindigkeit, Veränderung der Blutzusammensetzung und Veränderung der Venenwand) vereint vorliegen können.

Wenn man außerdem berücksichtigt, daß nach den Forschungen der Anatomen bei nahezu jedem bettlägerigen dekompensierten Herzkranken Thrombosen in den Beckenvenen auftreten, daß rund ein Viertel der aus irgendeinem Grunde zur Obduktion gelangenden Fälle Thrombosen in den tiefen Venen der unteren Extremitäten aufweisen, und daß nach sorgfältigen neueren Untersuchungen *jede* Thrombosierung peripherer Venen mit einer Embolie zur Lunge einhergeht (die meistens nicht erkannt wird und oft auch keinerlei Erscheinungen macht), dann wird man verstehen, daß es wenige chronisch Herzkranke gibt, bei denen Lungenembolien dauernd fehlen. Wie häufig sind sie aber auch bei chronisch Kranken anderer Art, wie häufig treten bei sonst Gesunden unerkannte Thrombosen in den tiefen Venen der unteren Extremitäten auf, die von Lungenembolien gefolgt sind!

Daß eine Embolie in einem Hauptstamme einer Pulmonalarterie zu einem raschen und schrecklichen Tode führen kann, ist begreiflich. Es gibt allerdings Fälle, welche dieses Ereignis überleben. Eine eingehendere Besprechung verlangt aber die Tatsache, daß kleine Lungenembolien in ganz peripher liegenden Arterien zu schweren Erscheinungen führen können und manchmal sogar den Tod verursachen. Derartige Beobachtungen stehen in einem gewissen Widerspruch zur Erfahrung, daß die experimentelle Abbindung größerer Äste der Lungenschlagader, ja eine Einschränkung des Lungenkreislaufes auf weniger als die Hälfte zu keinen Druckänderungen im großen Kreislauf führt.

Man hat von Schock, von Erstickung und O_2-Mangel gesprochen, obwohl diese Ereignisse nur bei sehr zahlreichen Embolien in kleinen Arterien oder bei Embolien in Hauptästen in Frage kommen.

Mit größerer Berechtigung wurde eine Überlastung des rechten Herzens als Ursache der schweren Kreislaufstörungen bei der Lungenembolie angenommen. Man kann tatsächlich bald nach einer Lungenembolie eine Erweiterung des Herzens nach rechts nachweisen, der zweite Pulmonalton wird lauter, über der Pulmonalis treten systolische Geräusche auf, die Pulmonalarterie springt stärker vor, die Leber schwillt rasch an. Es ist wohl schwer anzunehmen, daß der Verschluß einer kleinen Arterie diese Erscheinungen direkt veranlaßt. Wir verstehen aber diese Vorgänge besser, wenn wir uns an das Bild beim Verschluß einer peripheren Arterie erinnern.

Wird beispielsweise eine Arterie der unteren Extremität verschlossen, dann treten zunächst recht stürmische Erscheinungen auf. Das Bein ist blutleer, kalt, unbeweglich, die Reflexe verschwinden, die Sensibilität ist schwer gestört. Wartet man einige Zeit zu und gibt man reichlich gefäßerweiternde Mittel, dann kann eine rasche Erholung eintreten. Man darf wohl nicht annehmen, daß der Embolus durch die gefäßerweiternden Mittel beseitigt wird. Es besteht eher noch die Gefahr, daß er weiter peripher an eine Stelle rutscht, wo ein Kollateralkreislauf nicht mehr in Frage kommt. Es ist viel wahrscheinlicher, daß bei einem Verschluß eines kleinen peripheren Gefäßes eine reflektorische Verengerung benachbarter Gefäße zustande kommt und daß diese dann durch die Behandlung behoben wird. Ähnliche reflektorisch entstandene Spasmen, die in den reichlich innervierten Lungenarterien sehr wohl möglich sind, dürften die Drucksteigerung im kleinen Kreislauf bei Lungenembolien veranlassen.

Es ist aber sicher, daß diese Zeichen der Drucksteigerung im kleinen Kreislauf fehlen können. Es muß also noch eine andere Ursache für die Herzschädigung und das akute Herzversagen bei kleinen Lungenembolien geben. Darüber haben elektrokardiographische Untersuchungen der letzten Jahre Aufklärung gebracht.

Wiederholt war uns aufgefallen, daß man bei Fällen von Thrombophlebitis Zeichen einer sehr fortgeschrittenen Myokardschädigung im Ekg (vorübergehend) finden kann. Noch in der 2. Auflage dieses Buches wurden diese Veränderungen auf eine Myocarditis zurückgeführt. Diese Deutung war bei der Flüchtigkeit der Erscheinungen naheliegend, zumal bei einer Thrombophlebitis sogar septische Zustandsbilder auftreten können. Die anatomische Untersuchung der Herzen von zwei Fällen, die an Embolien in kleinen Ästen der Pulmonalarterien starben, ergab aber kein Zeichen einer primären Herzmuskelerkrankung und auch keine Veränderung an den Koronararterien. Es ist auch

schwer vorstellbar, wie eine Lungenembolie in wenigen Minuten
zu einer Herzmuskelerkrankung führen sollte. Unter Berücksichtigung zahlreicher klinischer und experimenteller Erfahrungen wurde dann angenommen, daß der durch eine Lungenembolie gesetzte Reiz durch Vagusreflexe zu einer reflektorischen Verengerung der vom Vagus innervierten Koronararterien führt (pulmokoronarer Reflex), so daß das vermehrt
arbeitende (rechte) Herz ungenügend durchblutet wird. Auf
diese Weise können nicht nur die Veränderungen im Ekg, sondern auch die Schmerzen in der Herzgegend bei der Lungenembolie erklärt werden.

Für diese Annahme sprechen sehr zahlreiche Beobachtungen. Die Lunge ist reich an Vagusfasern, deren Reizung im
Tierexperimente sehr deutliche Wirkungen auf das Herz entfaltet. Man kann eine paroxysmale Tachykardie durch Tiefatmen beheben. Extrasystolen können durch Tiefatmen auftreten oder verschwinden. Außerdem werden die Koronararterien durch den Vagus konstriktorisch innerviert. Der
tonische Charakter dieser Innervation und deren reflektorische
Beeinflussung von verschiedenen Stellen des Körpers ist sichergestellt.

Dieser pulmokoronare Reflex ist nur *ein* Beispiel für zahlreiche andere viszero-viszerale oder vago-vagale Reflexe, die
in der Klinik eine sehr große Rolle spielen. Wenn wir zunächst
beim Herzen selbst bleiben, so wissen wir, daß es Fälle gibt, bei
denen durch Druck auf die Teilungsstelle der Karotis, durch
Schlucken, durch eine starke Füllung des Magens, durch eine
Erkrankung der Gallenblase usw. Extrasystolen und Tachykardien ausgelöst werden. Beseitigt man beispielsweise die
kranke Gallenblase, dann verschwinden alle Rhythmusstörungen. Durch ebensolche vago-vagale Reflexe können bei Lungenembolien auch andere Organe beeinflußt werden (Irradiation
autonomer Reflexe). Die abdominellen Schmerzen wurden
schon erwähnt. Sie entstehen auf ganz ähnliche Weise. Daß
eine Pneumonie anfänglich unter dem Bilde einer Appendizitis
verlaufen kann, lernt schon der junge Mediziner; auch hier
werden wir denselben Reflexmechanismus annehmen, der die
Krampfzustände im Abdomen hervorruft.

Über die reflektorische Beeinflussung der Tätigkeit sonst
gesunder Organe durch eine Erkrankung benachbarter oder
fernliegender anderer Organe gibt es noch viele andere Beobachtungen. Bekannt ist das Bild eines Ileus bei einem Nieren-
steinanfall oder die komplette Anurie bei einem Steinverschluß

in *einem* Ureter. Bekannt ist, daß es Fälle gibt, bei denen durch ebensolche Reflexe beim Schlucken, beim Berühren bestimmter Stellen im Schlunde oder Rachen ein Herzstillstand auftritt. Der Tod, der glücklicherweise nur selten beim Verschlucken, bei der Aspiration von Fremdkörpern so rasch und unvermutet auftritt, gehört zweifellos auch hierher. Das rasche Herzversagen bei manchen Pneumonien wird vielleicht manchmal auch durch ähnliche Reflexvorgänge zustande kommen. Der pulmokoronare Reflex steht also nicht vereinzelt da.

Es braucht nicht besonders betont zu werden, daß diese Reflexe nicht bei jedem vorkommen und nicht bei jedem gleich stark auftreten. Eine gewisse Reflexbereitschaft, eine Reflexbahnung, ein bestimmter Zustand des Erfolgsorganes müssen gegeben sein. Nicht jeder bekommt beim Schlucken eine paroxysmale Tachykardie, nicht jeder einen Herzstillstand. Bei manchen Individuen lassen sich aber diese Reflexe eine Zeit hindurch dauernd nachweisen. Die Mitbeteiligung von Sympathikusnerven bei diesen Reflexen wird auch ernstlich diskutiert.

Aus den eben erwähnten Gründen ist das experimentelle Studium dieser Reflexe nur schwer möglich. Für die nervösreflektorische Ursache der schweren Folgen einer Lungenembolie spricht auch die alte klinische, neuerdings wieder experimentell gestützte Erfahrung, daß auch *zahlreiche größere* Lungenembolien nur wenig Symptome auslösen, wenige, aber *sehr kleine* Embolien (so z. B. von der Größenordnung 0,1 bis 0,15 mm) zu stürmischen Erscheinungen führen.

Bei Patienten, die kurze Zeit nach einer Operation sind, kann die Differentialdiagnose zwischen dem Bilde bei einer Lungenatelektase und einer Lungenembolie Schwierigkeiten bereiten.

Einige Tage oder Stunden nach dem Eingriff kann unter heftigen Schmerzen Atemnot, Zyanose und eine Tachykardie auftreten; oft bestehen Temperaturen. Man findet über einem umschriebenen Lungenabschnitt eine Dämpfung und (was wichtig ist) abgeschwächtes Atmen, der Stimmfremitus fehlt. Im Röntgen sieht man eine scharf lappenmäßig abgegrenzte Verschattung, entstanden durch Luftleere des betreffenden Lungenabschnittes. Heilung tritt nach Stunden, Tagen oder Wochen auf. Sie kann durch Atmung eines CO_2-Gemisches beschleunigt werden.

Als Ursache wird meistens ein Schleimpfropf in einem Ast des Bronchialbaumes angenommen, der das Lumen verschließt. Bei den meisten sogenannten postoperativen Pneumonien liegt in Wirklichkeit eine Lungenembolie oder eine -atelektase vor.

Das Herz muß bei Lungenembolien mehr gestützt werden, als es vielfach noch üblich ist. Die Digitalis ist im akuten Stadium nur bei jenen Fällen angezeigt, bei denen die Lungenembolie als Komplikation eines alten Herzleidens aufgetreten ist. Hier bringt ja die Embolie eine gewaltige Mehrbelastung, das Herz muß behandelt werden. Tritt aber bei einem Herz*gesunden* eine Embolie auf, dann ist die Digitalis erst dann indiziert, wenn ein sehr großer Lungeninfarkt oder mehrere Schübe von kleinen Embolien das Herz längere Zeit hindurch sehr belasten.

Wir bemühen uns auch, durch eine Atropindarreichung die Wirksamkeit der vago-vagalen Reflexe herabzusetzen. Die zur Ausschaltung des Vagus notwendigen Atropindosen sind wohl recht groß. Es gilt aber nur, eine Übererregbarkeit des Vagus zu vermindern. Wir geben deshalb frisch operierten Patienten oder Patienten mit Venenthrombosen, also Gefährdeten, gerne 3—4 Belladenal- oder Bellergaltabletten oder entsprechende Mischungen pro Tag. Zur Erweiterung der Pulmonal- und Koronargefäße bei schon vorhandener Lungenembolie werden große Papaverindosen und Theophyllinpräparate intravenös injiziert. Bei anginösen Schmerzen werden Nitrite (Nitroglyzerin) mit Erfolg angewendet.

Die beschriebenen neueren Erkenntnisse sind also nicht ohne Bedeutung für die Therapie geblieben.

Häufig wird bei Fällen mit Lungenembolien vor Digitalisgebrauch gewarnt; die Befürchtung, durch eine aktive Therapie und eine Verstärkung der Herzaktion neue Embolien auszulösen, ist sicherlich unbegründet. Die Lungenembolien gehen aber, wie wir sahen, in der Regel nicht von den Herzthromben aus. Wäre dies so regelmäßig der Fall, wie man es annimmt, dann müßten Embolien im großen Kreislauf viel häufiger sein, da die Klappenfehler fast ausschließlich das linke Herz betreffen und auch die meisten Herzmuskelerkrankungen die linke Kammer bevorzugen. In Wirklichkeit gehen aber die Lungenembolien von Thromben in den tiefen Beckenvenen, besonders dem Plexus hypogastricus und den tiefen Venen der unteren Extremitäten aus. Diese sind schon bei Kreislaufgesunden, die längere Zeit an das Bett gefesselt sind, häufig thrombosiert. Bei Herzkranken aber, besonders bei gestauten und dekompensierten Herzkranken, kommt es, wie schon erwähnt wurde, mit großer Regelmäßigkeit zu einer Thrombosierung dieser Venen und hier nehmen die Lungenembolien ihren Ursprung. Es ist deshalb eine wichtige Regel, Herzkranke, die dekompensiert sind, nicht allzu ruhig zu stellen; auch diese Kranken dürfen sich bewegen, dürfen sich mehrmals täglich neben das Bett setzen, da man annehmen darf, daß durch die Bewegung das Auftreten von Thrombosen in den Beckenvenen und den Venen der unteren Extremitäten weitgehend vermieden wird. Befolgt man diese Regel, dann wird man seltener unangenehme Komplikationen von der Art erleben, wie sie am folgenden, für viele andere charakteristischen Fall, geschildert werden.

Ein Kranker, der an einem dekompensierten Klappenfehler leidet, sucht im allerschlechtesten Zustande die Klinik auf. Hier wird eine entsprechende Behandlung eingeleitet und strengste Bettruhe angeordnet. In den folgenden Tagen bessert sich der Zustand des Kranken tatsächlich ganz außerordentlich; plötzlich tritt aber eine Lungenembolie mit ihren schweren Folgen und Komplikationen auf und führt den Tod herbei. Die Bettruhe hatte das Auftreten von Thrombosen der tiefen Venen zur Folge und diese führten zur Embolie. Bevor der Kranke auf die Klinik kam, mußte er infolge ungenügender Pflege doch immer wieder das Bett verlassen, so daß Thrombosen fehlten.

Vollständige Bettruhe ist nur bei jenen Herzkranken notwendig, die an einer akuten Koronarthrombose oder an einer Endokarditis und Myokarditis leiden. Aber auch diese sollen tunlichst die unteren Extremitäten bewegen.

Leberschwellung.

Die Leberschwellung gilt mit Recht als frühestes Zeichen des Nachlassens der Kraft des rechten Herzens. Die Leber ist dem rechten Herzen direkt vorgelagert und nur durch die weiten, klappenlosen Lebervenen von der Vena cava inferior und dem rechten Vorhof getrennt. Gewöhnlich schwillt zuerst der linke Leberlappen an, was wahrscheinlich Folge des anatomischen Aufbaus der Lebervenen und ihrer Äste ist. Selten kommt darum ein Kranker zu uns mit Klagen über Schmerzen im rechten Oberbauch, viel häufiger klagt er über Magenschmerzen, da eben Schmerzen in der Gegend des *linken* Leberlappens bestehen. Erst später erfährt er vom Arzt, daß nicht eine Magenerkrankung, sondern eine Leberschwellung Ursache des Schmerzes ist.

Die Leberstauung führt zu einer vermehrten Ausscheidung von Urobilin bzw. Urobilinogen im Harne.

Nicht jede geschwollene Leber ist schmerzhaft. Man kann häufig eine außerordentlich stark geschwollene Leber finden, die nicht nur beim Palpieren, sondern auch auf Druck unempfindlich gegen Schmerz ist. Es handelt sich um chronische Stauungen, bei denen sich die Leberschwellung langsam entwickelt hat. Je akuter die Insuffizienz des rechten Herzens, desto stärker der Leberschmerz. Die Druckempfindlichkeit der Leber ist uns deshalb ein wertvolles Zeichen für die Beurteilung des Alters der Dekompensation des rechten Herzens und der Geschwindigkeit, mit der sich diese entwickelt. Wird eine Leber, die nicht mehr schmerzhaft war, wieder druckempfindlich, so ist das allein, ohne jedes andere Zeichen von Herzschwäche, ein Beweis dafür, daß die Insuffizienz des rechten Herzens zunimmt. Die sich allmählich entwickelnde Leberschwellung bei der adhäsiven Perikarditis ist aus den angeführten Gründen nicht von einer Druckempfindlichkeit der Leber begleitet.

Die Schmerzen im Gefolge einer akuten Leberschwellung werden nicht *nur* in der Lebergegend empfunden. Klagt ein Herzkranker, der eine druckempfindliche Leber hat, über Schmerzen in der Schulter, dann soll man nicht nur an eine Omarthritis denken (für die sonst keinerlei Zeichen sprechen), sondern auch einen Leberschmerz mit in Berücksichtigung ziehen und nicht Salizylpräparate, sondern Digitalis geben.

Eine akute Leberschwellung ist häufig von *Erbrechen* begleitet. Es scheint sich um ein peritoneales Reizsymptom zu handeln. Das ominöse Erbrechen bei der diphtherischen Dekompensation, das Erbrechen bei der paroxysmalen Tachykardie mit akuter Leberschwellung sind bekannte Erscheinungen. Nicht selten tritt bei Herzkranken, die wohl in Behandlung stehen, aber ungenügende Digitalisdosen erhalten, eine Leberschwellung auf, die zum Erbrechen führt. Der behandelnde Arzt bezieht das Erbrechen auf die Digitalis und setzt mit der Darreichung des Mittels aus, was natürlich den Zustand des Kranken verschlimmert. Gibt man in solchen Fällen ausreichende Digitalismengen, dann hört das Erbrechen auf.

Ödeme.

Die Ursache der Ödeme ist noch nicht geklärt. Jedenfalls ist ihr Entstehungsmechanismus nicht einheitlich. Sie kommen bei der sogenannten Rechts- und bei der Linksinsuffizienz vor. Ein erhöhter Druck in den Gefäßen, „Stauung", Verlangsamung des Kreislaufs und eine Schädigung des Endothels der

Gefäße und des Gewebes infolge der abnormen Zirkulationsverhältnisse sind an ihrer Entstehung maßgebend beteiligt.

Die Anfänge der Wasserretention sind schwer zu erkennen. Wenn Ödeme sichtbar sind, dann ist gewöhnlich die Wasserretention im Körper schon weit fortgeschritten; sie beträgt dann gewöhnlich 5—6 Liter!

Man hat eine Reihe von Proben angegeben, um bei Kranken, die noch keine manifesten Ödeme (Aszites, Hydrothorax) haben, die Wasserretention im Körper frühzeitig feststellen zu können.

Der sogenannte Kauffmannsche Wasserversuch hat sich nicht bewährt. Etwas besser scheint die Volhardsche Wasserprobe zu sein, wie man sie zur Nierenfunktionsprüfung verwendet. Sie ist nur bei vollständig suffizientem Kreislauf eine Nierenprobe. Bei Kreislaufkranken ist sie als solche nicht verwertbar. Gibt man einem Gesunden 1500 ccm Wasser (oder einen lichten, leicht gezuckerten Tee) frühmorgens auf nüchternem Magen zu trinken, so scheidet er „überschießend" innerhalb von 4 Stunden nicht nur diese Menge, sondern sogar 1600 ccm und darüber aus. Bei Herzkranken aber, die zur Wasserretention neigen, wird eine größere Quantität retiniert; manchmal werden nur 600 bis 800 ccm Wasser innerhalb der 4 Stunden des Versuches ausgeschieden.

Fettleibige, Greise haben auch dann, wenn sie kreislaufgesund sind, oft Ödeme. Nur an *einem* Bein ausgeprägte Ödeme sind nie kardial (Plattfuß, oberflächliche oder tiefe Varizen!). Leute, die beruflich viel stehen müssen, haben, auch ohne Kreislauferkrankung, oft leichte Ödeme. Längeres Stehen kann auch bei Gesunden Ödeme an den Knöcheln hervorrufen. Das wird besonders dann der Fall sein, wenn der Betreffende ganz ruhig steht und das Muskelspiel möglichst ausgeschaltet ist.

Findet man — bei gleichbleibender Körperlage des Kranken — die Haut über dem Ödem gerunzelt, dann ist das Ödem in Rückbildung.

Es gibt harte und weiche Ödeme. Die harten findet man manchmal auch an den Bauchdecken; sie sind schwerer zu behandeln und oft sehr schmerzhaft. An ihrer Entstehung ist wahrscheinlich eine Thrombosierung tiefer Venen wesentlich mitbeteiligt. Beiderseitige Ödeme an den Armen und Händen sind nur bei allerschwersten Kreislaufstörungen ante mortem zu finden. Einseitige können durch Liegen des schwer dekompensierten Kranken auf der betreffenden Seite entstehen; sie sind aber auch häufig Folge einer Jugularvenenthrombose;

dann ist meistens auch die Mamma der betreffenden Seite durch
Schwellung größer. Man tastet die thrombosierten Venen gewöhnlich als harten Strang am Halse, wenn die Thrombose auf
oberflächlich liegende Äste übergreift.

Mächtige Ödeme und Nekrosen an den Zehen (eventuell
auch Nasenspitze) findet man bei größeren Kugelthromben im
linken Vorhofe (meist bei Mitralstenosen).

Bei liegenden Kranken vergesse man nie, nach Sakral-
ödemen zu suchen, da sich die Ödeme bei Herzkranken immer
am tiefstliegenden Punkte des Körpers ansammeln.

Zu den frühesten Zeichen einer Dekompensation gehört
ein Hydrothorax. Er geht oft monatelang allen anderen Dekompensationszeichen voraus und kann noch vorhanden sein,
wenn alle anderen Zeichen fehlen. Der Hydrothorax ist
meistens rechts stärker ausgeprägt. Links kann er auch dann
fehlen, wenn rechts ein mächtiger Flüssigkeitserguß besteht.
Findet man bei einem Herzkranken freie Flüssigkeit nur oder
vorwiegend in der linken Thoraxhälfte, dann hat dies seine speziellen Gründe. Es kann sich um ein Exsudat handeln, das z. B.
durch eine Pleuritis entsteht, die einen Lungeninfarkt begleitete;
auch bei Perikarditiden, auch jenen, die nach Koronarthrombosen auftreten, gibt es linksseitige Pleuritiden mit Exsudat.
Tritt eine linksseitige Pleuritis bei einem Manne im mittleren
Alter auf, dann denke man immer auch an eine Koronarthrombose!
Man findet aber auch dann nur einen linksseitigen Flüssigkeitserguß, wenn rechts Adhäsionen zwischen der Pleura visceralis
und der Pleura parietalis bestehen. Solche Adhäsionen sind gerade rechts nicht selten, da die Infarkte die rechte Seite bevorzugen und die mit ihnen einhergehenden Pleuritiden oft
Adhäsionen hinterlassen.

Warum die Ergüsse sich vorwiegend rechts ausbilden, ist
noch nicht geklärt. Es gibt darüber eine große Anzahl von
Hypothesen. Manche nehmen an, daß der erweiterte rechte
Vorhof auf die Vena azygos drückt und so eine stärkere Stauung in der rechten Thoraxhälfte zustande kommt. Es gibt aber
sehr häufig mächtige, rechtsseitige Ergüsse, bei denen dieser
Vorgang auszuschließen ist. Auch mit den veränderten, durch
das vergrößerte Herz bedingten Druckverhältnissen in der
linken Thoraxhälfte, hat man die stärkere Ergußentwicklung
auf der rechten Seite in Zusammenhang gebracht. Alle bisherigen Erklärungsversuche wirken nicht überzeugend.

Ein Parallelismus zwischen dem Grad der Dekompensation
und dem Grade der Ödeme besteht nicht. Es gibt Herzkranke,

die zu Ödemen neigen und solche, die trotz schwerster Störung des Kreislaufs von Ödemen frei sind. Zum Teil hängt dies aber auch von der Art der Herzerkrankung ab. So ist es bekannt, daß sehr fortgeschrittene, dekompensierte Mitralstenosen oft ödemfrei sind, während viel geringgradigere Mitralfehler starke Ödeme zeigen. Es ist wahrscheinlich, daß die abnormen, physikalisch-chemischen Verhältnisse im Gewebe dieser Kranken mit dem kaum tastbaren Puls das Auftreten von Ödemen verhindern.

Steht ein Aszites im Vordergrunde des Stauungsbildes, so muß an eine besonders starke Stauung im Portalkreislauf gedacht werden. Als Ursache dafür kommt entweder eine Trikuspidalinsuffizienz (seltener Stenose) in Frage (expansiver Leberpuls!) oder Adhäsionen im Bereiche der rechten unteren Hohlvene (adhäsive Perikarditis, rechtsseitige Pleuraschwarten). Die Einmündung der Venae hepaticae in die Vena cava inf. erfolgt nämlich nicht immer im Bereiche des Abdomens, sondern bei vielen Menschen in der Höhe des Diaphragmas, manchmal sogar darüber, schon im Thoraxraume; so kommt es, daß die weiten dünnwandigen Lebervenen durch Adhäsivprozesse im Bereiche der rechten Lungenbasis sehr leicht abgeschnürt werden können. Das Vorhandensein einer mächtigen Leberschwellung (ohne Pulsation!) und eines Aszites soll immer auch an die Möglichkeit einer mechanischen Abklemmung der Lebervenen durch Adhäsionen oder durch einen mächtigen Perikardialerguß, denken lassen.

Eine adhäsive Perikarditis kann auch zu einer anderen Lokalisation von Ödemen führen, die man bei Kreislaufkranken sonst nicht findet: zu Ödemen im Gesichte. Sie treten dann auf, wenn eine sogenannte Einflußstauung besteht, das Einströmen des Blutes in den rechten Vorhof durch eine allseitige Umklammerung des Herzens oder durch Adhäsionen im Gebiete der Vena cava sup. gestört ist. Die Kranken geben an, daß sich das Ödem während der Nachtruhe entwickelt, bei aufrechter Haltung am Tage aber, wenn der Blutabfluß vom Kopfe zum Herzen erleichtert ist, wieder verschwindet.

Die Nierenstauung hat das Auftreten einer Albuminurie zur Folge, die meistens nur mäßig ist, zuweilen aber sehr hohe Grade erreichen kann. Es besteht gleichzeitig eine Ausscheidung von hyalinen Zylindern, die Zahl der roten Blutkörperchen im Sediment kann vermehrt sein. Da Herzkranke mit Stauungen auch oft eine Blutdruckerhöhung aufweisen, sind Verwechslungen mit Nephritiden nicht selten.

Im Zusammenhang mit der Dekompensation entwickelt sich eine Nykturie. Sie wird vielfach auf eine Schwäche der *linken* Kammer zurückgeführt.

Allgemeines zur Symptomatologie.

Bemerkungen zur Perkussion und Auskultation des Herzens.

Die Perkussion des Herzens ist in den vergangenen Jahrzehnten an vielen Stellen wenig geübt und gelehrt worden; es gibt Schulen, wo man sie bei der Untersuchung eines Herzkranken gar nicht verwendet, oder wo man nur durch wenige Perkussionsschläge die Breite des Herzens, zwischen Spitze und rechtem Herzrand, festzustellen versucht.

Dieser, gewiß nicht berechtigte Standpunkt ist wahrscheinlich dadurch veranlaßt, daß zu lange die absolute Herzdämpfung, die ja mehr eine Lungen- als eine Herzperkussion darstellt und darum auch begreiflicherweise oft wenig befriedigende Resultate brachte, allein untersucht wurde. Man erhebt auch immer den Einwand, daß bei einem Emphysem, bei einem stark gewölbten Thorax und anderen Thoraxanomalien eine richtige Perkussion unmöglich ist. Das ist richtig. Man lernt aber bald erkennen, bei welchen Fällen man das Perkussionsresultat als verläßlich betrachten kann und bei welchen nicht. Ist man so weit, so sagt die Perkussion so viel für die Beurteilung der Herzgröße und -form, daß ihre Nichtanwendung unverständlich wird.

Wir führen die Herzperkussion derart durch, daß wir uns bemühen, die rechte und die linke Herzbegrenzung mit dem Farbstift auf dem Thorax so einzuzeichnen, daß wir ein Bild erhalten, das annähernd dem bei postero-anteriorem Strahlengang im Röntgen gezeichneten Orthodiagramm entspricht. Nur so ist es möglich, auch die wichtige Herz*form* zu beurteilen.

Wir müssen uns vergegenwärtigen, daß der Herzrand rechts unten vom *rechten Vorhof* gebildet wird, der den rechten Sternalrand normalerweise nur um wenige Millimeter überragt und daß dann oben daran die Vena cava superior und die *Aorta ascendens* anschließen. Die Vene ist für die Perkussion bedeutungslos. Der linke Vorhof liegt nahezu in seinem ganzen Anteile hinten, nur die *Spitze* des linken Herzohres ist bei der Eröffnung des Thorax vorn sichtbar. Ebenso liegt die linke Kammer mit ihren größten Anteilen rückwärts, nur ein schmaler Streifen an der linken Herzbegrenzung und gerade die Spitze werden von der linken Kammer gebildet. Die rechte

Kammer ist weder rechts noch links randbildend; sie liegt vorn unmittelbar hinter dem unteren Brustbeindrittel und den links daran anschließenden Brustkorbabschnitten.

Jede Perkussion des Herzens muß mit der Perkussion des Zwerchfelles beginnen. Die Bestimmung des Zwerchfell-*ansatzes* ist leicht; die *sichere* Perkussion der Zwerchfell*kuppe* unmöglich. Sie muß versucht werden, weil der Zwerchfellstand die Herzgröße und -form weitgehend beeinflußt. Normalerweise findet man bei der Perkussion der rechten Herzgrenze von rechts nach links, außerhalb des rechten Sternalrandes, kaum eine Schallverkürzung; nur rechts unten, im Bereiche des rechten Vorhofes, kann man, besonders bei höherem Zwerchfellstand, eine leichte Schallverkürzung finden. Im Bereiche der großen Gefäße an der Herzbasis, rechts sogar tiefer herunter, findet man normalerweise auch dann hellen Lungenschall, wenn man bis weit hinein auf dem Sternum perkutiert. Eine Erweiterung der Aorta ascendens ruft rechts eine Schallverkürzung hervor, die das Sternum überragt, eine Erweiterung der Pulmonal-arterie und des linken Vorhofes erzeugt links im 2. Interkostal-raum eine Schallverkürzung (das Herz ist „mitral konfigu-riert"). Findet man also bei der Perkussion links im 2. Inter-kostalraum eine Schallverkürzung, dann muß man annehmen, daß eine Stauung im kleinen Kreislauf besteht, daß der linke Vorhof und die Pulmonalarterie erweitert sind.

Man perkutiert möglichst in den Interkostalräumen und hält den Plessimeterfinger parallel zu den Herzkonturen. Über die Perkussionsstärke bei der Herzperkussion im allgemeinen und über die Stärke der Perkussion an den verschiedenen Ab-schnitten der rechten oder linken Herzgrenze werden am besten keine speziellen Regeln aufgestellt, weil erst längere Übung genügend Erfahrung bringt und es ermöglicht, alle in Be-tracht kommenden Momente (Thoraxform, Ausmaß der das Herz überdeckenden Lungenabschnitte, Fettreichtum der Haut, Schallfähigkeit des Thorax) mit zu berücksichtigen.

Eine intensivere Dämpfung am unteren Sternalende kann einen Zwerchfellhochstand oder ein größeres rechtes Herz be-deuten. Eine stärkere Dämpfung über dem oberen Brustbein, einen Zwerchfellhochstand oder eine Aortenerweiterung.

Praktisch wichtig ist auch die Regel, mit dem Farbstift beim Auffinden einer Dämpfung nie Striche, sondern nur „neu-trale" Punkte zu zeichnen.

Schwierigkeiten erwachsen dem Anfänger dadurch, daß er nicht weiß, ob er das erste Erscheinen einer Schallverkürzung oder das Auftreten einer sehr deutlichen Dämpfung einzeichnen soll. Man vergesse dabei nie, daß weder die absolute noch die relative Herzdämpfung perkutiert, sondern die wahre Herzgröße gefunden werden soll. Der Anfänger merke sich die Regel, daß er am besten die Grenze dort einzeichnet, wo der Unterschied zwischen dem vorangehenden und folgenden Perkussionsschlag am deutlichsten ist.

Die Auskultation soll im Stehen *und* Liegen erfolgen, da manche Geräusche nur im Stehen, andere nur im Liegen, und da auch nur in Linkslage hörbar sind. Die Auskultation muß sorgfältig und mit Geduld durchgeführt werden. Es gibt Geräusche, die nur nach längerem Hinhorchen entdeckt werden. Wie das Auge, so muß auch das Ohr sich erst „adaptieren". Besonders dann, wenn laute, rauhe Geräusche bestehen, gehen die leisen, weichen Geräusche oft verloren. Man auskultiert zweckmäßigerweise das Herz auch nach Anstrengung (Kniebeugen).

Bestimmte Geräusche hört man besser mit den Holzstethoskopen, andere mit den biaurikulären Schlauchstethoskopen. Einzelheiten über die zweckmäßige Auskultation werden in den einzelnen Abschnitten gebracht.

Hypertrophie und Dilatation.

Über die Möglichkeit, durch die klinische Untersuchung das Vorhandensein einer Hypertrophie oder Dilatation festzustellen, sind sich oft auch erfahrene Ärzte nicht im klaren.

Man hört oft die Angabe, das Herz eines Kranken wäre hypertrophisch, weil die Perkussion diesen oder jenen Befund, die Röntgenuntersuchung dieses oder jenes Zeichen ergeben hat. Dagegen ist zu sagen, daß auch eine sehr mächtige Hypertrophie des Herzens keine so bedeutende Änderung der Herzgröße herbeiführen muß, daß wir imstande sind, sie röntgenologisch oder gar mit der Perkussion nachzuweisen. Bei ganz enormen Hypertrophien der linken Kammer sieht der Röntgenologe oft nur „eine stärkere Rundung" des linken Ventrikelbogens, aber keine deutliche Vergrößerung des Herzens.

Es gibt nur *ein* klinisches Zeichen der Hypertrophie des linken Herzens: den hebenden, schwer unterdrückbaren Spitzenstoß. Also nicht etwa ein gut tastbarer Spitzenstoß, sondern ein solcher, der mit aller Kraft kaum unterdrückt werden kann. Man findet ihn aber selten. Normalerweise ist bekanntlich der Spitzenstoß bei nahezu vier Fünftel der Erwachsenen in Rückenlage nicht zu finden. Das kommt daher, daß der linke Ventrikel, der zu seinem größten Teile rückwärts liegt, von der Lunge stark überdeckt wird und der Stoß von der Brustwand aufgefangen wird. Nicht viel besser sind die Bedingungen bei Kranken mit einem hypertrophischen linken Herzen; ein hebender Spitzenstoß ist nur in der *Minderzahl* der Fälle zu finden. Auch wenn man eine große Zahl von Kranken mit einer älteren und hochgradigen Hypertension untersucht und deshalb eine mächtige Hypertrophie des linken Ventrikels annehmen muß, wird man den hebenden Spitzenstoß nur selten finden. Wir sehen also, daß dieses Zeichen meist vermißt wird; man *vermutet* aus der gestellten Diagnose, daß eine Hypertrophie besteht, man kann sie aber nicht nachweisen.

Die Hypertrophie des rechten Herzens wird viel leichter und häufiger diagnostiziert. Die rechte Kammer liegt — wie erwähnt — vorn, unmittelbar hinter den links unten an das Brustbein angrenzenden Thoraxpartien; sie ist hier gar nicht oder nur wenig von Lunge überdeckt. Daher kommt es, daß eine Hypertrophie der rechten Kammer an einer *diffusen*, verstärkten Pulsation des ganzen, links unten an das Sternum angrenzenden Thoraxgebietes, der „Herzgegend", leicht erkannt wird. Bei einer stärkeren, mit Dilatation verbundenen Hypertrophie des rechten Herzens kommt es im Gebiet der Pulsationen zu diffusen systolischen Einziehungen der Zwischenrippenräume (Mackenziesches Zeichen).

Nur ein schweres Emphysem oder Thoraxanomalien verhindern diese Pulsationen. Sie werden andererseits, auch ohne daß eine Rechtshypertrophie vorliegt, bei Hyperthyreosen und schweren Herzneurosen mit übererregter, „erethischer" Herzaktion gefunden. Sie sind auch bei fibrösen Schrumpfungsprozessen im linken Oberlappen, die zu einer Denudation des Herzens führen, nicht selten. Hier wird aber wohl meist auch eine Rechtshypertrophie vorliegen.

Die Ansicht mancher Ärzte, daß die Hypertrophie schon den Keim der Dekompensation in sich trägt, wird durch die Erfahrung widerlegt, daß man bei Hochdruck renaler Genese, besonders aber bei kongenitalen Herzanomalien (Isthmusstenose) jahrzehntelang ganz beträchtliche Hypertrophien eines Herzabschnittes beobachten kann, ohne daß Zeichen von Herzschwäche auftreten.

Eine Dilatation des linken Herzens erzeugt, ebenso wie die des rechten, eine Vergrößerung der Perkussionsfigur des Herzens, eine Vergrößerung des Herzschattens. Da aber rechtes *und* linkes Herz in der linken Thoraxhälfte liegen, wird es schwer sein, aus der *Perkussion* allein zu sagen, welcher Herzteil vergrößert ist. Nur bei einer Erweiterung der Vorhöfe kann man feststellen, um welchen Vorhof es sich handelt, da eine Erweiterung des rechten Vorhofes eine Dämpfung erzeugt, die über den rechten unteren Sternalrand hinausreicht, eine Erweiterung des linken aber zu einer Ausfüllung der Herztaille führt.

Wohl erlaubt aber die Bestimmung der *Lage des Spitzenstoßes* die Feststellung, welcher Kammerteil erweitert ist. Die Achse des linken Herzens verläuft nämlich — wie Abb. 1 a zeigt — ungefähr in der Richtung der Herzachse von rechts oben nach links unten. Eine Erweiterung der linken Kammer wird dementsprechend eine Verlagerung des Spitzenstoßes nach außen *und unten* herbeiführen. Er wird außerhalb der Medioklavikularlinie und unterhalb des 5. Interkostalraumes zu liegen kommen.

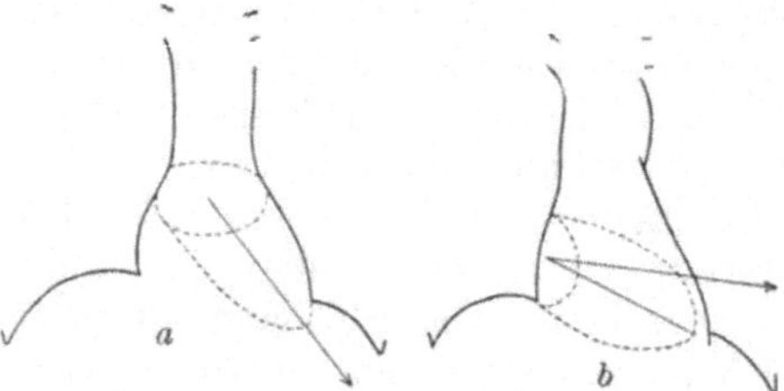

Abb. 1 a u. b. Der Pfeil in Abb. 1 a zeigt die Richtung der Verlagerung des Spitzenstoßes bei der Erweiterung der linken Kammer, der Pfeil in Abb. 1 b die Richtung der Verlagerung des Spitzenstoßes bei der Erweiterung der rechten Kammer.

Die Achse des rechten Herzens (Abb. 1 b) fällt wohl auch ein wenig von rechts oben nach links unten ab, aber viel weniger als die des linken. Besteht eine Erweiterung der rechten Kammer, so wird der Spitzenstoß von der rechten Kammer, die vorn liegt, gebildet und nunmehr *nur nach außen*, nie aber nach unten verlagert sein; er wird zuweilen sogar in einem höheren Niveau getastet als in der Norm.

Ein Spitzenstoß also, der nur nach außen verlagert ist, bezeichnet eine Erweiterung der rechten Kammer; ein Spitzenstoß, der nach außen und *unten* verlagert ist, zeigt eine Erweiterung der linken Kammer an.

Zur Diagnostik der Herzerkrankungen.

Die Klappenfehler.

Die Aortenklappeninsuffizienz.

Die Aortenklappeninsuffizienz gehört zu den häufigsten *reinen* Klappenfehlern. Sie ist häufig, weil sie nicht nur durch eine Endokarditis, sondern auch auf Grund einer luischen Veränderung der Klappen entsteht. Die Mehrzahl der *reinen* Aortenklappeninsuffizienzen ist auf eine Lues zurückzuführen; die endokarditischen Insuffizienzen sind seltener (weniger als ein Drittel der Gesamtzahl); sie sind meist mit einer Aortenstenose kombiniert. In Ländern, in welchen die Lues und damit auch die Mesaortitis seltener vorkommen, ändern sich die genannten Zahlenwerte entsprechend. Der Herzfehler scheint bei Männern häufiger zu sein.

Bis vor relativ kurzer Zeit wurde nicht selten klinisch und anatomisch auch das Vorkommen einer arteriosklerotischen Aortenklappeninsuffizienz angenommen. Diese ist aber, wie man heute weiß, eine ganz große Seltenheit. Ihre Existenz wird sogar bezweifelt. Sie wurde früher sehr oft bei Fällen von Mesaortitis diagnostiziert. Die Kenntnis der Häufigkeit der Mesaortitis als Ursache eines Klappenfehlers ist nämlich noch recht jungen Datums; obwohl die Mesaortitis anatomisch schon mehrere Jahrzehnte bekannt ist, haben Klinik und Anatomie nur sehr langsam und relativ spät von ihrer weiten Verbreitung Kenntnis genommen. Das kommt daher, daß die Mesaortitis, wenn sie nur einigermaßen stärker ausgeprägt ist, mit einer Atheromatose vergesellschaftet ist und diese die luischen Veränderungen an der Aorta so weit verdeckt, daß zuweilen auch der erfahrene Pathologe ohne histologische Untersuchung nicht unterscheiden kann, ob neben der Atheromatose auch eine Mesaortitis vorliegt. Seitdem man das anatomische Bild der Mesaortitis besser kennt, wird eine arteriosklerotische Aortenklappeninsuffizienz nur ganz ausnahmsweise gefunden. Für praktische Zwecke können wir deshalb die Mesaortitis und die Endokarditis als die alleinigen Ursachen dieses Klappenfehlers bezeichnen. Findet man eine reine Aortenklappeninsuffizienz, so denke man immer zuerst an einen luischen Klappenfehler!

Außerordentlich selten kommt eine relative Insuffizienz der Aortenklappen vor, das ist die Schlußunfähigkeit der Klappen, die bei gesundem Klappenapparat infolge Erweiterung des Klappenringes auftritt. Diese Form findet man fast ausschließlich bei geschädigtem Myokard (etwa bei einer schweren, fettigen Degeneration des Herzmuskels im Verlaufe einer perniziösen Anämie, einer schweren Myomalazie, bei einer Koronarsklerose mit gleichzeitigem Hochdruck), oder bei schweren Aortenveränderungen mit starken Erweiterungen der Aorta in ihrem Anfangsteile, ohne Erkrankung der Klappen selbst (Mesaortitis).

Wird eine Aortenklappeninsuffizienz diagnostiziert, so muß notwendigerweise zwischen den beiden Formen, der endokarditischen und der luischen, unterschieden werden. Die Anamnese ist dabei vielfach ohne Bedeutung, denn bei sicherer endokarditischer Aortenklappeninsuffizienz kann ein Rheumatismus, eine Tonsillitis, eine Chorea sowie jede andere Krankheit in der Anamnese fehlen und auch bei der luischen Form wird sehr häufig von keiner Infektion berichtet. Auf die Serumreaktion kann kein großes Gewicht gelegt werden, weil die Wassermannreaktion (ebenso wie die anderen spezifischen Reaktionen) sehr häufig, trotz anatomisch nachgewiesener Mesaortitis, negativ sein kann. Die statistischen Angaben schwanken zwischen 25—30% negativer Wa-Reaktionen bei der Mesaortitis.

In manchen Fällen kann die anamnestische Angabe, daß die Beschwerden mit einem Brennen hinter dem Brustbein begonnen haben, ein Brennen, das sehr oft auch in einen dauernden Druck übergeht, das in anderen Fällen aber nur nach Arbeit und Aufregungen auftritt, die Diagnose Mesaortitis ermöglichen; diese Beschwerden, die unter dem Namen Aortalgie zusammengefaßt werden, können bei durchschnittlich jedem zweiten Fall luischer Aortenklappeninsuffizienz, nie aber bei der endokarditischen Form gefunden werden. Richtige anginöse Beschwerden kommen bei beiden Arten der Aortenklappeninsuffizienz vor und es muß zugegeben werden, daß es Fälle gibt, bei denen die Unterscheidung zwischen einer Aortalgie und einer Angina pectoris schwierig ist. Die Aortalgiebeschwerden werden wohl mit Recht darauf zurückgeführt, daß der Entzündungsprozeß von der Media auf die Adventitia und das periadventitielle Gewebe übergreift und dort zu Reizungen der zahlreichen sensiblen Nervenfasern führt. Die Zerstörung dieser Nervenbahnen im weiteren Verlaufe der Erkrankung, kann die spätere Schmerzlosigkeit veranlassen. Es ist klar, daß jede Anstrengung, Aufregung, alles also, was den Blutdruck steigert, durch die damit verbundene Dehnung der Aortenwand zu einer vermehrten Reizung der adventitiellen Nerven und deshalb zu einer Steigerung des Schmerzes führen wird.

Kranke mit einer Aortenklappeninsuffizienz berichten über wenig Beschwerden. Während bei den anderen Klappenfehlern, vor allem bei den Mitralfehlern, schon frühzeitig Atemnot, Herzklopfen auftreten und die Kranken darum viele Jahre vor Eintritt der Dekompensation über das Vorliegen einer Herzerkrankung unterrichtet sind, bleiben auch Fälle voll ausgeprägter Aortenklappeninsuffizienz lange beschwerdefrei. Sie werden deshalb oft zufällig, gelegentlich einer ärztlichen Untersuchung aus anderen Gründen, etwa beim Abschließen einer Lebensversicherung, entdeckt. Trotz eingehender Befragung weiß der Kranke weder von Atemnot, noch von Herzklopfen zu berichten, war voll leistungsfähig, konnte normal Sport betreiben und sogar hohe Berge ohne Beschwerden besteigen.

Solche Beobachtungen sind nicht nur bei der *beginnenden* Aortenklappeninsuffizienz möglich, sondern auch bei Kranken, die schon alle peripheren und auskultatorischen Zeichen des Klappenfehlers voll entwickelt zeigen. Das wird verständlich, wenn wir bedenken, daß die Aortenklappeninsuffizienz durch die linke Kammer kompensiert wird. Diese kann, wie wir sehen werden, viele Jahre lang die von ihr beanspruchte Mehrarbeit voll leisten. Da die ersten und hauptsächlichsten Beschwerden der Herzkranken in Atemnot bestehen und durch die ausgezeichnete Arbeit des linken Ventrikels bei der Aortenklappeninsuffizienz sowohl die paroxysmale, nächtliche Atemnot als auch die Atemnot durch Lungenstauung fehlen, sind die Kranken oft beschwerdefrei. Die Dekompensationszeichen treten zumeist spät, ganz plötzlich und brutal auf, während sie sich bei den Mitralfehlern ganz allmählich im Verlaufe von Jahren steigern. Die ersten Beschwerden der Aortenklappeninsuffizienz bestehen in der Regel in einer nächtlichen Atemnot in ihren verschiedenen Formen, wie wir sie bei der reinen Schwäche des linken Herzens zu sehen pflegen. Je nach der Geschwindigkeit, mit der das linke Herz versagt und eine pulmonale Stauung auftritt, wird sehr rasch oder erst spät auch Atemnot nach Arbeit hinzukommen.

Die Beschwerdefreiheit kann bei der Aortenklappeninsuffizienz sehr lange, jahrzehntelang dauern. Eine in frühester Jugend nach einem Gelenkrheumatismus auftretende Aortenklappeninsuffizienz kann erst im reifen Alter zu Beschwerden führen. Diese gute Prognose und die lange Dauer vollständiger Kompensation ist aber nur bei der endokarditischen Aortenklappeninsuffizienz die Regel. Die Prognose der luischen ist viel schlechter.

Die *Prognose eines Herzklappenfehlers* hängt im allgemeinen viel weniger vom Grade des Klappenfehlers ab (wenn er nicht außerordentlich hochgradig ist), sondern viel mehr vom Zustande des Herzmuskels. Fälle mit den hochgradigsten Insuffizienzen und Stenosen der Klappen können Jahre hindurch in erstaunlich gutem Zustande bleiben, wenn der Herzmuskel gesund ist. Wir sehen aber eine rasch fortschreitende Dekompensation, trotz ganz geringer Veränderung an den Klappen, wenn der Herzmuskel geschädigt ist.

Die Erfahrung zeigt nun, daß im Verlaufe einer rheumatischen Endokarditis der Herzmuskel wohl regelmäßig miterkrankt, es handelt sich aber meist nur um lokale, scharf begrenzte Prozesse, die keine größere Bedeutung haben. Der Herzmuskel ist darum bei der endokarditischen Aortenklappeninsuffizienz nur ausnahmsweise ernster geschädigt, die Kompensationsdauer deshalb lange, die Prognose günstig.

Bei der Mesaortitis dagegen sind ernstere Myokarderkrankungen die Regel. Sie lassen sich in drei Gruppen teilen.

1. Die sogenannte luische Myokarditis. Es treten größere und kleinere Gummen, lymphozytäre Infiltrate im Herzmuskel auf; von mancher Seite wurde sogar behauptet, daß in einer relativ großen Zahl von Fällen von Mesaortitis Spirochäten im Herzmuskel gefunden werden können.

2. Sehr häufig geht die Mesaortitis mit schweren atheromatösen Veränderungen in der Aorta und auch mit einer Sklerose der Koronararterien einher. Diese Veränderungen schädigen den Kreislauf, bzw. das Herz.

3. Es treten Verengerungen der Abgänge der Koronargefäße auf, die in etwa $60^0/_0$ der Fälle von Mesaortitis gefunden werden; recht häufig findet man sogar einen vollständigen Verschluß des rechten oder linken Koronarostiums durch Schrumpfungsprozesse im Bereiche der mesaortitischen Er-

krankungsherde. Eine Unterernährung, eine Schädigung des Herzmuskels muß die Folge sein.

Diese Veränderungen, die manchmal einzeln, häufig aber vereint gefunden werden, können bewirken, daß eine Mesaortitis den Kranken akut, wie eine schwere Infektionskrankheit, dahinrafft. Beim früher ganz Gesunden treten plötzlich Beschwerden auf und führen in wenigen Wochen zu einer vollständigen Dekompensation, ohne daß es möglich ist, einen therapeutischen Erfolg zu erzielen. Die schwere Schädigung des Herzmuskels erklärt die Wirkungslosigkeit der Therapie.

Die durchschnittliche Lebensdauer der Mesaortitiden und luischen Aortenklappeninsuffizienzen wird, vom Beginn der Beschwerden bis zum Tode, häufig auf zwei Jahre geschätzt. Es handelt sich aber dabei, wie ausdrücklich betont sein soll, nur um Durchschnittswerte, da Kranke mit 8—10—15jähriger und noch länger dauernder voller Kompensation, also mit relativ gutartigem Verlauf des Prozesses, nicht selten sind. Die Prognose der luischen Form der Aortenklappeninsuffizienz ist jedenfalls weitaus ernster als die der endokarditischen.

Nach einer weitverbreiteten Lehre sind Kranke mit einer Aortenklappeninsuffizienz blaß und unterscheiden sich dadurch auf den ersten Blick von den Mitralvitien. Zur Erklärung dieser Blässe wurden zahlreiche Hypothesen ersonnen. Man kann aber *sehr* oft Aortenklappeninsuffizienzen, auch in fortgeschrittenem Stadium, mit vollständig normalem Aussehen finden, so daß die Blässe zweifellos nicht für das Bild des Klappenfehlers typisch ist. Sind Aortenklappeninsuffizienzen blaß, so ist dies auch gewöhnlich auf eine ganz bestimmte Ursache zurückzuführen. Bei der luischen Aortenklappeninsuffizienz kann die Blässe durch die sogenannte luische Anämie verursacht sein. Die Blässe bei den endokarditischen Aortenklappeninsuffizienzen muß daran denken lassen, daß die entzündlichen Prozesse an den Klappen eben erst, oder noch nicht, zum Stillstand gekommen sind; man findet dann häufig auch leichte Temperaturen und muß eine endokarditische, septische Anämie annehmen. Ob eine schlechte Kapillarisierung der Haut an der Blässe manchmal mitbeteiligt ist, steht noch zur Diskussion.

Die Untersuchung der Aortenklappeninsuffizienz beginnt, wie die eines jeden anderen Herzkranken, mit der Prüfung *des Pulses*. Wir finden bei der voll entwickelten Aortenklappeninsuffizienz den Pulsus celer et altus, den Hammerpuls oder Corrigan-Puls, wie er nach seinem ersten Beschreiber genannt wird. Das große Schlagvolumen, das rasche Absinken des diastolischen Druckes durch das Regurgitieren des Blutes in die linke Kammer, sind die Hauptursachen für seine Entstehung.

Dieser Puls ist aber für den Klappenfehler nicht immer charakteristisch, er kann ohne Aortenklappeninsuffizienz gefunden werden, andererseits bei sicherer Aortenklappeninsuffizienz fehlen. Man findet ihn auch manchmal bei einem voll ausgebildeten offenen Ductus Botalli und größeren arteriovenösen Aneurysmen; sehr häufig ist er bei Hyperthyreosen; nicht nur beim vollentwickelten Basedow, sondern auch bei den leichtesten, larvierten Fällen. Man findet ihn bei Infektionskrankheiten, Pneumonien, bei hohem Fieber verschiedener Genese und endlich auch bei der starren Aorta ascendens im Verlaufe einer Atheromatose oder Mesaortitis, bei der die Windkesselfunktion des Anfangsteiles der Aorta verloren gegangen ist.

Man vermißt andererseits, trotz schwerer Aortenklappeninsuffizienz, den charakteristischen Puls, wenn gleichzeitig eine beträchtliche Mitralstenose besteht, da das kleine Schlagvolumen das Auftreten der typischen, peripheren Aortenklappeninsuffizienz-Zeichen unmöglich macht; es ist klar, daß auch eine fortgeschrittenere Aortenstenose die peripheren Zeichen einer Aortenklappeninsuffizienz beseitigt; auch eine Verengerung der peripheren Arterien im Verlaufe einer Nephrosklerose kann das Auftreten eines Hammerpulses manchmal verhindern. Endlich kann auch eine hochgradige Myokardschwäche terminal zu einer starken Verminderung der Kontraktionskraft des Herzmuskels und zum Verschwinden des Hammerpulses führen. Beim Fehlen all dieser Störungen kann aus der Celerität des Pulses doch mit aller Vorsicht auf die Diagnose und auch auf den *Grad* der Aortenklappeninsuffizienz geschlossen werden.

Palpiert man bei der Aortenklappeninsuffizienz den Puls, so sind zwei Regeln zu beachten. 1. Der Puls soll auch bei senkrecht erhobenem Arm palpiert werden, da der schnellende Charakter des Hammerpulses dann viel deutlicher wird als bei horizontaler Lage des Armes; nicht selten tritt er erst bei erhobenem Arm auf, wenn er vorher gefehlt hat. Die Verminderung der Abknickung der Arteria axillaris, hydrodynamische Faktoren, vielleicht auch lokale Gefäßreflexe spielen dabei eine Rolle. 2. Ist der Radialpuls *beider* Arme zu palpieren und durch Vergleich beider Pulse auf Pulsverschiedenheiten zu achten. Unterschiede in den Radialpulsen beider Seiten werden auch beim Normalen nicht selten gefunden. Sie sind durch anatomische Variationen im Verlaufe des Gefäßes bedingt. Findet man aber auch beim Vergleiche der Oberarmarterien und beider Karotiden deutliche Unterschiede in Füllung und Pulsation, dann ist dieser Befund für die Diagnose Mesaortitis entscheidend. Die Mesaortitis verengt nämlich nicht nur die Abgänge der Koronargefäße, sondern auch (in etwa 60% der Fälle) die Ostien der Arteria anonyma, carotis und subclavia, so daß dadurch in manchen Fällen der Puls auf der einen Seite sogar vollständig fehlen kann. Kleine Verschiedenheiten im Füllungszustand der Gefäße können auch im Verlaufe einer endokarditischen Aortenklappeninsuffizienz durch lokale (entzündlich oder mykotisch bedingte?) Erweiterungen des Anfangsteiles dieser Gefäße verursacht sein. Deutliche Unterschiede aber sprechen durchaus für eine Mesaortitis.

Mit dem palpatorisch feststellbaren Unterschiede in den Pulsen beider Oberarmarterien gehen zumeist auch Veränderungen des Blutdruckes einher, die es erlauben, den durch die Palpation gewonnenen Eindruck sicherzustellen.

Der Blutdruck zeigt bekanntlich bei der Aortenklappeninsuffizienz eine charakteristische Veränderung, indem der diastolische Druck, vorwiegend durch das diastolische Zurückfließen einer gewissen Blutmenge in die linke Kammer, absinkt und Werte unter 50 mm Hg erreicht. Dabei muß aber bedacht werden, daß auch andere Kranke, z. B. Fälle mit einer Hyperthyreose, einen ebenso niedrigen diastolischen Druck haben und daß andererseits bei jenen Aortenklappeninsuffizienzen, die von einer hochgradigen Mitralstenose oder einer Aortenstenose, einer Nephrosklerose begleitet sind, der diastolische Druck hoch bleiben kann.

Der systolische Blutdruck ist nicht charakteristisch verändert. Er kann bei schwerster Aortenklappeninsuffizienz normal gefunden werden; er kann aber auch, bei der endokarditischen ebenso wie bei der luischen Form, außerordentlich hohe Werte erreichen. Nicht selten findet man die Druckerhöhung bei *dekompensierten* Klappenfehlern und kann durch eine erfolgreiche Digitalisierung den Druck zur Norm zurückführen. Ist der Kreislauf wieder dekompensiert, dann tritt wieder eine Drucksteigerung auf. Man findet diese Erscheinung auch bei Mitralvitien, bei Myokarderkrankungen, also bei den verschiedenartigsten, dekompensierten Herzkrankheiten. Sie wurde als *Hochdruckstauung* bezeichnet. Man spricht besser von einem Stauungshochdruck. Er soll durch die Erregung der Vasomotorenzentren infolge des darniederliegenden Kreislaufes auftreten und wäre dann der paroxysmalen vorübergehenden Blutdrucksteigerung beim Asthma cardiale oder beim Lungenödem an die Seite zu stellen. Aber auch eine verengende Wirkung abnormer, durch die Dekompensation auftretender Stoffe an den peripheren Gefäßen kann, wie angenommen wird, diese Blutdrucksteigerung herbeiführen. Welche der beiden Erklärungsmöglichkeiten zutrifft, ist noch nicht entschieden. Mit der Besserung des Kreislaufes schwinden die Ursachen für die Blutdrucksteigerung, es werden wieder normale Werte gefunden. Da es aber nicht immer möglich ist, durch die Behandlung eine volle Kompensation und eine Rückbildung der Kreislaufstörung zu erreichen, kann die Blutdrucksteigerung auch dauernd bestehen bleiben. Eine Blutdrucksteigerung bei einer Aortenklappeninsuffizienz, ebenso wie bei allen anderen Herzklappenfehlern und Herzmuskelerkrankungen, bedeutet deshalb nicht unbedingt eine komplizierende Nieren- oder Gefäßerkrankung; sie ist vielmehr häufig bloß Folge der Herzinsuffizienz.

In den Beinarterien ist der Blutdruck bei der Aortenklappeninsuffizienz gewöhnlich bedeutend — nicht selten um 80—100 mm — höher als in den Armarterien (man findet dieses Phänomen allerdings manchmal auch bei anderen Zuständen).

Viel zu viel Wert wird von mancher Seite auf das Vorhandensein des sogenannten *Kapillarpulses* gelegt, wenn in unklaren Fällen die Diagnose einer Aortenklappeninsuffizienz sichergestellt werden soll. Dieses Zeichen ist aber keineswegs von Bedeutung. Schon der Name ist unrichtig, da es sich nicht um eine Pulsation der Kapillaren, sondern der präkapillaren Arterien handelt. Außerdem sieht man dieses Zeichen auch bei Gesunden, etwa dann, wenn sie die Hand in heißes Wasser geben und so die Präkapillaren erweitert werden. Auch an heißen Sommertagen zeigen viele Gesunde einen Kapillarpuls. Er wurde dann auch bei den verschiedensten Kreislauferkrankungen, so etwa bei der Atherosklerose, bei Mitralvitien, bei den Hyperthyreosen (mit ihren erweiterten Arteriolen) gefunden.

Ebensowenig wie der Kapillarpuls haben auch die anderen, vielgenannten peripheren Phänomene der Aortenklappeninsuffizienz, wie etwa der Traubesche Doppelton, das Duroziersche Doppelgeräusch und zahlreiche weitere Zeichen praktische Bedeutung. Man findet sie immer dann, wenn auch ein Hammerpuls oder die charakteristische Änderung des diastolischen Druckes vorhanden sind.

Bei der Aortenklappeninsuffizienz werden wir einen hebenden Spitzenstoß fühlen können und — sobald eine Vergrößerung des linken Herzens auftritt — den Spitzenstoß nach außen und unten verlagert sehen.

Die Perkussion ergibt bei der Aortenklappeninsuffizienz, entsprechend den verschiedenen Kompensationsstadien, drei verschiedene Möglichkeiten. Das Herz kann 1. normal groß und konfiguriert sein, 2. eine aortische Konfiguration mit größerem linken Ventrikel zeigen und 3. das Bild des mitra-

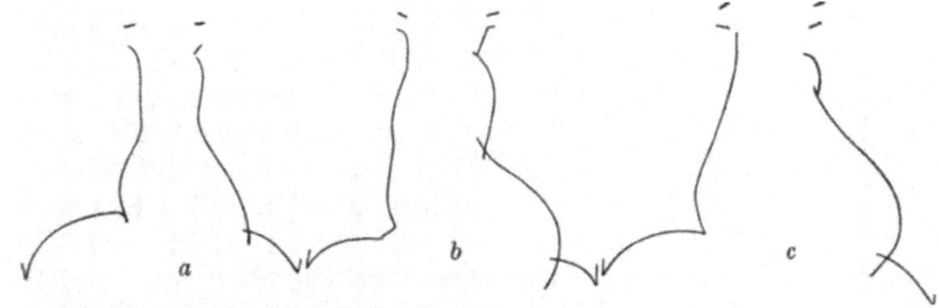

Abb. 2a—c. Abb. 2a zeigt ein normal großes und konfiguriertes Herz bei einer Aortenklappeninsuffizienz; Abb. 2b zeigt ein aortisch konfiguriertes Herz mit größerem linken Ventrikel und breiterer Aorta; Abb. 2c ein mitralisiertes Aortenherz.

lisierten Aortenherzens aufweisen. Da diesen drei Perkussionsfiguren auch drei verschiedene Krankheitsstadien entsprechen, ist die Bedeutung einer richtigen Herzperkussion sehr groß; sie hilft uns viel bei der Beurteilung des Kompensationszustandes des Klappenfehlers (Abb. 2a bis c*).

Mitunter wird bei der Aortenklappeninsuffizienz ein normal großes und normal geformtes Herz gefunden. Man sieht solche Herzen naturgemäß seltener bei Aortenklappeninsuffizienz-Fällen im Krankenhause, viel häufiger begegnet man ihnen in der Privatpraxis, besonders aber bei Serienuntersuchungen angeblich Gesunder (Lebensversicherung). Das Herz ist nicht nur bei den beginnenden Aortenklappeninsuffizienzen

---

*) Ich verdanke die abgebildeten Orthodiagramme dem freundlichen Entgegenkommen von Doz. Dr. Zdansky. Sie sind — mit Ausnahme von Abb. 6 — auf $^2/_{15}$ verkleinert. Die an unserer Klinik alteingebürgerte Bezeichnung aortische Konfiguration wurde beibehalten, obwohl sie sprachlich unschön und nicht ganz richtig ist. Die aortische Konfiguration hat nichts mit der Aorta zu tun, da sie nur Folge einer Erweiterung der linken Kammer ist.

normal groß, sondern auch bei voll ausgeprägten Klappenfehlern, die nachweisbar schon viele Jahre bestehen und alle
typischen auskultatorischen und peripheren Zeichen aufweisen.

Das Vorkommen eines normal großen Herzens bei der
Aortenklappeninsuffizienz ist auf folgende Weise zu erklären:
Der abnorme Mechanismus bei diesem Klappenfehler besteht
bekanntlich darin, daß infolge der Insuffizienz der Klappe in
der Diastole Blut aus der Aorta in die linke Kammer zurückfließt; die Füllung der linken Kammer wird um das Ausmaß
der zurückfließenden Blutmenge zunehmen. Über die Menge
des regurgitierenden Blutes bestehen verschiedene Angaben.
Nach der Ansicht einiger Untersucher strömen in der Diastole
auch bei schwerer Aortenklappeninsuffizienz kleine Blutmengen, etwa 8 bis 10 ccm zurück, nach der Ansicht anderer
aber kann sogar ein Drittel des Schlagvolumens, etwa 20 ccm,
in die linke Kammer zurückfließen. Nehmen wir an, daß diese
Zahl richtig ist, die Kammerfüllung also in der Diastole um
20 ccm größer wird, so kann das allein noch nicht ausreichen,
um eine so deutlich nachweisbare Vergrößerung zu bewirken,
daß wir sie als krankhaft erkennen können. Wir müssen bedenken, daß ungleich größere Flüssigkeitsmengen bei einem
Ergusse im Perikard vorhanden sein müssen, um klinisch
nachweisbar zu sein, daß schon eine stärkere Bradykardie
durch die Verlängerung der Diastole einen Füllungszuwachs
in den Kammern erzeugen kann, der jenen, der bei der Aortenklappeninsuffizienz gefunden wird, übersteigt. Man muß deshalb zur Ansicht kommen, daß durch den abnormen Mechanismus der Aortenklappeninsuffizienz allein keine klinisch nachweisbare Vergrößerung des linken Herzens zustande kommt.

Vor kurzem sah ich einen 72jährigen Kollegen, der seit seinem
6. Lebensjahre, nach einem Scharlach, eine Insuffizienz der Aortenklappen hatte. Diese Diagnose war im Verlaufe von 66 Jahren von
sehr zahlreichen Ärzten immer wieder bestätigt worden.
Dennoch war das Herz normal groß und normal geformt!

Eine röntgenologisch und durch Perkussion feststellbare
Vergrößerung der linken Kammer wird aber um so rascher
auftreten können, je schlechter der Zustand des Herzmuskels
ist. Sie wird deshalb bei dem in der Regel gesunden Herzmuskel der endokarditischen Aortenklappeninsuffizienz jahrzehntelang ausbleiben können, bei dem in der Regel geschädigten Herzmuskel der luischen Aortenklappeninsuffizienz aber
sehr frühzeitig nachweisbar sein. Während ein guter Herz-

muskel die von ihm verlangte Mehrarbeit ohne weiteres leisten kann, wird es bei einem geschädigten Myokard bald zu einer Stauung und Dilatation kommen. Je rascher die Dilatation auftritt, je stärker sie ist, um so mehr Berechtigung haben wir, auch ohne daß andere Zeichen dafür sprechen, eine Myokardschädigung anzunehmen. Nicht der Grad des Klappenfehlers, sondern der Zustand des Herzmuskels ist, besonders in den ersten Stadien der Erkrankung, für die Größe des Herzens maßgebend. Tatsächlich sieht man häufig bei luischen Aortenklappeninsuffizienzen, selten bei endokarditischen, ganz ungeheuer große Herzen, wie sie sonst nur noch beim Hochdruck beobachtet werden.

Die Geschwindigkeit, mit der eine Größenzunahme des Herzens erfolgt, hängt somit vom Zustande des Herzmuskels ab und hat deshalb prognostische Bedeutung. Die Vergrößerung der linken Kammer, die ja anfangs ganz isoliert ist, verursacht eine starke Ausbuchtung des linken unteren „Muskelbogens“, die Herztaille ist noch mehr ausgeprägt als in der Norm; durch die Schwere der linken Kammer sinkt das linke Diaphragma tiefer, durch das vergrößerte Schlagvolumen des linken Herzens wird die Aorta verbreitert (Abb. 2 b).

Nimmt die Stauung in der linken Kammer zu, dann kommt es auch zu einer Stauung im linken Vorhofe, im kleinen Kreislaufe. Die Erweiterung des linken Vorhofes und die Erweiterung der Pulmonalarterie führen zum Verstreichen der Herztaille, das Herz wird „mitralisiert“ (Abb. 2 c). Früher oder später tritt durch die stärkere Erweiterung der linken Kammer eine Schlußunfähigkeit der Mitralklappen, eine relative Mitralklappeninsuffizienz auf, welche das Zustandekommen der Erweiterung des linken Vorhofes und der Pulmonalarterie, der „Mitralisation“, beschleunigt. Das mitralisierte Aortenherz entspricht also jenem Stadium der Aortenklappeninsuffizienz, bei dem schon eine Lungenstauung vorhanden ist und Atemnot bei Bewegung auftritt.

Die Auskultation ergibt bei der voll entwickelten Aortenklappeninsuffizienz zwei Geräusche, ein systolisches und ein diastolisches; man spricht vom „Hin-und-Her“-Geräusch. Nur bei geringgradigen, endokarditischen Aortenklappeninsuffizienzen in den ersten Stadien fehlt das systolische Geräusch, später tritt es aber auch hier auf.

Das pathognomonische Geräusch ist das diastolische. Es entsteht durch das Zurückfließen des Blutes während der Diastole in die linke Kammer. Es klingt weich und hat hohe

Schwingungszahlen; man nennt es „gießendes" Geräusch. Selten, meist bei spezifischen Aortenklappeninsuffizienzen, ist es musikalisch, zirpend. Es wird am besten links unten am Brustbein, am Ansatz der dritten, vierten oder fünften Rippe gehört; manchmal findet man es auch in der Richtung gegen die Herzspitze zu, weit nach unten. Es ist bei beginnenden Klappenfehlern oft nur bei aufrechter Haltung zu hören, wenn das Herz sich der Thoraxwand mehr nähert, im Exspirium, wenn das Herz von Lunge am wenigsten überlagert ist und bei über dem Kopf gekreuzten Armen, wenn der untere Pektoralis gespannt ist. Schlauchstethoskope erschweren die Auskultation des Geräusches, mit Holzstethoskopen oder mit dem bloßen Ohre kann es aber sehr deutlich gehört werden. Infolge der hohen Schwingungszahlen des Geräusches ist längeres, sorgfältiges Auskultieren, gewissermaßen eine Adaptierung des Ohres, notwendig. Späterhin kann man das Geräusch leicht über dem ganzen Herzen hören, immer noch ist es links unten am Sternum viel lauter.

Es gibt aber Aortenklappeninsuffizienzen, bei denen das Punctum maximum des Geräusches im 2. Interkostalraum rechts liegt, an der typischen Auskultationsstelle der Aorta. Dann handelt es sich aber immer um Aortenklappeninsuffizienzen, bei welchen die Aorta ascendens stärker dilatiert ist und sich der Thoraxwand am rechten oberen Sternalrand näher anlegt. Durch die erweiterte Aorta wird das Geräusch von den Aortenklappen, die ungefähr in der Höhe der Mitte des Sternums liegen, gegen den 2. rechten Interkostalraum gut fortgeleitet und dort deutlich gehört.

Finden wir deshalb das Geräusch im 2. Interkostalraum rechts am lautesten, dann können wir daraus ohne weiteres auf eine sehr weite Aorta schließen. Wird es noch weiter nach rechts gegen die Schulter fortgeleitet, dann ist der Verdacht auf sehr mächtige Aortenerweiterung oder sogar auf ein Aneurysma berechtigt. Da stärkere Aortenerweiterungen besonders bei der Mesaortitis auftreten, findet man tatsächlich bei der luischen Aortenklappeninsuffizienz das Geräusch am häufigsten im 2. rechten Interkostalraum.

Aus dem Punctum maximum des Geräusches allein die Diagnose Mesaortitis zu stellen, ist aber nicht erlaubt, weil es, wenn auch selten, luische Aortenklappeninsuffizienzen ohne stärkere Verbreiterung der Aorta gibt und andererseits bei manchen endokarditischen Aortenklappeninsuffizienzen (besonders dann, wenn sie mit einer stärkeren Aortenstenose kombiniert sind) die Aorta breiter sein kann, so daß das Geräusch am besten im 2. rechten Interkostalraum gehört wird. Bei jenen endokarditischen Aortenklappeninsuffizienzen aber, bei welchen gleichzeitig ein Mitralvitium besteht, hört man das gießende, diastolische Geräusch regelmäßig links unten am Sternum.

Besteht eine Aortenklappeninsuffizienz zugleich mit einer schweren Mitralstenose, einem höhergradigen Trikuspidalvitium, so kann ihr diastolisches Geräusch vollständig fehlen. Es soll auch manchmal bei besonders starken Zerstörungen der Klappen verschwinden.

Das systolische Geräusch, das bei der Mesaortitis schon früher, vor Beginn der Klappeninsuffizienz, auftritt, aber auch bei der endokarditischen Aortenklappeninsuffizienz in späteren Stadien regelmäßig gefunden wird, kann sehr rauh und laut sein und nahezu die ganze Systole ausfüllen. In anderen Fällen wieder ist es weich und leise. Es ist selten (wenn es rauh und laut ist) mit einem Schwirren verbunden.

Für sein Zustandekommen gibt es viele Erklärungen. Die alte Anschauung, daß Rauhigkeiten an der Aortenwand und an den Aortenklappen das Auftreten eines Reibegeräusches veranlassen, ist mit Recht verlassen worden; konnte doch gezeigt werden, daß das Blut vor allem im Zentrum, in der Mitte der Gefäße fließt, so daß Reibungen an der Wand als Ursache der Geräusche nicht in Frage kommen. Die beste Erklärung für das systolische Aortengeräusch bei der Aortenklappeninsuffizienz besteht darin, daß das Blut aus dem erweiterten linken Ventrikel in die immer mehr oder minder erweiterte Aorta durch den normal weiten Klappenring gepreßt wird, dieser somit als relative Stenose wirkt. Man kann tatsächlich finden, daß dieses Geräusch immer dann entsteht, wenn Aorta und linker Ventrikel erweitert sind, so bei Hochdruck, Herzblock mit starker Bradykardie und zahlreichen anderen Zuständen. Im speziellen Falle der Insuffizienz der Aortenklappen kann auch die Beschleunigung der systolischen Blutströmung an der Entstehung des systolischen Geräusches mitbeteiligt sein.

Das Punctum maximum dieses systolischen Geräusches liegt an der Auskultationsstelle der Aorta im zweiten Interkostalraum rechts. Es strahlt bei weiter Aorta nach rechts, mitunter auch gegen die Halsgefäße zu, aus. Jedes systolische Aortengeräusch kann aber ein zweites Punctum maximum an der Herzspitze haben. Geht man mit dem Stethoskop langsam vom zweiten Interkostalraum rechts gegen die Herzspitze, so wird das Geräusch zunächst immer leiser, da wir in das Gebiet

des rechten Herzens kommen, und nimmt dann allmählich, in
der Gegend der Herzspitze, an Intensität zu. Man spricht deshalb vom Sanduhrgeräusch, weil die graphische Darstellung
der Geräuschintensität, wie aus Abb. 3 hervorgeht, eine Sand-
uhrform ergibt.

Das Vorhandensein eines lauten, systolischen Geräusches
an der Herzspitze bei einer Aortenklappeninsuffizienz hat die
häufige Fehldiagnose Mitralinsuffizienz zur Folge. Für diese
Diagnose scheint zunächst auch die Tatsache zu sprechen, daß
dieses Geräusch an der Spitze häufig ganz anders klingt als
das systolische Geräusch an der Aorta.
Gewöhnlich wird ja aus dem verschiedenen
Charakter des Geräusches auf seinen verschiedenen Ursprung und eine verschiedene
Entstehungsursache geschlossen. Dazu ist
man aber nicht berechtigt, da das gegen die
Spitze zu fortgeleitete systolische Aortengeräusch dort ganz andere auskultatorische
Eigenschaften zeigen kann als das systolische Geräusch über der Aorta, weil es vom
Gewebe gewissermaßen filtriert und verändert wird; Rauhigkeiten und andere
Eigenheiten des Geräusches können durch
die Fortleitung verschwinden oder abgeschwächt werden, so
daß es sich über der Spitze viel weicher anhört.

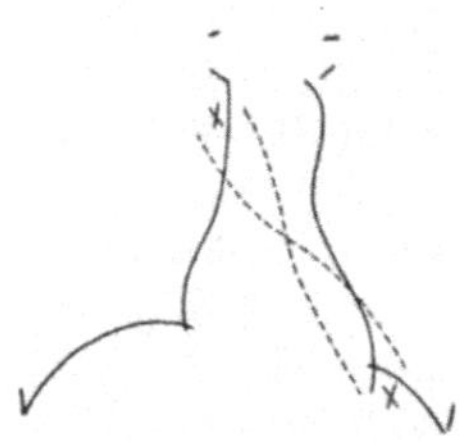

Abb. 3. Schematische
Darstellung des Sand-
uhrgeräusches bei der
Aortenklappen-
insuffizienz.

Normalerweise ist also das systolische Geräusch über der
Aorta und an der Herzspitze laut zu hören. Es gibt aber nicht
selten Fälle von Aortenklappeninsuffizienz, bei welchen das
obere Punktum maximum verschwindet und das an der Spitze
allein bestehen bleibt. Es handelt sich da gewöhnlich um ältere
Patienten mit einer etwas stärker ausgeprägten Lungen-
blähung. Durch sie wird die Aorta und das Herz oben an der
Basis überlagert, von der Thoraxwand weggedrängt, so daß
Geräusche sowohl wie Töne an dieser Stelle vollkommen verschwinden und nur an der Spitze noch hörbar bleiben, wo der
dilatierte linke Ventrikel näher an die Thoraxwand heranreicht. Bei noch höhergradigerem Emphysem und vollständiger
Überlagerung des Herzens verschwinden auch die Auskultationsphänomene an der Herzspitze, so daß man Herztöne
und -geräusche nur am unteren Sternum, in der Gegend des
Processus xyphoideus auskultieren kann. Das ist die einzige
Stelle, an der bei stärkerem Emphysem das Herz mit der Auskultation kontrolliert werden kann.

Im späteren Verlauf des Klappenfehlers, zugleich mit einer stärkeren Erweiterung der linken Kammer, tritt eine relative Mitralklappeninsuffizienz auf. Sie bewirkt eine rasche Zunahme der Mitralisation des Herzens und das Auftreten einer Akzentuation des 2. Pulmonaltones und eines neuen systolischen Geräusches an der Herzspitze, das in der Regel ein anderes Punctum maximum zeigt als dasjenige, das von der Aorta fortgeleitet wird.

Das Mitralsegel ist oft (besonders bei der luischen Aortenklappeninsuffizienz) verdickt. Die Ursache dafür ist noch nicht bekannt. Sehr oft wurde bei derartigen Fällen eine atherosklerotische Mitralinsuffizienz diagnostiziert.

Bei manchen Fällen endokarditischer und luischer Insuffizienz der Aortenklappen hört man in der Gegend der Herzspitze und am unteren Sternalende ein dreiteiliges Geräusch. Es setzt sich aus dem systolischen und zwei diastolischen, weichen Geräuschen zusammen. Die Entstehung dieser Zweiteilung des diastolischen Geräusches ist unklar.

Die Beschaffenheit der Herztöne hat für die Beurteilung des Grades der Aortenklappeninsuffizienz keine Bedeutung. Der 1. Ton an der Herzspitze kann, wohl durch die Hypertrophie des linken Herzens, sehr laut sein, er kann aber auch im systolischen Geräusche aufgehen und unhörbar werden. Auch der 2. Aortenton kann bei beginnender Aortenklappeninsuffizienz manchmal nur mit Mühe gehört werden oder sogar fehlen, bei anderen, auch sehr fortgeschrittenen Klappenfehlern akzentuiert sein und sogar klingenden Charakter haben. Die Lautheit des 2. Tones über der Aorta ermöglicht keineswegs die Differentialdiagnose zwischen endokarditischer und luischer Aortenklappeninsuffizienz.

Manchmal hört man an der Herzbasis rechts oben, gerade unterhalb der Klavikula, bei schweren Klappendefekten einen sehr lauten ersten Ton, der nicht im Herzen entsteht, sondern durch systolische Anspannung der Wand der herznahen großen Arterien (A. subclavia, A. anonyma) hervorgerufen wird. Er entspricht dem Gefäßton, den man bei solchen Aortenklappeninsuffizienzen auch über den anderen peripheren Arterien hört.

Die Aortenklappeninsuffizienz-Geräusche können trotz des Vorhandenseins eines sehr schweren Klappenfehlers sehr leise sein; sie können, wie schon erwähnt, unter bestimmten Umständen sogar verschwinden. Andererseits hört man manchmal bei Hyperthyreosen und Anämien diastolische, weiche Geräusche in der Gegend der Auskultationsstelle der Aorta, welche Aortenklappeninsuffizienz-Geräusche vortäuschen. Sie verdanken zweifellos der bei diesen Zuständen regelmäßig vorhandenen Beschleunigung der Blutströmung in den Venen ihre Entstehung (s. S. 131).

Auffallend ist die Tachykardie, welche man besonders bei jugendlichen Aortenklappeninsuffizienzen findet. Frequenzen bis zu 120 sind gar nicht selten und sind häufig Veranlassung zu einer sonst durchaus nicht indizierten Digitalisbehandlung. Als Ursache dieser Frequenzsteigerung wurde ein Sinuscaroticus-Reflex infolge Absinkens des mittleren arteriellen Blutdruckes gefunden. Die Bedeutung dieser Herzbeschleunigung wurde schon vor mehr als 100 Jahren von Corrigan erkannt, der in ihr eine kompensatorische Einrichtung sah; durch die Tachykardie wird die Länge der Diastole verkürzt, so daß die Menge des zurückfließenden Blutes sich vermindert. Diese Tachykardie reagiert auf eine Digitalisbehandlung nicht und verlangt auch keine Behandlung.

Eine besonders bei jugendlichen Aortenklappeninsuffizienzen nicht seltene Komplikation sind schwere, nächtliche Angina-pectoris-Anfälle. Sie treten in vollster Bettruhe auf und sind von einer Beschleunigung der Herztätigkeit und von einer sehr beträchtlichen Blutdrucksteigerung begleitet. Sie verschlechtern zweifellos die Prognose (s. S. 170).

Endokarditische und luische Aortenklappeninsuffizienzen neigen sehr zu einer Endocarditis lenta. Wenn Aortenklappeninsuffizienzen zu fiebern beginnen, Schwäche, eine progressive Anämie zeigen, dann liegt leider oft diese traurige Komplikation vor.

Eine — relativ seltene — Form ist die „traumatische" Aortenklappeninsuffizienz. Man findet sie fast ausschließlich bei einer Mesaortitis. Bei plötzlichen, mit starkem Pressen und einer Blutdrucksteigerung einhergehenden Anstrengungen kann es zu einem Einriß einer (gewöhnlich schon erkrankten) Klappe kommen. Ein musikalisches, lautes, von einem Schwirren begleitetes diastolisches Geräusch tritt gleichzeitig auf. Sehr oft wird ein stundenlang anhaltender Schmerz empfunden.

Die Mitralstenose.

Die Mitralstenose gehört zu den häufigen Klappenfehlern. Sie wird aber selten in reiner Form gefunden, da sie in der Regel mit einer Mitralinsuffizienz kombiniert ist. Die reine, oder fast reine Mitralstenose kommt bei Frauen viel häufiger vor als bei Männern. Aus didaktischen Gründen wird im folgenden nur die reine Mitralstenose besprochen.

Die Mitralstenose wird durch eine endokarditische Veränderung der Klappen hervorgerufen. Bei sehr vielen Fällen fehlt aber jeder Rheumatismus, jede Tonsillitis oder Chorea in der Anamnese. Auch in Ländern, in denen der Rheumatismus häufig ist, wird in ungefähr $40^0/_0$ der Mitralstenosen keine Ätiologie für eine Endokarditis in der Anamnese gefunden und die Kranken geben auch an, nie eine fieberhafte Erkrankung mitgemacht zu haben. Dasselbe sehen wir *manchmal* auch bei Fällen mit einer Aortenklappeninsuffizienz. Bei Mitralstenosen jedoch ist dieses Vorkommnis *häufig*. Das Fehlen einer „rheumatischen Anamnese" wird also in diagnostisch schwierigen Fällen durchaus nicht gegen die Diagnose verwertet werden können.

Da viele Patienten mit einer Mitralstenose behaupten, bis zum Auftreten der ersten Herzbeschwerden vollständig gesund gewesen zu sein, hat man sich bemüht, die Entstehung der Mitralstenose auf andere Weise als durch eine rheumatische Endokarditis zu erklären. Als solch ein Erklärungsversuch kann die kongenitale Mitralstenose von Durozier angesehen werden, eine kongenital entstandene Veränderung des Klappenringes, für die sich allerdings pathologisch-anatomisch keinerlei sichere Anhaltspunkte finden ließen. In der letzten Zeit, seitdem der Zusammenhang zwischen Tuberkulose und Gelenkrheumatismus im Mittelpunkte der Diskussion steht, wird auch die Möglichkeit viel erwähnt, daß die Endokarditis der Mitralklappe mit einer Tuberkulose in Zusammenhang steht. Beziehungen zwischen der gutartigen verrukösen Endokarditis und der Tuberkulose wurden schon vor Jahrzehnten in zahlreichen klinischen Arbeiten besprochen. Da heute festzustehen scheint, daß die sogenannte gutartige Endokarditis als allergische Erscheinung auftreten kann, erübrigen sich weitere Diskussionen über den Erreger jener Mitralklappen-Endokarditis, die ohne anamnestische Angaben über eine vorausgegangene rheumatische Infektion oder eine andere Erkrankung gefunden wird.

Die Mitralstenose ist sehr häufig ein progredientes Leiden; der Arzt findet, wenn er den Kranken zum ersten Male sieht, einen leichten Klappenfehler, der kaum Beschwerden macht; er stellt eine gute Prognose. Allmählich aber, manchmal in auffallend kurzer Zeit, kommt es ohne neue Komplikationen, ohne einen neuen Fieberschub zu weiteren Klappenveränderungen, zu erneuten Verwachsungen und Schrumpfungen an den Klappen, bis sich endlich das Bild der Knopflochstenose entwickelt. Da man nie sagen kann, ob der gerade untersuchte Fall zu dieser Gruppe gehört, ist die Prognose bei einer Mitralstenose recht vorsichtig zu stellen.

Es gibt aber auch hier erfreuliche Ausnahmen; ein Patient kann in früher Jugend, etwa nach einem Rheumatismus, eine Mitralstenose bekommen, die erst Jahrzehnte später, gelegentlich einer zufälligen Untersuchung, vom Arzt entdeckt wird. Eine genaue Befragung kann dann wohl ergeben, daß die körperliche Leistungsfähigkeit des Kranken immer ein wenig herabgesetzt war, bei raschem Stiegensteigen und Bergaufgehen Atemnot und Herzklopfen auftraten; da ähnliche Beschwerden aber (etwa bei Fettleibigen) auch ohne Klappenfehler, ohne Herzerkrankung auftreten können und die Beschwerden immer gleichblieben, ohne sich zu steigern, suchte der Kranke nie den Arzt auf.

Manchmal kommen Frauen, die seit Jahrzehnten eine leichte Mitralstenose haben, erst im Klimakterium oder später zum ersten Male mit Herzbeschwerden zum Arzt.

In der Regel rufen die Mitralstenosen aber sehr frühzeitig Beschwerden hervor. Der Gegensatz zu den Aortenfehlern ist in dieser Beziehung auffallend und verständlich. Während bei diesen die Kompensation durch den linken Ventrikel auch für eine längere Zeit voll gewährleistet ist, fällt bei der Mitralstenose die Aufgabe der Kompensation dem linken Vorhofe zu. Dieser kann sie nur bei einer leichten Klappenveränderung auf die Dauer erfüllen. Aber auch dann, wenn der linke Vorhof bei Ruhelage des Kranken imstande ist, genügend Blut durch die verengte Klappe in die Kammer zu pressen, wird ihm das bei körperlichen Anstrengungen, also bei erhöhten Anforderungen, unmöglich sein. Durch die Stauung im linken Vorhof und im kleinen Kreislauf wird es zu Kurzatmigkeit, zunächst nur bei schweren, bald aber auch bei geringfügigen Anstrengungen kommen.

Frühzeitig tritt bei der Mitralstenose auch Herzklopfen, häufig des Nachts, auf und weckt den Kranken aus dem Schlafe. Sonst begegnen wir dem Herzklopfen besonders bei funktionellen Herzerkrankungen, bei Hyperthyreosen, Herzneurosen, im Klimakterium. Bei Mitralstenosen ist es aber schon in Frühstadien der Erkrankung in durchaus lästiger Weise vorhanden. Eine sichere Erklärung für das Zustandekommen dieses Phänomens steht noch aus. Das Empfinden des Herzklopfens hat mit einer Frequenzbeschleunigung meistens nichts zu tun. Es kann auch bei sehr frequenten paroxysmalen Tachykardien und bei starken Erschütterungen der Brustwand durch Herzpulsationen fehlen.

Die Inspektion ergibt nicht immer das typische „mitrale Aussehen“, die Röte der Wangen, die Zyanose der Lippen. Diese Zeichen gehören nicht unbedingt zum Bilde der Mitralstenose. Für das Zustandekommen der Zyanose wird bei der Mitralstenose, nach den Ausführungen auf Seite 27, der Stauungszustand der Lunge maßgebend sein. Deshalb wird bei beginnenden Mitralstenosen, bei denen noch keine Lungenstauung besteht, die Zyanose ebenso fehlen wie bei den weit fortgeschrittenen Mitralfehlern, bei denen die Lungenstauung durch die Insuffizienz des rechten Herzens wieder abnimmt. Dann kann man bei manchen Mitralstenosen sogar eine auffallende Blässe finden, wie sie allen Herzfällen mit akuter Dekompensation des rechten Herzens eigen ist (s. S. 27). Daneben ist die bei Mitralstenosen häufige Pulmonalsklerose manchmal Ursache für eine starke Zyanose dieser Fälle.

Von großer Bedeutung für die Beurteilung des Klappenfehlers ist die Palpation des Pulses. Wir sahen, daß bei Aortenklappeninsuffizienzen in den meisten Fällen aus dem Pulse allein die Diagnose möglich ist. Findet man den Hammerpuls und lassen sich die seltenen, S. 52 erwähnten Ausnahmen ausschließen, dann ist die Diagnose Aortenklappeninsuffizienz gerechtfertigt; außerdem ist aus der Stärke der Celerität mit gewissen Einschränkungen ein Schluß auf die Stärke der Klappeninsuffizienz erlaubt. Bei der Mitralstenose ermöglicht die Palpation des Pulses nicht die Diagnose, sondern nur die Beurteilung des *Grades* des Klappenfehlers. Je hochgradiger die Stenose des Mitralostiums ist, um so geringer wird die Füllung der linken Kammer, um so kleiner deshalb das Schlagvolumen und damit auch der Puls sein. Finden wir bei einer Mitralstenose den Puls noch normal gefüllt, so darf man überzeugt sein, daß es sich um eine geringgradige Mitralstenose handelt. Ist der Puls kleiner, dann liegt eine fortgeschrittene Mitralstenose vor; ist der Puls so klein, daß man ihn kaum palpieren kann, dann besteht eine sehr hochgradige, eine Knopfloch-Mitralstenose. Nur der Puls erlaubt diese Unterscheidung, da die Art der Geräusche, wie wir sehen werden, dazu nicht ausreicht. Auch bei der sehr häufigen Kombination von Mitralstenose und Mitralinsuffizienz wird nur der Puls entscheiden, welcher Klappenfehler überwiegt.

Die Mitralinsuffizienz verkleinert, wie noch besprochen werden soll, den Puls nicht. Findet man deshalb bei einem fortgeschrittenen, kombinierten Mitralvitium einen normalen Puls, dann darf man annehmen, daß die Mitralinsuffizienz überwiegt; je kleiner der Puls ist, um so hochgradiger wird die Mitralstenose sein, auch dann, wenn die Geräusche der Mitralinsuffizienz bei einzelnen dieser Fälle sehr laut sind.

Die Palpation des Thorax, der Herzgegend, ergibt bei der Mitralstenose sehr viele Befunde, so daß bei den meisten Fällen mit dieser Untersuchungsmethode allein die Diagnose gestellt werden kann.

Der Spitzenstoß ist bei den Mitralstenosen lange Zeit hindurch an normaler Stelle zu fühlen. Der linke Ventrikel ist ja bei der reinen Mitralstenose nie vergrößert, da er keine Mehrarbeit zu leisten hat, die Klappenläsion liegt *vor* dem linken Ventrikel. Das rechte Herz dilatiert erst in späteren Stadien der Erkrankung. Kommt es dann zu einer Dilatation des rechten Herzens, dann wird der Spitzenstoß nach außen, aber nicht nach unten verlagert sein; ist der Spitzenstoß nach außen *und* unten verlagert, muß man also eine Dilatation der linken Kammer annehmen, so liegt keine reine Mitralstenose vor, es besteht eine Komplikation, welche zu einer Vergrößerung des linken Herzens geführt hat, etwa eine Mitral- oder Aortenklappeninsuffizienz oder ein Hochdruck.

Der Spitzenstoß ist bei der Mitralstenose nicht normal, er ist vielmehr schleudernd und schnellend, schnappend. Während der normale Spitzenstoß, sofern er überhaupt gefühlt wird, als langsame Pulsation imponiert, der Spitzenstoß bei der Hypertrophie des linken Herzens ganz besonders langsam und hebend erscheint, läuft der Spitzenstoß bei der Mitralstenose außerordentlich rasch ab. Wir werden sehen, daß diese Veränderung des Spitzenstoßes der Akzentuation des ersten Herztones entspricht, die man bei den Mitralstenosen sehr häufig vorfindet.

Der linke Ventrikel ist bei höhergradigen Mitralstenosen häufig kleiner als normal, atrophisch. Während normalerweise der linke Ventrikel den mächtigsten Herzteil bildet, ist er bei der Mitralstenose oft nur eine Appendix des übrigen Herzens. Der linke Vorhof, die rechte Kammer und der rechte Vorhof hypertrophieren und dilatieren im weiteren Verlaufe der Mitralstenose, der linke Ventrikel hat aber mit der Kompensation des Klappenfehlers nichts zu tun. Diese Atrophie ist zum Teil darauf zurückzuführen, daß die Füllung der linken Kammer ungenügend ist und die Arbeitsleistung des linken Herzens demgemäß abnimmt. Es gibt aber auch noch eine andere Ursache für die Atrophie der linken Kammer, die viel seltener Berücksichtigung findet, aber sicher von Bedeutung ist.

Ein Kranker mit einer schweren Mitralstenose, dessen Herz wir bei der Autopsie untersuchen, hat in den letzten Lebensmonaten, meistens sogar in den letzten Lebensjahren schon die geringsten Anstrengungen vermeiden müssen, weil sie starke Atemnot hervorriefen. Diese Untätigkeit erzeugt eine sehr beträchtliche Atrophie der Körpermuskulatur, welche gerade bei der Mitralstenose ganz außerordentlich hohe Grade erreicht. Es besteht jedoch ein strenger Parallelismus zwischen der Beschaffenheit der peripheren Muskulatur und dem Zustande des linken Ventrikels. Bei muskelstarken Athleten ist auch der linke Ventrikel erstarkt und sicher muskelkräftiger, besser als in der Norm; er wird bei einem Stubenhocker und Büchermenschen hingegen, der sich körperlich nicht betätigt, schwächer und weniger leistungsfähig sein. So geht der Inaktivitätsatrophie der peripheren Muskulatur ein ähnlicher Vorgang am linken Ventrikel parallel.

Dieses Verhalten der linken Kammer bei der Mitralstenose soll uns veranlassen, den Kranken, bei dem ein Herzklappenfehler festgestellt wurde, nicht allzu ruhig zu stellen und ihm nicht jede körperliche Tätigkeit zu untersagen. Der Kranke soll im Gegenteil so viel körperliche Arbeit leisten (anfangs unter Aufsicht), wie er ohne Beschwerden leisten kann. Wie jeder Muskel, muß auch der Herzmuskel arbeiten, um voll leistungsfähig zu bleiben.

Man *palpiert* bei der Mitralstenose in der Gegend der Herzspitze meistens auch ein Schwirren. Welche Bedeutung hat ein Schwirren in der Herzgegend und wodurch kommt es zustande? Ein Schwirren bedeutet nicht mehr als ein Geräusch. Wir müssen deshalb zwischen einem systolischen Schwirren, entsprechend einem systolischen Geräusche, und einem diastolischen, das ein diastolisches Geräusch begleitet, unterscheiden. Wir erkennen meistens beide Formen von Geräuschen und Schwirren bei langsamer Herztätigkeit sehr leicht nur mit Hilfe der Auskultation, da das Geräusch oder Schwirren, das nach der langen Herzpause kommt, systolisch ist. Bei rascherer Schlagfolge des Herzens palpiert man zugleich mit der Auskultation des Herzens oder Palpation des Thorax auch den Karotispuls (nicht Radialpuls!). Jedes Geräusch oder Schwirren, das zugleich mit dem Karotispuls auftritt, ist systolisch, alles was vorher oder nachher kommt, diastolisch.

Ein systolisches Schwirren sagt uns nicht mehr als ein systolisches Geräusch; es kann auch bei Gesunden vorkommen. Ein diastolisches Schwirren ist immer pathologisch; Gesunde mit diastolischen Geräuschen gibt es bekanntlich nicht.

Palpiert man die Herzspitzengegend bei Mitralstenosen, die ein diastolisches Geräusch haben, in linker Seitenlage, dann ist ein Schwirren nahezu immer vorhanden. Wie kommt es aber, daß manche Geräusche nur ganz selten von Schwirren begleitet sind, wie z. B. die Aortenklappeninsuffizienz-Geräusche, während andere wieder, wie die Mitralstenosengeräusche, sehr regelmäßig Schwirren erzeugen?

Ein Schwirren kommt durch die Resonanz eines Teiles der Brustwand auf ein in der Tiefe entstehendes Geräusch zustande. Die Brustwand des Menschen zeigt aber nur bei Geräuschen mit tiefer Schwingungszahl Resonanz. Darum ist ein Stimmfremitus bei Frauen mit hoher Stimme kaum palpabel, während er bei Männern mit tiefer Stimme („Bruststimme") außerordentlich deutlich sein kann. Das erklärt uns auch, weshalb Aortenklappeninsuffizienzen mit ihren weichen Geräuschen, die immer sehr hohe Schwingungszahlen haben, in der Regel kein Schwirren aufweisen, während die Mitralstenosen mit ihren tiefen, holprigen Geräuschen regelmäßig ein Schwirren zeigen. Die Geräusche bei der Mitralstenose sind so rauh und tief, daß sie manchmal besser palpiert als gehört werden. Das menschliche Ohr kann Geräusche mit weniger Schwingungen als 16 in der Sekunde nicht wahrnehmen. So kommt es, daß man bei manchen Mitralstenosen unter Umständen ein deutliches Schwirren findet und kein Geräusch hört.

Nicht nur die Mitralstenose erzeugt mit großer Regelmäßigkeit ein Schwirren, sondern auch alle anderen Stenosengeräusche am Herzen, so vor allem die Aortenstenosen und die kongenitalen Vitien, bei denen ja auch gewöhnlich ein Stenosenmechanismus besteht.

Die Palpation ergibt bei der Mitralstenose außerdem die Zeichen der Hypertrophie der rechten Kammer, man findet also eine diffuse Pulsation in der ganzen Herzgegend, oft besonders deutlich links, außen und oben, in der Gegend des vorspringenden Konus der Pulmonalarterie.

Außer diesen Pulsationen kann man in der Gegend des

Pulmonalarterienkonus, oft ganz außen an der linken Herzgrenze, an der Stelle, an der die Pulmonalarterie sich der Thoraxwand anlegt, einen kurzen Schlag palpieren, der — wie ein Vergleich mit dem Karotispuls zeigt — dem 2. Ton, dem Klappenschluß des Pulmonalostiums, entspricht. Ist der 2. Pulmonalton nur einigermaßen deutlich akzentuiert, dann ist der Klappenschluß nahezu immer palpabel; manchmal fühlt man ihn nur im Exspirium.

Die Fülle der Palpationsphänomene: schnappender, schnellender Spitzenstoß, diastolisches Schwirren an der Herzspitze, diffuse Pulsationen der ganzen Herzgegend, der deutlich tastbare Klappenschluß an der Pulmonalis, erlaubt bei der großen Mehrzahl der Mitralstenosen sofort die *Diagnose*. Durch das Tasten des Pulses kann man den *Grad* des Klappenfehlers feststellen.

Einige der eben genannten Tastphänomene finden sich allerdings auch ohne Mitralstenose. So kann man bei der hyperaktiven Herztätigkeit von Hyperthyreosen und von manchen Herzneurosen einen schnellenden Spitzenstoß mit einem ganz kurzen, präsystolischen Vorschlag und eine diffuse, oft sehr beträchtliche Pulsation der ganzen Herzgegend fühlen, ohne daß eine Herzhypertrophie vorliegt; auch bei jugendlichen Gesunden gibt es ähnliche Pulsationen in der Gegend des rechten Herzens. Unter Berücksichtigung dieser Ausnahmen wird es aber nicht schwer fallen, bei der Mehrzahl der Mitralstenosen die Diagnose schon mit Hilfe der Palpation zu stellen.

Die Perkussion ergibt auch bei der Mitralstenose, ebenso wie bei der Aortenklappeninsuffizienz, drei verschiedene Bilder, entsprechend drei aufeinander folgenden Stadien der Krankheitsentwicklung. 1. Das normal große und geformte Herz. 2. Das mitral geformte, aber normal große Herz. 3. Das vergrößerte Mitralherz (Abb. 4 a und b).

Ebenso wie bei der Aortenklappeninsuffizienz kann man auch bei den Mitralstenosen ein röntgenologisch und perkutorisch vollkommen normal großes und geformtes Herz finden. Das wird so lange der Fall sein, als der linke Vorhof durch Hypertrophie allein imstande ist, genügend Blut in die linke Kammer zu pressen. Gelingt dies, kommt es zu keiner Stauung, dann wird eine Vergrößerung des Vorhofes und darum jede Änderung der Herzform ausbleiben. Die Hypertrophie des linken Vorhofes ist röntgenologisch natürlich nicht nachweisbar. Bei leichtgradigen Mitralstenosen kann auf diese Weise jahrelang eine vollständige Kompensation erhalten bleiben und jahrelang kann die Perkussion und Röntgenuntersuchung normale Befunde ergeben. Jedenfalls darf man in Zweifelsfällen auf Grund eines normalen Röntgenbefundes eine Mitralstenose nicht ausschließen.

Gelingt es dem linken Vorhof nicht mehr, durch eine Hypertrophie allein die Kompensation zu besorgen, dann bleiben immer größere Reste von Blut dort zurück, es kommt zur Erweiterung. Jede Stauung im linken Vorhofe führt aber in kurzer Frist, in einer noch nicht ganz geklärten Weise, auch zu einer Drucksteigerung im kleinen Kreislauf und deshalb zu einer Erweiterung der Pulmonalarterie. Erweiterungen des linken Vorhofes und der Pulmonalarterie

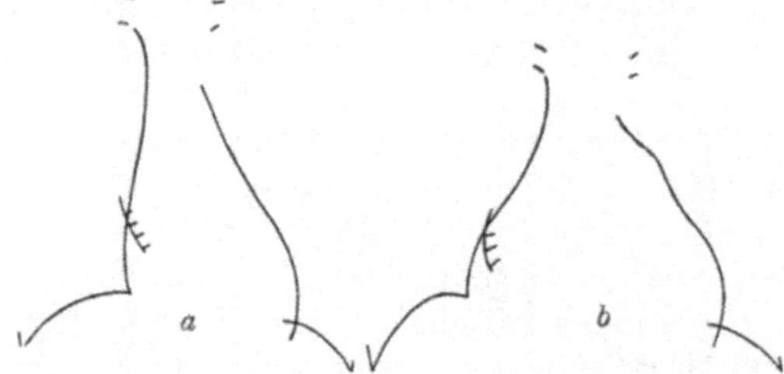

Abb. 4 a u. b. Abb. 4 a zeigt ein mitral konfiguriertes Herz bei einer Mitralstenose und -Insuffizienz. Abb. 4 b stammt von einer Mitralstenose und -Insuffizienz mit starker Erweiterung des rechten Vorhofes und der rechten Kammer. Der erweiterte linke Vorhof wird rechts sichtbar.

müssen aber ein Verstreichen der Herztaille herbeiführen; das Herz wird mitral konfiguriert (Abb. 4 a).

Lange Zeit galt die Erweiterung des linken Vorhofes und der Pulmonalarterie als alleinige Ursache der Mitralisation. Man erkannte aber in den letzten Jahren, daß noch ein dritter Vorgang mitspielt, der besonders bei höhergradigen Mitralstenosen, in späteren Stadien, die wichtigste Ursache für das Verstreichen der Herztaille bildet. Jede Hypertrophie und besonders Dilatation des rechten Herzens ruft nämlich eine Drehung des Herzens um seine Achse, in der Richtung der Uhrzeigerbewegung hervor (vom Fußende des liegenden Kranken aus betrachtet). Das rechte Herz liegt ja unmittelbar hinter der starren, unnachgiebigen Brustwand, so daß eine Vergrößerung der rechten Kammer zwangsweise zu dieser Drehung führen muß. Folge der Achsendrehung ist ein Verstreichen der Herztaille, da der Konus der Pulmonalarterie, der normalerweise stark nach vorn vorspringt, nunmehr in den Einschnitt der linksseitigen Herzbegrenzung zu liegen kommt, so daß dieser verschwindet. Dabei findet man den Spitzenstoß oft noch an normaler Stelle, der linke Herzrand, der nunmehr ausschließlich, ebenso wie die Herzspitze, vom rechten Ventrikel gebildet wird, fällt steil, fast senkrecht nach unten ab. Der linke Vorhof, der normalerweise hinten liegt und von dem nur die Spitze des Herzohres links vorn sichtbar ist, kommt infolge der Drehung des Herzens am *rechten* Herzrand, etwas oberhalb des rechten Vorhofes heraus und springt zuweilen weit gegen das Lungenfeld rechts vor.

Schließlich kommt es zu einer stärkeren Erweiterung des rechten Herzens; der Spitzenstoß wird außerhalb der Medioklavikularlinie tastbar, auch die Herzdämpfung rückt infolge der Vergrößerung der rechten Kammer weiter nach links außen (nicht nach links *unten*); die Erweiterung des rechten Vorhofes wird an der rechten Herzbegrenzung deutlich (Abb. 4 b). Parallelgehend der Entwicklung dieses dritten Stadiums kann das Fortschreiten der Stenose des linken, venösen Ostiums auch durch ein Kleinerwerden des Pulses deutlich werden. Bei einem geschädigten Myokard kann man natürlich dieses dritte Stadium schon zu einer Zeit finden, da die Stenose des Ostiums noch nicht sehr weit fortgeschritten ist. Es gibt auch Mitralstenosen, bei denen der linke Vorhof kaum erweitert ist, obwohl schon eine schwere Lungenstauung und eine Rechtshypertrophie vorliegt. Bei anderen Fällen bleibt die ersehnte, segensreich wirkende (s. S. 20) Rechtsinsuffizienz aus.

Die *Auskultation* ergibt in der Gegend der Herzspitze einen sehr lauten, paukenden, ersten Herzton, entsprechend dem schnellenden Spitzenstoß. Für die Akzentuation des ersten Herztones gibt es mehrere Ursachen.

1. Die durch die Hypertrophie des rechten Herzens verstärkte Herzaktion.

2. Die Veränderung der Herzklappen im Sinne einer Bindegewebsvermehrung, Verkalkung.

Die 3. und wichtigste Ursache dürfte aber in der verminderten Füllung der linken Kammer liegen.

Immer dann, wenn die Füllung des Herzens aus irgendeinem Grunde herabgesetzt ist, kann es zu einer deutlichen Verstärkung des ersten Herztones kommen. So finden wir sehr laute Töne beim Kollaps, bei einer Ohnmacht, einem Schock, wenn das Blut in der Peripherie bleibt und in verminderter Menge zum Herzen zurückfließt, das Schlagvolumen klein ist. Wir finden einen lauten, ersten Herzton bei der übererregten

Herztätigkeit der Hyperthyreosen und Herzneurosen nicht nur infolge der überagilen Herzmuskelaktion, sondern auch darum, weil durch die bei diesen Zuständen regelmäßig vorhandene Tachykardie die Diastolen sehr kurz sind und die Kammerfüllung ungenügend wird. Wir finden den lauten, ersten Herzton auch bei den Extrasystolen, die als vorzeitige Schläge sehr früh in der Diastole auftreten; sie erscheinen manchmal sogar zu einem Zeitpunkte, da die Kammerfüllung so ungenügend ist, daß es nicht einmal zu einer Öffnung der Semilunarklappen kommt. Die Lautheit des ersten Tones an der Herzspitze ist also für die Mitralstenose nicht charakteristisch. Sie kann, nach dem Vorhergesagten, auch bei ausgesprochenen Mitralstenosen fehlen; das wird besonders dann der Fall sein, wenn die Mitralstenose von einer Komplikation begleitet ist, welche eine mangelhafte Füllung der Kammer verhindert (z. B. eine Aortenklappeninsuffizienz).

In den allerersten Stadien der Mitralstenose kann jedes Geräusch fehlen, man hört reine Töne. Die Klappenveränderung ist noch zu geringgradig, um bei normaler Strömungsgeschwindigkeit des Blutes einen genügend starken Widerstand hervorzurufen. Ein Geräusch kann aber auftreten, wenn man den Patienten unmittelbar nach körperlicher Arbeit untersucht, oder wenn man die Herztätigkeit durch Einatmen von Amylnitrit beschleunigt. Ein Geräusch kann nämlich lauter werden, wenn 1. die Stenose, oder ganz allgemein ein Klappenfehler zunimmt; das wird man natürlich künstlich nicht herbeiführen können; 2. wird ein Geräusch dann lauter, wenn die Strömunggeschwindigkeit des Blutes ansteigt. Das können wir durch Arbeit oder durch Amylnitritinhalation erreichen. Tatsächlich hört man in vielen Fällen von leichter Mitralstenose nach diesen Maßnahmen auch dann ein deutliches Geräusch, wenn es vorher gefehlt hat.

Nimmt die Mitralstenose ein wenig zu, dann hört man auch in Ruhe ein Geräusch, das zunächst nur ganz am Ende der Diastole, kurz vor der Systole, gehört wird und darum präsystolisches Geräusch genannt wird. Es beginnt leise und schließt, allmählich lauter werdend, mit dem ersten Herzton ab. Man spricht vom präsystolischen Kreszendogeräusch.

Dieser Kreszendocharakter ist allerdings nur eine auskultatorische Täuschung, weil die graphische Registrierung des Geräusches aufgedeckt hat, daß es dauernd gleich laut ist und nur darum als Kreszendogeräusch erscheint, weil ein Ton unmittelbar anschließt.

Die Füllung der Kammer von den Vorhöfen her erfolgt hauptsächlich im Anfangsteil der Diastole. Wie kommt es daher, daß das Geräusch bei der leichten Mitralstenose nur am Ende der Diastole (präsystolisch) gehört wird? Die Erklärung hierfür liegt darin, daß am Beginn der Diastole nach Öffnung der Mitralklappen die Kammerfüllung durch *langsames* Einströmen des Blutes zustande kommt, am Ende der Diastole aber, kurz vor der Kammersystole, der Vorhof sich kontrahiert und so die Blutströmung eine starke Beschleunigung erfährt. Es ist also wieder die Steigerung der Strömungsgeschwindigkeit des Blutes mit ein Anlaß für das Auftreten des Geräusches.

Nimmt die Stenose der Mitralklappe noch mehr zu, dann kann auch das langsame Einströmen des Blutes am Anfang der Diastole ein Geräusch erzeugen. Dieses Geräusch hat einen wahren Dekreszendocharakter, es ist am Anfange laut, da der Vorhofdruck am Beginn der Diastole noch hoch ist und das Blut etwas rascher einströmt, mit weiterem Fortschreiten der Diastole wird der Vorhofdruck geringer, das Geräusch leiser; es verschwindet dann oft in der Mitte der Diastole ganz, bis dann die Kontraktion des Vorhofes wieder ein Geräusch (das präsystolische Geräusch) auftreten läßt. Manchmal geht das eine Geräusch direkt in das andere über, so daß die ganze Diastole von einem Geräusch ausgefüllt ist.

Wir sehen also, daß eine Zunahme des Grades der Mitralstenose auch zu einer Zunahme der Geräusche führen kann. Am Beginn einer Mitralstenose kann jedes Geräusch fehlen, dann hört man nur ein präsystolisches und schließlich auch ein diastolisches Geräusch. Dieses Gesetz hat aber nur Geltung, solange gewisse, für die Mitralstenose typische, Komplikationen ausbleiben und die Stenose einen bestimmten Grad nicht überschreitet. Treffen diese Bedingungen nicht mehr zu, dann beginnen die Geräusche zu verschwinden.

Das Geräusch, das als erstes verschwindet und im Verlaufe jeder Mitralstenose früher oder später vermißt wird, ist das präsystolische Geräusch. Es entsteht, wie wir sahen, durch die Beschleunigung, welche der Einstrom des Blutes in die Kammer durch die Vorhofsystole erfährt. Das Geräusch wird darum immer dann fehlen, wenn der Vorhof sich nicht mehr kräftig kontrahiert. Dafür gibt es zwei Ursachen.

1. Die starke Überdehnung des linken Vorhofes. Die Vorhöfe bestehen nicht, wie die Kammern, ausschließlich aus Muskelfasern, mit wenig Bindegewebe und elastischen Fasern dazwischen. Sie weisen vielmehr nur ein Netzwerk von

schmalen Muskelbündeln auf, das durch viel Binde- und Fettgewebe ausgefüllt ist. Eine stärkere Dilatation des linken Vorhofes wird sehr bald zu einer Überdehnung dieser Muskelbündel führen und die Kontraktionskraft des Vorhofes herabsetzen, so daß eine stärkere Dilatation zugleich auch eine Lähmung des Vorhofes bedeutet. Dieser wirkt dann nur als Blutbehälter und ist ohne Bedeutung für die Fortbewegung des Blutes. So wird tatsächlich mit fortschreitender Dilatation des linken Vorhofes das präsystolische Geräusch immer kürzer, bis es schließlich ganz verschwindet. Bei einem Kranken, bei dem wir noch ein lautes, langgezogenes, präsystolisches Geräusch hören, ist der linke Vorhof gewiß nicht stärker dilatiert und imstande, für die Kompensation des Klappenfehlers noch wertvolle Arbeit zu leisten. Kommt aber eine Mitralstenose in unsere Beobachtung, welche bei regelmäßiger Herztätigkeit wohl ein diastolisches, nicht aber ein präsystolisches Geräusch aufweist, dann darf man daraus allein eine starke Erweiterung des linken Vorhofes diagnostizieren.

Die 2. Ursache für das Verschwinden des präsystolischen Geräusches ist das Vorhofflimmern, erkennbar an der vollständig unregelmäßigen Herztätigkeit. Beim Vorhofflimmern besteht eine so rasche Reizbildung im Vorhofe (ungefähr 600 Reize in der Minute), daß es eine geordnete Kontraktion nicht mehr gibt, der Vorhof sehr frequente, kaum sichtbare, außerordentlich schwache Bewegungen ausführt, also praktisch gelähmt ist. In dem Momente, da bei einer Mitralstenose Flimmern auftritt (es kommt früher oder später praktisch immer dazu), verschwindet auch das *präsystolische* Geräusch.

Das *diastolische* Geräusch, das seine Entstehung nicht der Vorhofaktion verdankt, bleibt natürlich auch beim Vorhofflimmern, ebenso wie bei einer stärkeren Dilatation des linken Vorhofes, bestehen.

Da beim Vorhofflimmern die Herzaktion sehr unregelmäßig ist und immer wieder Schläge auch nach sehr kurzen Diastolen aufeinanderfolgen, kann das rein diastolische Mitralstenosengeräusch manchmal unmittelbar vor dem ersten Ton des nächsten Schlages zu liegen kommen und so ein präsystolisches Geräusch vortäuschen. Darum wird immer wieder angegeben, daß auch bei Flimmern ein präsystolisches Geräusch gehört werden kann. Digitalisiert man ein solches Herz und erreicht durch die Verlangsamung längere Diastolen, dann überzeugt man sich leicht davon, daß das Geräusch rein diastolisch ist.

Von manchen Autoren wurde die Behauptung aufgestellt, das präsystolische Geräusch der Mitralstenose entstünde nicht durch die Vorhofsystole, sondern durch die Kammeraktion und sei ein systolisches Phänomen. Den eindeutigen Beweis dafür, daß diese Erklärung nicht zutrifft, liefert nicht nur die Tatsache, daß bei Vorhofflimmern eine sorgfältige Auskultation ausnahmslos ergibt, daß das präsystolische Geräusch fehlt, sondern auch folgende Beobachtung: Bei Fällen von Mitralstenose mit dauerndem 2 : 1-Block kann man das präsystolische Geräusch nicht nur beim übergeleiteten Schlag, sondern auch bei den blockierten Vorhofkontraktionen hören; das beweist, daß das Geräusch durch die Vorhofsystole allein hervorgerufen wird. Würde es in Zusammenhang mit der Kammerkontraktion entstehen, dann müßte es beim Ausfall der Kammersystole fehlen.

Hat der Patient nur ein präsystolisches Geräusch gehabt, war das diastolische Geräusch noch nicht vorhanden, so wird die Mitralstenose dann, wenn aus irgendeiner der zwei genannten Ursachen, das präsystolische Geräusch verschwindet, „stumm". Man muß dann die Mitralstenose mit Hilfe der anderen klinischen Zeichen, besonders der Palpation und der Perkussion, erkennen. Aber auch das diastolische Mitralstenosengeräusch, das schon deutlich ausgeprägt war, kann im weiteren Verlaufe einer Mitralstenose verschwinden, wenn sich eine Knopflochstenose entwickelt, der Klappenring starr, verkalkt und eng wird und das Einströmen des Blutes in die Kammer immer langsamer erfolgt, das Blut nur langsam hineinsickert.

Die Mitralstenose kann also in jedem Stadium „stumm" sein. Alle Geräusche können im ersten Stadium des Klappenfehlers ebenso fehlen wie bei sehr fortgeschrittenen Stenosen. Wir sahen ja, daß auch bei mittelhochgradigen Mitralstenosen, bei denen ein präsystolisches Geräusch, aber noch kein diastolisches Geräusch da war, nach Verschwinden des präsystolischen Geräusches nur reine Töne gehört werden. Die Zahl der stummen Mitralstenosen ist außerordentlich hoch. Nach einzelnen Statistiken, die sich auf klinisch gut beobachtetes und autoptisch kontrolliertes Material stützen, sind 50% der Mitralstenosen, die in Beobachtung kommen, zeitweilig stumm. Für die Diagnose bestehen aber auch bei den stummen Stenosen keine Schwierigkeiten, wenn man alle anderen physikalischen Phänomene mitberücksichtigt und wenn man es gelernt hat, die Diagnose nicht allein auf die Auskultation zu stützen. Die charakteristische Anamnese (zunehmende Atemnot nach Anstrengung, keine paroxysmale, nächtliche Atemnot), der Palpations- und Perkussionsbefund, der Puls, ermöglichen in der Regel auch die Diagnose solcher Fälle.

Mitralstenosen werden aber sehr häufig für stumm gehalten, obwohl sehr deutliche Geräusche vorhanden sind. Die Geräusche werden oft überhört, wenn man gewisse Regeln außer acht läßt, die bei der Auskultation der Mitralstenose sehr sorgfältig befolgt werden müssen.

Die Mitralstenosengeräusche strahlen fast ausnahmslos nicht aus. Während andere Geräusche, wenn sie nur einigermaßen laut sind, an mehreren Auskultationsstellen oder sogar über dem ganzen Herzen gehört werden, findet man die Geräusche bei der Mitralstenose nur an ganz umschriebener Stelle. Verschiebt man das Hörrohr nur ein wenig, dann verschwinden sie. An einer Stelle, die nur wenige Millimeter neben der Auskultationsstelle eines lauten Geräusches liegt, hört man nichts. Man muß deshalb gerade bei Mitralstenosen den Thorax Punkt für Punkt, besonders in der Gegend der Herzspitze, absuchen. In den meisten Fällen ist das Geräusch in der Gegend des Spitzenstoßes zu hören; manchmal findet man es aber auch nach außen, gegen die Axillarlinie zu, in seltenen Fällen nach innen vom Spitzenstoß, in der Richtung gegen den linken unteren Sternalrand.

In vielen Fällen hört man das Geräusch nur bei Linkslage, ebenso wie man das Schwirren nur dann fühlt; die Auskultation bei Linkslage des Kranken darf deshalb in Fällen, in denen ein Mitralklappenfehler vermutet wird, nie unterlassen werden.

Eine weitere Schwierigkeit bei der Auskultation der Mitralstenose ergibt sich daraus, daß das diastolische Geräusch bei diesem Klappenfehler ganz eigenartig klingt. Durch seine tiefe Schwingungszahl ist es von den anderen Geräuschen ganz verschieden. Es hört sich nicht wie ein Zischen, Pfauchen, Schaben oder „Gießen" an, es ist vielmehr holprig und rauh (Ausnahmen, weiche Geräusche sind selten; Gründe hierfür sind nicht bekannt). Ist es außerdem noch sehr kurz, so ist es von einem unreinen Ton kaum zu unterscheiden. So kann man auch immer wieder feststellen, daß Kollegen angeben, kein *Geräusch* zu hören, wohl aber eine Spaltung oder Unreinheit des 2. Tones an der Spitze wahrnehmen. Sie lernen erst später, daß diese Spaltung oder Unreinheit eben das typische Mitralstenosengeräusch ist. Es erfordert darum eine gewisse Erfahrung und einige praktische Übung, das diastolische Mitralstenosengeräusch zu erkennen.

In manchen Fällen ist es schwierig, das diastolische Mitralstenosengeräusch von einem diastolischen Aortengeräusch zu unterscheiden. Auch Aortenklappeninsuffizienzgeräusche können, wie erwähnt, an der Herzspitze gehört werden. In manchen Fällen, so besonders bei einem Emphysem, werden sie *nur* dort gehört. Bei einer voll entwickelten, reinen Insuffizienz der Aortenklappen werden allerdings schon die peripheren Pulszeichen und der Charakter des Geräusches ganz anders sein als bei einer reinen Mitralstenose. Bei einer ganz leichten Klappenveränderung oder bei den häufigen Kombinationen beider Klappenfehler wird es aber nicht immer leicht sein, aus der Art des Geräusches allein zu sagen, ob es rauh und holprig genug für eine Mitralstenose oder weich genug für eine Aortenklappeninsuffizienz ist. Auch der Puls wird dann nicht entscheiden können.

In solchen Fällen hilft eine Eigenheit des Mitralstenosengeräusches, welche am besten mit Hilfe der schematischen Abbildung 5 erklärt sei. Wir sehen den linken Vorhof, die Mitralklappe, die linke Kammer, die Aortenklappe und die Aorta dargestellt. Das Schema zeigt deutlich die enge Nachbarschaft zwischen den Mitral- und den Aortenklappen. Das Aortensegel der Mitralis scheidet beide Ostien voneinander. Da Lymph- und Blutgefäße von beiden Klappenapparaten miteinander in inniger Verbindung stehen, ist es verständlich, daß gemeinsame Erkrankungen beider Klappen so häufig sind. Ein entzündlicher Prozeß der einen Klappe kann auch direkt auf die andere übergreifen.

Bei der Aortenklappeninsuffizienz wird infolge der Schlußunfähigkeit der Klappen gleich zu Beginn der Diastole, unmittelbar anschließend an den 2. Ton, ein diastolisches Geräusch auftreten, da der hohe Aortendruck ein sofortiges Zurückfließen des Blutes durch die insuffiziente Klappe in die linke Kammer bewirkt.

Beim Vorhandensein einer Mitralstenose wird das in der Diastole vom linken Vorhof in die Kammer einströmende Blut auf ein Hindernis stoßen, es wird gleichfalls ein diastolisches Geräusch auftreten. Im linken Vorhof ist aber der Druck bei weitem nicht so hoch wie in der Aorta. Bis die Mitralklappen geöffnet werden, das Blut in die Kammer einzuströmen beginnt und das diastolische Geräusch auftritt, verstreicht immer einige Zeit, so daß man das Mitralstenosengeräusch nicht unmittelbar anschließend an den 2. Ton, wie bei der Aortenklappeninsuffizienz, sondern erst nach einiger Zeit hört. Zwischen dem 2. Ton und dem Mitralstenosengeräusch ist immer *eine deutliche Pause* zu hören. Während man bei der Aortenklappeninsuffizienz einen zweiteiligen Rhythmus hört („Hin- und Hergeräusch"), hört man ihn bei der Mitralstenose dreiteilig; zunächst den ersten Ton (mit einem systolischen Geräusch, wenn gleichzeitig eine Mitralinsuffizienz besteht), dann den 2. Ton und erst nach einiger Zeit das diastolische Geräusch. Dieser Dreitakt ist einem Galopprhythmus außerordentlich ähnlich, besonders dann, wenn das diastolische Geräusch sehr kurz und rauh und deshalb von einem Ton schwer zu unterscheiden ist.

Da dieser Abstand zwischen zweiten Ton und Geräusch in der Regel gut zu hören ist, kann das Mitralstenosengeräusch ohne weiteres vom Aortenklappeninsuffizienzgeräusch unterschieden werden (s. Abb. 5).

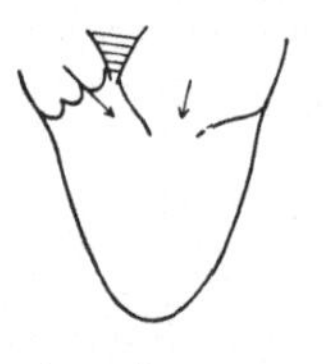

Abb. 5. Schematische Darstellung des Unterschiedes zwischen dem diastolischen Geräusch der Aortenklappeninsuffizienz und dem der Mitralstenose.

Man kann manchmal Geräuschphänomene, die jenen bei Mitralstenose ähnlich sind, hören, ohne daß eine Mitralstenose vorliegt. Man findet einen kurzen, präsystolischen Vorschlag und einen lauten 1. Ton bei der übererregten Herztätigkeit der Neurosen, Hyperthyreosen und Kyphoskoliosen. Dann kann man bei reinen Aortenklappeninsuffizienzen nicht selten ein präsystolisches oder diastolisches Geräusch in der Gegend der Herzspitze hören, das genau so klingt wie das einer Mitralstenose. Man spricht vom „Flint"schen Geräusch. Es entsteht wahrscheinlich dadurch, daß das Aortensegel der Mitralis durch die in die linke Kammer infolge der Aortenklappeninsuffizienz zurückfließende Blutmenge gegen das Mitralostium geschleudert wird (s. Abb. 5) und so das Einströmen des Blutes vom linken Vorhof in die Kammer behindert wird. Es handelt sich um eine „funktionelle" Mitralstenose bei gesunden Klappen. Nach einer anderen Deutung soll das Aortensegel der Mitralis zwischen dem Blutstrom, der von der Aorta zurückfließt, und dem, der vom linken Vorhof kommt, vibrieren und so ein Geräusch entstehen. Da auch bei diesen Fällen der linke Vorhof erweitert, der 2. Pulmonalton akzentuiert sein kann, ist eine sichere Abgrenzung von einer wirklichen Mitralstenose intra vitam oft unmöglich.

Der 2. Pulmonalton ist bei Mitralstenosen oft akzentuiert. Als Ursache dieser Akzentuation wird vor allem die Drucksteigerung im kleinen Kreislauf angeführt, welche zur Folge hat, daß die Klappen stärker zurückgeschlagen werden. Eine weitere, sehr wichtige Ursache für die Akzentuation besteht darin, daß der erhöhte Druck im kleinen Kreislauf zu einer Erweiterung der Pulmonalarterie führt, so daß diese sich der Thoraxwand stärker anlegt und so den 2. Ton besser unserem Ohr zuleitet. Ebenso wie eine erweiterte Aorta das diastolische Geräusch der Aortenklappeninsuffizienz besser nach rechts außen fortleitet, wird eine erweiterte Pulmonalis den 2. Ton stärker nach links leiten. Man findet diese Akzentuation, man tastet den Klappenschluß der Pulmonalis auch tatsächlich nicht in der Gegend, in der die Pulmonalklappe liegt, sondern dort, wo die Wand der Pulmonalarterie oder der rechten Kammer sich der Thoraxwand anlegt, zumeist ganz außen an der linken Herzbegrenzung, im 2. oder 3. Interkostalraum.

Aus diesen Erfahrungstatsachen folgt, daß nicht bei jedem Mitralvitium eine Akzentuation des 2. Pulmonaltones gefunden werden muß. Solange der Druck im kleinen Kreislauf noch nicht erhöht ist, der linke Vorhof die Stenose noch voll kompensiert, wird der 2. Pulmonalton normal sein können. Auch dann, wenn schon eine Akzentuation bestanden hat, kann sie wieder verschwinden, wenn die Stauung im kleinen Kreislauf infolge einer zunehmenden Dilatation des rechten Herzens und einer starken Leberschwellung abnimmt. Bei jenen Mitralfehlern, bei denen vom Anfang an ein Trikuspidalfehler als Komplikation besteht, fehlt die Akzentuation des 2. Pulmonaltones oft dauernd. Da demnach gerade in Frühfällen von Mitralklappenerkrankungen die Akzentuation des 2. Pulmonaltones vermißt werden kann, werden wir in diagnostisch schwierigen Fällen auf dieses Zeichen kein großes Gewicht legen dürfen.

Man kann aber auch andererseits, besonders bei Jugendlichen, manchmal sogar bis zum 25. Lebensjahre eine deutliche Akzentuation des 2. Pulmonaltones finden, ohne daß ein Mitralvitium vorliegt. In der Jugend ist die Pulmonalarterie physiologisch weiter als die Aorta und liegt auch der Thoraxwand näher. Erst jenseits des 35. Lebensjahres sind normalerweise das Aortenostium und die Aorta ascendens weiter als die Pulmonalis, der 2. Aortenton erscheint dann lauter als der 2. Pulmonalton.

Abgesehen von der Akzentuation, kann auch eine Spaltung (Verdopplung) des 2. Pulmonaltones bei Mitralstenosen vorkommen. Man findet aber auch diese Veränderung nicht nur bei Mitralfehlern, sondern auch bei jugendlichen Gesunden. Eine sichere Erklärung für dieses Phänomen steht noch aus. Manche erklären es mit einem ungleichzeitigen Schluß der Pulmonal- und Aortenklappen. Normalerweise schließen beide Klappen gleichzeitig, obwohl der Druck in der Aorta ungefähr dreimal höher ist als in der Pulmonalis. Durch die Drucksteigerung im kleinen Kreislauf im Verlaufe eines Mitralfehlers schließen die Pulmonalklappen etwas früher als die Aortenklappen. Diese Erklärung kann für manche Fälle wohl gelten; wäre sie immer richtig, dann müßte die Verdopplung immer auch deutlich über der Aorta zu hören sein und nicht, wie es meistens der Fall ist, am besten über der Pulmonalis. Darum wurde auch die Vermutung ausgesprochen, es könnte sich um einen ungleichzeitigen Schluß der Pulmonalklappen selbst handeln. Der erweiterte Konus der Pulmonalarterie und das Pulmonalostium, das durch den erweiterten, linken Vorhof nach vorn gedrängt wird, werden durch die vordere Brustwand komprimiert, die drei Pulmonalklappen liegen nicht mehr in derselben Höhe und schließen nicht mehr gleichzeitig. Gegen diese Erklärung wird angeführt, daß es sich da nur um sehr geringe Zeitunterschiede handeln kann, *für* sie spricht, daß man die Verdopplung des 2. Tones zuweilen über der Pulmonalis palpiert, sie also dort auch entstehen dürfte.

Von der Spaltung des 2. Herztones ist ein dritter Herzton zu unterscheiden, der kurz (ungefähr 0,1 Sekunde) nach dem 2. Herzton, am besten im 4. Interkostalraum, auf dem halben Wege zwischen Herzspitze und linkem Sternalrand, gehört wird. Er entsteht durch die Öffnung (Anspannung) der stenosierten Mitralklappe am Beginn der Kammerdiastole (claquement d'ouverture de la mitrale). Er tritt nie ohne Mitralstenose auf und wird bei diesem Klappenfehler sehr oft gefunden. Auch von diesem Ton ist das diastolische Mitralgeräusch noch durch ein kurzes Intervall getrennt.

Von der uncharakteristischen Spaltung des 2. Herztones ist dieser Ton nur durch den tieferen Sitz seines Punctum maximum zu unterscheiden.

Nicht selten zeigen Mitralfehler ein systolisches Geräusch über der Pulmonalis. Dieses Geräusch kann sehr laut und rauh sein; es kann mit einem Schwirren verbunden sein; es kann das auskultatorische Bild beherrschen. Als *eine* Ursache für dieses Geräusch wird die schon erwähnte Kompression der Pulmonalarterie durch die vordere Brustwand angegeben (funktionelle, supravalvuläre Pulmonalstenose). Eine andere, sicher für viele Fälle zutreffende Erklärung für dieses Geräusch besteht darin, daß im Verlaufe einer Mitralstenose eine Erweiterung der Pulmonalarterie und eine Erweiterung der rechten Kammer auftritt, so daß der normal weite Klappenring als relative Stenose wirkt.

Manchmal hört man bei Mitralstenosen, bei denen der laute 2. Pulmonalton und die erweiterte Pulmonalis eine Drucksteigerung im kleinen Kreislauf anzeigen, ein weiches diastolisches Geräusch im 2. linken Interkostalraum und links unten am Sternum. Es hat denselben Charakter wie ein diastolisches Aorteninsuffizienzgeräusch und wird ja auch an derselben Stelle gehört wie dieses. Es kann vorübergehend lauter werden, zeitweise verschwinden, um dann gelegentlich wiederzukommen. Wurde eine Aortenklappeninsuffizienz diagnostiziert, dann ist man bei der Autopsie überrascht, die Aortenklappen ganz normal zu finden. Auch die Pulmonalklappen sind intakt.

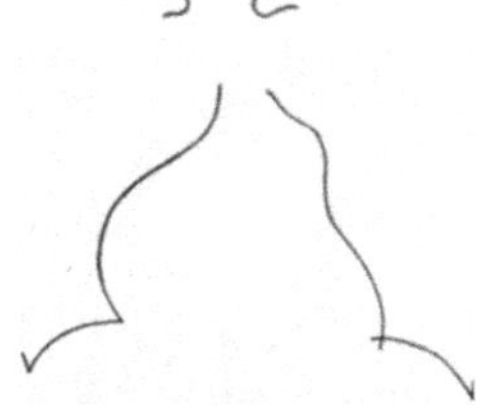

Abb. 6. Orthodiagramm einer Mitralstenose und einer relativen Pulmonalklappeninsuffizienz (anatomische Kontrolle).

Dieses Geräusch wurde als „Geräusch des hohen Druckes" bezeichnet. Eine ansehnliche Drucksteigerung im kleinen Kreislauf kann eine so starke Erweiterung der Pulmonalarterie herbeiführen, daß der Klappenring mitgedehnt wird und die — sonst gesunden — Klappen schlußunfähig werden.

Die relative Pulmonalklappeninsuffizienz wird vielfach als Seltenheit angesehen. Man wird sie tatsächlich unter 100 Mitralstenosen, die man in der Serie untersucht, vielleicht nur einmal finden. Hat man aber Gelegenheit, eine größere Zahl von Mitralstenosen immer wieder, Jahre hindurch, zu beobachten, dann wird man das weiche, diastolische Geräusch links unten am Sternum häufig hören. Es tritt nur dann auf, wenn Zeichen von Drucksteigerung im kleinen Kreislauf bestehen; man findet es also nicht (es verschwindet, wenn es schon vorhanden war), wenn durch eine Insuffizienz des rechten Herzens der Druck im kleinen Kreislauf absinkt. Immer ist ein sehr lauter 2. Pulmonalton zu hören, immer ist die Pulmonalarterie stark erweitert.

Dadurch und durch die Erweiterung des rechten Herzens

entstehen ganz charakteristische Röntgenbilder („Kropftauben-herz") (s. Abb. 6).

Die Kenntnis dieser Herzform ist wichtig, weil sehr oft nur durch sie die Unterscheidung zwischen einer Aorten-klappeninsuffizienz bei einer Mitralstenose und einer relativen Pulmonalklappeninsuffizienz bei einer Mitralstenose ermög-licht wird. Besteht eine Aortenklappeninsuffizienz, so wird der Gefäßschatten durch die erweiterte Aorta breiter sein, das Herz wird manchmal keine rein mitrale Konfiguration zeigen, es besteht gewöhnlich ein mitralisiertes Aortenherz, an der Aorta wird man manchmal einen Pulsus celer sehen.

Das Auftreten einer relativen Pulmonalklappeninsuffizienz wirkt sich auf das subjektive Befinden der Kranken mit einer Mitralstenose günstig aus. Durch das diastolische Zurück-fließen einer gewissen Blutmenge aus der Pulmonalarterie in die rechte Kammer kommt es zu einer Druckentlastung im kleinen Kreislauf, die Zeichen der Lungenstauung werden weniger ausgesprochen sein, Dyspnoe und Zyanose nehmen ab, die Lungenfelder werden röntgenologisch heller. So wirkt die relative Pulmonalklappeninsuffizienz als Sicherheitsventil für den kleinen Kreislauf.

Es muß aber besonders betont werden, daß der auskul-tatorische Befund allein eine Differentialdiagnose zwischen einer Aortenklappeninsuffizienz und einer Pulmonalklappen-insuffizienz bei einer stärkeren Mitralstenose nicht erlaubt. Das Fehlen peripherer Zeichen von Aortenklappeninsuffizienz ist nicht verwertbar, da sie bei einer stärkeren Mitralstenose vollständig verschwinden können. Auch das Kommen und Gehen des Geräusches findet man bei solchen Aortenklappen-insuffizienzen in gleicher Weise wie bei der Pulmonalklappen-insuffizienz. Eigenpulsationen des Hilus, sakkadiertes, herz-synchron abgesetztes Atmen werden auch ohne Pulmonal-klappeninsuffizienz gefunden und haben keine differential-diagnostische Bedeutung. Oft ist erst bei der Autopsie eine sichere Diagnose möglich.

Eine Erklärung verlangt noch die Häufigkeit der relativen Pulmonalklappeninsuffizienz. Sie steht im auffallenden Ge-gensatze zur Seltenheit der relativen Aortenklappeninsuffizienz. Ursache dafür ist zweifellos zunächst der anatomische Aufbau der Wurzel der Pulmonalarterie, die schwächer ist als die der Aorta. Ein weiterer Grund hierfür liegt darin, daß nach neueren anatomischen Untersuchungen, die jede rheumatische Erkrankung begleitende Myokarditis mit Vorliebe in der

Gegend des Konus der Pulmonalarterie und an der Wurzel der Pulmonalis selbst liegt. Es kommt dabei zu Zerstörungen in der Wand der Arteria pulmonalis, so daß Bilder, ähnlich wie bei einer Mesaortitis entstehen; man spricht auch von einer Mesopulmonitis rheumatica.

Eine relative Pulmonalklappeninsuffizienz findet man manchmal auch bei anderen, den Druck im kleinen Kreislauf erhöhenden Zuständen, so bei einer fibrösen Tuberkulose, Pleuraschwarten und Kyphoskoliosen. Auch die Akzentuation und Spaltung des 2. Pulmonaltones, das systolische Geräusch über der Pulmonalis werden bei diesen Zuständen gefunden.

Die Mitralinsuffizienz.

Die Mitralinsuffizienz galt früher vielfach als recht häufiger Klappenfehler. Versteht man aber unter Mitralinsuffizienz die reine, endokarditische Insuffizienz der Klappe, dann handelt es sich, nach unseren heutigen Kenntnissen, um eine Seltenheit, da nahezu immer zugleich auch eine Stenose der Klappe besteht; allerdings wird diese oft nicht gehört, sie ist stumm. Reine, endokarditische Mitralinsuffizienzen sind so selten, daß auch dann, wenn man nur das systolische Geräusch einer Mitralinsuffizienz hört, immer die Stenose zugleich mitdiagnostiziert werden darf. Früher oder später zeigt es sich, daß man dazu das Recht hatte.

Es gibt aber außer der endokarditischen Form der Mitralinsuffizienz noch eine *relative Mitralinsuffizienz*. Jede stärkere Dilatation des linken Herzens kann zu einer Schlußunfähigkeit der Klappen führen, wenn entweder der Klappenring mit erweitert wird,

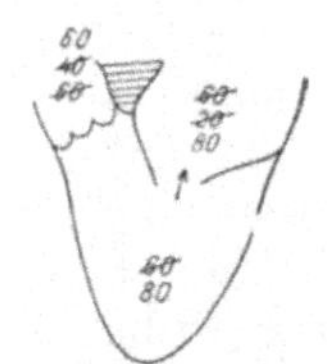

Abb. 7. Grobschematische Darstellung der hydrodynamischen Verhältnisse bei der Mitralinsuffizienz.

oder die Papillarmuskeln durch die Erweiterung der Kammer tiefer herunterrücken und die nicht dehnbaren Chordae tendineae dann nicht mehr weit genug hinaufreichen, um einen vollständigen Klappenschluß bei der Systole zu ermöglichen. Man findet die relative Mitralinsuffizienz bei Aortenfehlern, Hypertensionen, Myokarderkrankungen und allen anderen Zuständen, die zu einer Erweiterung der linken Kammer führen.

Der *Puls* ist bei der Mitralinsuffizienz kaum verändert, er kann auch bei schwerer Schlußunfähigkeit der Klappe normal sein. Das wird klar, wenn wir uns mit Hilfe eines Schemas

(Abb. 7) die Vorgänge bei der Insuffizienz der Mitralklappe vergegenwärtigen.

Nehmen wir an, daß der linke Vorhof normalerweise eine Füllung von 60 ccm hat, so werden in der Diastole diese 60 ccm in die Kammer fließen und durch die Kammersystole in die Aorta getrieben werden. Tritt plötzlich eine Schlußunfähigkeit der Mitralklappe auf, so wird in der Systole eine gewisse Blutmenge, beispielsweise 20 ccm, in den Vorhof zurückgeschleudert werden, es werden nur 40 ccm in die Aorta gelangen, das Schlagvolumen, der Puls ist kleiner. Das gilt aber nur für *eine*, für die erste Systole. In der nächsten Diastole werden nämlich nicht mehr 60 ccm, wie früher, sondern 60 + 20 ccm vom linken Vorhof in die Kammer gelangen, und wenn diese sich nunmehr kontrahiert, werden wohl wieder 20 ccm durch die insuffiziente Klappe in den linken Vorhof zurückgetrieben, aber 60 ccm, *also das normale Schlagvolumen*, in die Aorta gelangen. Der kleine Puls, den man bei jenen Mitralfehlern. bei denen nur die Insuffizienz auskultatorisch feststellbar ist, manchmal findet, ist durch die begleitende, stumme Mitralstenose bedingt.

Die *Palpation* ergibt — zum Unterschiede von der Mitralstenose — einen nach außen und *unten* verlagerten Spitzenstoß, da die linke Kammer frühzeitig erweitert ist. Zuweilen besteht ein systolisches Schwirren in der Gegend der Herzspitze. Die übrigen Pulsationsphänomene, besonders die an der Pulmonalis, gleichen völlig den bei der Mitralstenose beschriebenen. Perkutorisch findet man schon frühzeitig eine mitrale Konfiguration; der linke Ventrikel ist aber — im Gegensatze zur Mitralstenose — erweitert. Auch der linke Vorhof kann enorm dilatiert sein.

Die *Auskultation* ergibt ein systolisches Geräusch an der Herzspitze. Solche Geräusche an der Spitze findet man aber auch häufig beim Herzgesunden. So wurden sie bei rund 20% von Rekruten, also vollständig gesunden, jungen Leuten, gehört. Diese sogenannten akzidentellen oder funktionellen Geräusche bei Gesunden können sehr laut sein, sie werden manchmal sogar auf Distanz gehört und können auch von Schwirren begleitet sein. Sie sind manchmal rauh und mehr schabend, ein andermal zischend und pfauchend oder musikalisch. Hat man durch Zufall Gelegenheit, ein solches Herz bei der Autopsie zu sehen, dann fehlt jede Veränderung, die als Ursache des Geräusches angeschuldigt werden könnte.

Jedes systolische Geräusch soll aber verdächtig sein; be-

sonders dann, wenn es frisch aufgetreten ist. Es *muß* nichts Krankhaftes vorliegen, es kann aber etwas vorliegen.

Die Frage nach der Entstehung dieser Geräusche wird am besten mit einer Gegenfrage beantwortet. Wie kommt es, daß so viele Normale kein systolisches Geräusch haben? Wenn man bedenkt, wie das Blut mit enormer Kraft durch die engen Ostien in die gewundenen Gefäße gepreßt wird, so ist es doch viel erstaunlicher, daß normalerweise so oft keine Geräusche gehört werden. Aber auch jene Gesunde, die in Ruhe ganz reine Töne haben, weisen sofort ein Geräusch auf, wenn aus irgendeinem Grunde die Geschwindigkeit der Blutströmung beschleunigt ist. So nach Arbeit, im Fieber, bei einer Hyperthyreose oder einer schweren Anämie. Bei allen diesen vier Zuständen sind systolische Geräusche die Regel, weil bei allen die Blutströmungsgeschwindigkeit enorm erhöht ist.

Während also Gesunde sehr laute systolische Geräusche haben können, kommen andererseits bei Mitralinsuffizienzen sehr leise Geräusche vor. Auch hier darf aus der Lautheit der Geräusche kein Schluß auf den Grad des Klappenfehlers gezogen werden. Besteht eine geringgradige Insuffizienz der Klappe, dann strömt das Blut durch eine enge Öffnung in den linken Vorhof zurück, das Geräusch kann laut sein. Ist aber eine hochgradige Mitralinsuffizienz vorhanden, besteht eine breite Kommunikation zwischen linker Kammer und linkem Vorhof, dann ist oft gar kein Geräusch oder nur ein sehr leises Geräusch hörbar. Es können also auch Mitral-insuffizienzfälle stumm sein.

Eine sichere Entscheidung zwischen einem organischen und einem funktionellen systolischen Geräusch ist nicht möglich. Der „Charakter", die Art des Geräusches, erlaubt keine Unterscheidung. Es ist möglich, daß zwei Kranke in demselben Zimmer nebeneinander liegen, die beide systolische Geräusche mit ganz gleichen akustischen Eigenschaften haben. Und doch kann das eine Geräusch ein ganz harmloses, akzidentelles sein, während das andere durch eine schwere Mitralinsuffizienz entsteht. *Es gibt kein typisches Mitralinsuffizienzgeräusch.*

Man hat sich natürlich angesichts dieser Schwierigkeiten bemüht, auf anderem Wege zu entscheiden, ob ein Geräusch, das man beim Untersuchten findet, durch eine organische Klappenerkrankung entsteht, oder ob es harmlos und zu vernachlässigen ist. Es handelt sich da um eine sehr wichtige Frage, die jeden Tag an den Arzt herantritt.

Es werden hierzu zahlreiche Unterscheidungsmerkmale angegeben. So wird sehr viel Gewicht auf die Verstärkung des 2. Pulmonaltones gelegt. Man muß aber mit der Verwertung des 2. Pulmonaltones sehr vorsichtig sein. Gerade im Beginne einer Mitralinsuffizienz, solange keine Drucksteigerung im kleinen Kreislauf besteht, und später, wenn sie infolge einer Rechtsinsuffizienz und Leberschwellung wieder abnimmt, kann jede Akzentuation fehlen. Da man aber bei Jugendlichen normalerweise einen sehr lauten 2. Pulmonalton hören kann, Jugendliche häufig ein systolisches Geräusch an der Spitze haben, im Wachstumsalter über Herzklopfen und Atemnot klagen können, ist es begreiflich, daß die Diagnose Mitralinsuffizienz häufig bei vollständig gesunden, jungen Leuten gestellt wird. Wie häufig sieht man alte Leute, die angeben, der oder jener berühmte Arzt habe vor 40 oder 50 Jahren bei ihnen eine Insuffizienz der Mitralklappe diagnostiziert! In Wirklichkeit hat sie nie bestanden, es handelte sich um ein akzidentelles Geräusch. Die Angabe mancher Kinderärzte, eine in früher Jugend erworbene Mitralinsuffizienz könne später verschwinden, trifft wohl kaum zu und ist durch die häufigen, eben erwähnten Fehldiagnosen zu erklären. Kein Klappenfehler wird so häufig fälschlich diagnostiziert wie die Mitralinsuffizienz. Was aber die Diagnose „Herzklappenfehler" für einen Kranken bedeutet, welchen Einfluß sie auf seine Psyche, seine ganze Entwicklung nimmt, ist leicht zu ermessen.

Oft wird zur Unterscheidung zwischen organischen und funktionellen Geräuschen an der Herzspitze angegeben, daß systolische Geräusche, die auf eine Mitralinsuffizienz zurückzuführen sind, im Liegen lauter werden, funktionelle Geräusche dagegen im Stehen. Das stimmt in vielen Fällen (auch Mitralstenosengeräusche sind oft im Liegen lauter). Es gibt aber häufig Ausnahmen, so daß gerade bei schwer erkennbaren Fällen die Diagnose auf diesen Befund nicht gestützt werden darf.

Von anderen Autoren wieder wird behauptet, daß Mitralinsuffizienzgeräusche gegen den Rücken hin ausstrahlen, währen funktionelle Geräusche nur über dem Herzen gehört werden. Auch das trifft nicht zu. Ob ein Geräusch sich gegen den Rücken zu fortpflanzt, hängt nur von seiner Lautstärke und seiner Schwingungszahl, nicht aber davon ab, ob es auf eine organische Klappenveränderung zurückzuführen ist.

Auch das Fehlen des ersten Tones an der Herzspitze (bedingt durch die Schlußunfähigkeit der Klappen) soll für eine

Mitralinsuffizienz charakteristisch sein. Die Tatsache jedoch, daß die Mitralinsuffizienzen gewöhnlich von einer Mitralstenose begleitet sind und diese den 1. Ton an der Spitze sogar verstärkt, hat zur Folge, daß bei den meisten Mitralinsuffizienzen ein sehr lauter erster Ton an der Spitze gefunden wird.

Aus all dem Vorgebrachten folgt, *daß man nie mit dem Hörrohr, nie aus dem Auskultationsbefund allein eine Mitralinsuffizienz diagnostizieren darf.* Nur derjenige, der diese Regel beachtet, wird folgenschwere Irrtümer vermeiden.

Eine Mitralinsuffizienz darf nur dann diagnostiziert werden, wenn Zeichen von Vergrößerung des linken Vorhofes und der linken Kammer vorhanden sind. Bei der Mitralinsuffizienz ist der linke Vorhof im Gegensatze zur Mitralstenose sehr frühzeitig erweitert. Während bei dieser der linke Vorhof eine Zeitlang durch Hypertrophie allein die Kompensation ermöglichen kann und das Hindernis überwindet, die Dilatation erst später, sekundär eintritt, kommt es bei der Mitralinsuffizienz schon primär zu einer Dilatation. Gleich vom Anfang an wird der linke Vorhof von zwei Seiten her gefüllt, rückläufig von der Kammer und in normaler Weise von den Pulmonalvenen her. Die Erweiterung des linken Vorhofes kann enorme Grade erreichen, man spricht sogar (zu Unrecht) von Aneurysmen der Vorhöfe. Die stärkere Erweiterung kommt vielleicht auch dadurch zustande, daß das unter Kammerdruck in die Vorhöfe zurückfließende Blut die dünne Vorhofwand direkt, aktiv ausweitet (dynamische Dilatation). Zugleich und parallel mit der Erweiterung des linken Vorhofes kommt es auch zu einer Erweiterung der linken Kammer, da bei der reinen Mitralinsuffizienz die Mitralklappen in der Diastole weit offenstehen und die ganze Mehrfüllung der Vorhöfe in die Kammer heruntergelangt.

Kann man eine Erweiterung des linken Vorhofes mit der Perkussion nicht feststellen (findet man nicht die typische Dämpfung links parasternal im 2. Interkostalraum), dann ist man verpflichtet, einen solchen Fall zur Sicherstellung der Diagnose zum Röntgenologen zu schicken; diesem wird die spezielle Frage nach dem Verhalten des linken Vorhofes vorgelegt. Durchleuchtet man einen normalen Menschen in der rechten, vorderen Schrägstellung und läßt ihn Bariumbrei oder eine Bariummarmelade schlucken, so sieht man den Ösophagus gerade nach abwärts ziehen. Ist aber der linke Vorhof erweitert, so wird der Ösophagus nach hinten gedrängt und zieht in einem mehr oder minder ausgesprochenen Bogen nach unten. Findet man bei dieser Untersuchung normale Verhältnisse, so empfiehlt es sich, den Kranken nach einiger Zeit wieder zu bestellen. Wenn der linke Vorhof auch dann noch normal gefunden wird, darf man eine Mitralinsuffizienz auch dann ausschließen oder als sehr geringgradig und darum bedeutungslos ansehen, wenn ein „typisches“ Geräusch besteht.

Befolgt man diese Regeln, dann wird man die reine Mitralinsuffizienz so selten diagnostizieren wie sie vorkommt. Man wird dann aber auch finden, daß sie viel ernster zu beurteilen ist, als es noch vielfach geschieht. Die Ansicht, daß Mitralinsuffizienzen relativ lange ausgezeichnet kompensiert bleiben, ist verständlich, wenn man bedenkt, wie häufig dieser Klappenfehler beim Gesunden diagnostiziert wird. Stellt man die Diagnose aber nur dort, wo sie berechtigt ist, dann findet man bald, daß reine Mitralinsuffizienzen oder kombinierte Mitralfehler, mit Überwiegen der Insuffizienz der Klappe, in *relativ kurzer* Zeit das Bild der vollen und irreparablen Dekompensation zeigen. Wir sahen ja, daß zugleich mit der frühzeitigen Erweiterung des linken Vorhofes auch eine parallelgehende Erweiterung der linken Kammer auftritt. Die Erweiterung des ganzen linken Herzens wird natürlich für die Kompensationsdauer nicht gleichgültig sein, und so ist auch die Lebensdauer schwerer Mitralinsuffizienzen recht kurz. Aus diesem Grunde ist auch die häufige Kombination der Insuffizienz mit einer Stenose der Klappe günstig, weil die Stenose eine starke Überfüllung der linken Kammer auch dann verhindert, wenn der linke Vorhof stark erweitert ist.

Die Unterscheidung zwischen der endokarditischen und der relativen Mitralinsuffizienz ist schwierig. Sie ist häufig auf Grund des Herzbefundes allein nicht durchführbar. Besteht gleichzeitig eine sichere Mitralstenose, dann kann man wohl sicher sein, daß die Mitralinsuffizienz durch eine Endokarditis verursacht ist. Hört man aber nur ein systolisches Geräusch und einen lauten 2. Pulmonalton bei einem mitral konfigurierten Herzen, so kann sowohl eine relative wie auch eine endokarditische Mitralinsuffizienz vorliegen. Gehen die Zeichen des Klappenfehlers während der Behandlung zurück, dann wird man mit Recht eine relative Mitralinsuffizienz annehmen, die sich langsam zurückbildet, sobald sich der Zustand des Herzmuskels bessert. Sonst kann man nur durch eine genaue Untersuchung, durch die Feststellung von Erkrankungen, welche zu einer Erweiterung des linken Ventrikels führen können (Hochdruck, luische Aorteninsuffizienzen, Myokarderkrankungen), zu einer Diagnose kommen. Manchmal hilft die Anamnese: Ein Fall mit endokarditischem Mitralvitium klagt über zunehmende Atemnot nach Anstrengungen, ein Kranker mit relativer Mitralinsuffizienz hat außerdem die typische paroxysmale nächtliche Atemnot durch das Versagen der linken Kammer.

Die Trikuspidalinsuffizienz.

Die Trikuspidalinsuffizienz gehört zu den Klappenfehlern, die immer noch sehr häufig übersehen werden. Als isolierte organische Klappenerkrankung ist sie allerdings sehr selten. Als Begleiterscheinung einer endokarditischen Veränderung der Mitral- und Aortenklappen aber findet man eine Endokarditis der Trikuspidalklappen relativ *häufig*. Noch häufiger ist die *relative* Trikuspidalinsuffizienz, welche durch eine stärkere Erweiterung der rechten Kammer in ähnlicher Weise verursacht wird, wie die relative Mitralinsuffizienz durch eine Erweiterung der linken Kammer. Eine Unterscheidung zwischen der relativen und der endokarditischen Trikuspidalinsuffizienz ist bei der ersten Untersuchung in der Regel nicht möglich.

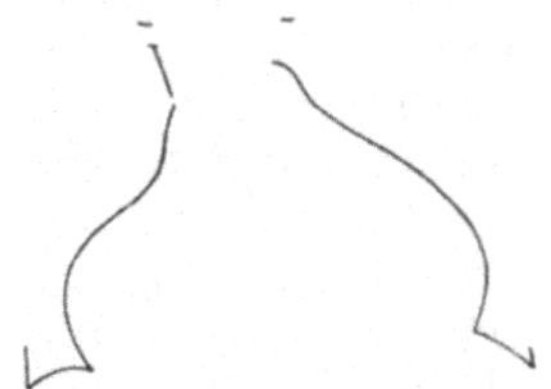

Abb. 8. Orthodiagramm einer relativen Trikuspidalinsuffizienz bei einem Mitralvitium (anatomische Kontrolle).

Nur dann, wenn die Zeichen der Trikuspidalinsuffizienz während der Behandlung unter unseren Augen verschwinden oder wenn sie sich — umgekehrt — bei fortschreitender Dekompensation entwickeln, oder dann, wenn sie bei einer sicheren, reinen Myokarderkrankung auftreten, wird man ohne weiteres sofort eine *relative* Trikuspidalinsuffizienz annehmen können.

Man sollte bei der Trikuspidalinsuffizienz dieselben Zeichen am rechten Herzen erwarten, die man bei der Mitralinsuffizienz am linken findet. Also zunächst eine Erweiterung des rechten Vorhofes und der rechten Kammer. Das sind aber durchaus keine für die Trikuspidalinsuffizienz allein typischen Befunde, weil recht ansehnliche Erweiterungen des rechten Herzens bei Mitralvitien oder Myokarderkrankungen auch ohne Trikuspidalinsuffizienzen vorkommen, wenn auch zugegeben werden muß, daß die Erweiterung des rechten Vorhofes bei voll entwickelten Trikuspidalinsuffizienzen sehr ansehnlich sein kann (Abb. 8).

Das systolische Geräusch, das man am unteren Brustbeinende, an der Auskutationsstelle des Trikuspidalostiums, erwarten sollte, fehlt meistens vollständig. Während bei den anderen Klappenfehlern die stumme Variante die Ausnahme ist, bildet sie bei der Trikuspidalinsuffizienz die Regel. Da die meisten Ärzte Klappenfehler noch immer nur mit dem Stethoskope diagnostizieren, werden die Trikuspidalinsuffizienzen in der Regel übersehen. Nach unserer Erfahrung, die sich auf eine sehr große Zahl auch autoptisch sichergestellter Fälle bezieht, sind bei der Trikuspidalinsuffizienz deutliche Geräusche, die nur über der Trikuspidalis gehört werden und sicher nicht von der Mitralis, Aorta oder Pulmonalis fortgeleitet sind, nur *ausnahmsweise* zu finden. Daß ein Geräusch über der Trikuspidalis anders klingt als etwa an der Aorta, besagt noch nicht, daß es nicht dasselbe Geräusch ist. Bei der Fortleitung kann sich der Charakter eines Geräusches ändern, es wird gewissermaßen „filtriert“. Die Ursache für das häufige Fehlen der Trikuspidalinsuffizienzgeräusche ist nicht bekannt. Die Klappe liegt nicht sehr tief, die Fortleitungsbedingungen zur Thoraxoberfläche sind gut. Für manche Fälle mag die Erklärung gelten, daß es sich um hochgradige Insuffizienzen handelt, bei denen (wie bei den Mitralinsuffizienzen) die Geräusche wegen der breiten Kommunikation zwischen Kammer und Vorhof fehlen.

Liegt eine Trikuspidalinsuffizienz vor, dann fließt das Blut bei der Systole der rechten Kammer nicht nur in die Pulmonalarterie, sondern auch rückläufig in den rechten Vorhof zurück. Im erweiterten rechten Vorhof wird das zurückfließende Blut abgefangen; da kein typisches Geräusch zu hören ist, auch sonst kein Phänomen, das die Diagnose ermöglicht, zu finden ist, kann eine Trikuspidalinsuffizienz unerkannt bleiben. Recht bald kommt es aber zu einer Stauung im rechten Vorhofe, besonders dann, wenn Vorhofflimmern auftritt; der Vorhof ist dann nie ganz leer, sondern immer mit Blut gefüllt; die von der Kammer durch die insuffiziente Klappe zurückfließende Blutmenge wird jetzt auch dann, wenn sie klein ist, eine Pulswelle hervorrufen, die durch die offenen Einmündungen der großen Venen in das Gebiet der Cava superior und inferior geleitet wird.

Wir finden dann den positiven Venenpuls am Halse und den positiven, expansiven Leberpuls, zwei für die Trikuspidalinsuffizienz typische Zeichen.

Normalerweise kann beim gesunden Menschen am Halse eine Venenpulsation gesehen werden, die sich aus drei Wellen

zusammensetzt. Wir sehen in Abb. 9a zunächst die a-Welle.
die im Zusammenhange mit der Vorhofsystole entsteht, dann
die c- und d- (v-) Wellen, die durch die Kammersystole entstehen; die c-Welle liegt am Beginn, die d-Welle am Ende der
Kammersystole; während eines großen Teiles der Kammersystole bleibt die Vene leer; normalerweise besteht systolisch
zwischen den beiden Kammerwellen eine Senkung; man nennt
deshalb den normalen, physiologischen Venenpuls negativ;

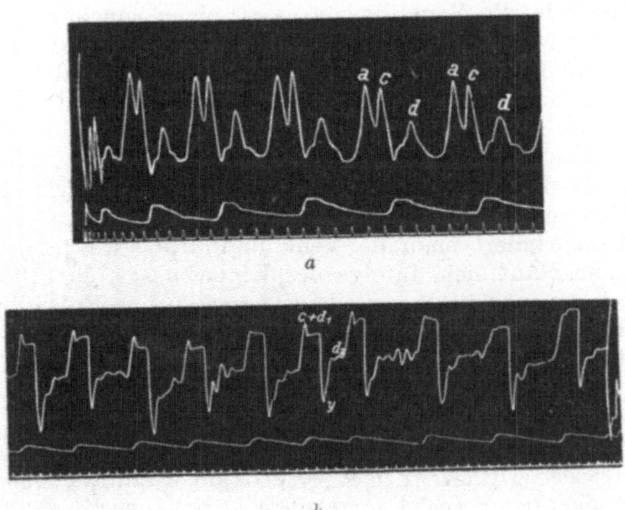

Abb. 9a und b. Abb. 9a zeigt einen normalen Venenpuls. — In Abb. 9b ist
ein positiver Venenpuls bei einem Kranken mit einer Trikuspidalinsuffizienz zu
sehen; es besteht Vorhofflimmern. Die Senkung zwischen *c* und *d* ist verschwunden.

denn gerade während des Hauptteiles der Systole ist die Vene
leer, es besteht im Venenpuls ein Wellental.

Liegt aber eine Trikuspidalinsuffizienz vor, dann wird
während der Systole Blut von der Kammer rückläufig gegen
den Vorhof getrieben und von dort auch in das Gebiet der
Vena cava superior geleitet. Es verschwindet dann das
Wellental zwischen der c- und der d-Welle und beide ver-
schmelzen zu *einer* großen Welle. Besteht Vorhofflimmern,
kontrahiert sich also der Vorhof nicht mehr, dann verschwindet auch die a-Welle aus dem Venenpuls und *eine*
große Welle pulsiert systolisch den Hals hinauf, gegen das
Ohrläppchen (s. Abb. 9b). Manchmal fängt sich diese Pul-

sation in einer Venenklappe, meist geht sie, bei der Seltenheit von Venenklappen im Hals-Venengebiet, gleich vom Anfange an bis zum Ohre hinauf. Die Pulsationen in den oberflächlichen Halsvenen (V. jugularis externa) sind von geringer Bedeutung; diese Venen sind bei solchen Fällen oft gestaut, unter hohem Druck und pulsieren nicht. Die Vene, auf die es ankommt, ist die Jugularis interna, die vom Musc. sternocleidomast. überkreuzt wird. Durch die dauernde, mit jeder Systole wiederholte Rückströmung von Blut unter Kammerdruck in die Vene, kommt es zu einer zunehmenden Dehnung der Venenwand. Die Jugularis interna wird manchmal so weit, daß man bequem drei Finger in sie hineinbringt, ohne sie zu dehnen. Man sieht dann mit jeder Systole eine breite Pulswelle den Hals hinaufsteigen, die den Musc. sternocleidomast. abhebt. Diese Pulsation ist meistens rechts stärker als links, da die linke Vena anonyma nahezu rechtwinkelig von der Vena cava sup. abgeht, die rechte aber direkt aufsteigt.

Komprimiert man die Vena jugularis etwa in der Halsmitte, so staut sich, infolge des Hindernisses, das Blut oberhalb der komprimierten Stelle, die rückläufige Pulsationswelle ist aber darunter unverändert weiter zu sehen.

Die Unterscheidung zwischen dem positiven Venenpuls bei einer Trikuspidalinsuffizienz und einer kräftigen Pulsation in den Karotiden bei einer Aortenklappeninsuffizienz ist bei einiger Aufmerksamkeit leicht.

Ist der Druck in den Venen (die Stauung) sehr stark, dann sieht man die charakteristischen Venenpulsationen nur im Stehen, da der Druck in der Jugularvene dann infolge des erleichterten Abströmens des Blutes abnimmt. Beim Liegen verhindert der hohe Venendruck die Schwingungen der Venenwand. Darum treten Pulsationen manchmal erst dann auf, wenn der Venendruck durch die Behandlung etwas gesunken ist.

Bei anderen Fällen mit geringer Stauung wieder fehlen die Pulsationen im Stehen und treten erst im Liegen auf, oder erst dann, wenn durch einen Druck auf das Abdomen der Zufluß zum Herzen erhöht wird.

Man kann bei einem einigermaßen ausgesprochenen positiven Venenpuls die graphische Registrierung für die Diagnose entbehren. Die Inspektion, das Auffinden *einer* großen, an das Ohrläppchen heranreichenden, systolischen Pulsation genügt.

Das Zurückschleudern des Blutes in die Halsvenen wird von manchen Kranken sehr unangenehm empfunden. Sie hören ein Klopfen im Ohr, wahrscheinlich durch Knochenleitung verstärkt, regelmäßig bei Sinusrhythmus, unregelmäßig bei Flimmern, entsprechend dem Rhythmus der Herzaktion. Es wird durch eine bestimmte Kopfhaltung verstärkt, durch eine andere vermindert. Auch über eine Beengung am Halse, gleich der, die bei jeder stärkeren Venenstauung auftritt, wird oft geklagt.

Das kammersystolisch in den rechten Vorhof zurückgetriebene Blut gelangt nicht nur in das Gebiet der Vena cava superior, sondern auch in das Gebiet der Vena cava inferior, und vor allem durch die weiten, offenen, klappenlosen Lebervenen in die Leber und verursacht deren systolische Anschwellung, den systolischen Leberpuls. Eine systolische Pulsation der Leber kann manchmal auch ohne Trikuspidalinsuffizienz gefunden werden. So kann ein mächtig hypertrophiertes, rechtes Herz durch das dünne Diaphragma die Leber systolisch nach abwärts stoßen und deren systolische Eigenpulsation vortäuschen. Eine Aortenklappeninsuffizienz kann, wie überall im Körper, so auch an der Leber durch die stark pulsierenden Leberarterien eine systolische Pulsation erzeugen.

Bei der Trikuspidalinsuffizienz findet sich aber eine Leberpulsation, die sich von den eben genannten Formen dadurch unterscheidet, daß sie „expansiv" ist. Palpiert man die Leber nämlich mit beiden Händen, die in einiger Entfernung voneinander angelegt werden, so findet man, daß ihr Volumen systolisch zunimmt, sie also nicht nur nach unten gedrückt wird, wie etwa bei einer Rechtshypertrophie, auch keine von der Tiefe herauf mitgeteilte Pulsation (von der Aorta her) besteht, man tastet vielmehr ein langsames, systolisches Anschwellen der Leber nach allen Richtungen.

Eine starke Leberpulsation verursacht schon bei der bloßen Inspektion eine deutlich erkennbare Bewegung des rechten, oberen Quadranten des Abdomens nach rechts; da gleichzeitig die starke Hypertrophie und Dilatation des rechten Herzens den Thorax systolisch nach links drängt, entsteht eine charakteristische Schaukelbewegung. Die sehr große Leber ist meistens nicht druckempfindlich. Nur bei akut entstandenen Trikuspidalinsuffizienzen kann eine mit Schmerzen verbundene Leberstauung auftreten.

Die starke Stauung im Portalkreislauf, die nicht nur durch die Erweiterung des rechten Herzens, sondern auch durch das systolische Regurgitieren des Blutes in die Leber bedingt ist, bewirkt ein weiteres, für eine ältere Trikuspidalinsuffizienz charakteristisches Zeichen — einen Aszites. Es gelingt anfänglich durch die moderne Diuresetherapie leicht, ihn zu beseitigen, bald wird er aber immer hartnäckiger und ist schwer zu bekämpfen. Es ist jedoch meistens noch jahrelang möglich, ohne Aszitespunktion auszukommen; dadurch, daß Patienten dieser Art durch die jetzt übliche Therapie mit den Hg-Diureticis länger am Leben bleiben, kommt es durch die fortgesetzte Leberstauung häufiger zur Ausbildung einer Stauungszirrhose der Leber.

Eine Zyanose ist — wie besonders hervorgehoben werden muß — trotz der enormen Dilatation des rechten Herzens kein obligates Zeichen einer Trikuspidalinsuffizienz. Das wird verständlich, wenn wir bedenken, daß die Erweiterung des rechten Herzens und die damit verbundene Leberschwellung eine vorher vorhandene Zyanose sogar vermindert (s. S. 20, 27, 65). Man findet deshalb nicht selten sogar auffallend blasse Trikuspidalinsuffizienzen; das wird besonders dann der Fall sein, wenn eine relative Trikuspidalinsuffizienz *akut entsteht*, weil dann durch die akute Insuffizienz des rechten Herzens größere Blutmengen vor dem Herzen angesammelt sind und weniger Blut der Lunge und damit auch dem großen Kreislauf zuströmt. Die Lungenfelder sind, übereinstimmend damit, bei der Trikuspidalinsuffizienz relativ hell. Der 2. Pulmonalton ist auch dann nicht akzentuiert, wenn gleichzeitig ein Mitralvitium besteht.

Kranke mit einer Trikuspidalinsuffizienz klagen nicht über Atemnot, solange sie ein gewisses, bescheidenes Maß von körperlicher Anstrengung nicht überschreiten. Nächtliche, paroxysmale Atemnot haben diese Fälle nie. Ein wenig Digitalis und vor allem die Diuresetherapie erhalten sie lange Zeit in auffallend gutem Zustande.

Der vielfach ausgesprochenen Ansicht, daß das Auftreten einer Trikuspidalinsuffizienz eine schwere und unangenehme Komplikation bedeutet, kann nicht ohne Einschränkung zugestimmt werden. Wir verfügen über Fälle mit organischer (vereinzelt auch relativer) Trikuspidalinsuffizienz, die seit vielen Jahren in Beobachtung stehen und dauernd in einem sehr erträglichen Gleichgewicht gehalten werden können. Das Auftreten einer Trikuspidalendokarditis zugleich mit einer Mitralendokarditis, verhindert eine stärkere Lungenstauung im späteren Verlaufe des Klappenfehlers; tritt bei einem Mitralvitium eine relative Trikuspidalinsuffizienz hinzu, dann wirkt diese als Entlastungsventil für den kleinen Kreislauf und führt eine sehr deutliche Verminderung der Atemnot herbei; die ersten Erscheinungen (die schmerzhafte Leberschwellung und die Ödeme) können allerdings alarmierend wirken. Die Leberschmerzen verschwinden aber bald und die Ödeme können leicht behandelt werden; was bestehen bleibt, ist die verminderte Lungenstauung mit allen ihren für das subjektive Befinden des Kranken wohltätigen Folgen.

Die Trikuspidalstenose.

Die Diagnose der Trikuspidalstenose ist sehr schwierig. Sichere, direkte Zeichen, durch welche die Diagnose dieses Klappenfehlers ermöglicht wird, gibt es nicht. Diastolische Geräusche an der Auskultationsstelle der Trikuspidalklappe kommen bei der Trikuspidalstenose praktisch nicht vor; wir haben sie wenigstens bei der großen Zahl der von uns längere Zeit beobachteten, autoptisch kontrollierten Fälle nie gehört. Es gibt aber auch keine charakteristischen Pulsationsphänomene, die uns, wie bei der Trikuspidalinsuffizienz, zur Diagnose verhelfen. Die sehr mächtig geschwollene Leber, die sehr hochgradige Erweiterung des rechten Vorhofes sind bei der Trikuspidalstenose regelmäßig vorhanden, aber nicht für sie charakteristisch. Auch eine sehr hohe Vorhofzacke im Leberpuls (durch die Hypertrophie des rechten Vorhofes veranlaßt) ist für die Diagnose nicht ausreichend, da sie auch bei anderen Zuständen vorkommt.

Findet man bei einem Herzklappenfehler (Mitral- oder Aortenfehler) eine starke Erweiterung des rechten Vorhofes und eine sehr mächtige Leberschwellung ohne Zeichen von Trikuspidalinsuffizienz und ohne Zeichen von Adhäsionen im Gebiete der Vena cava inferior, dann ist die *Vermutungsdiagnose* Trikuspidalstenose berechtigt. Mit Sicherheit kann dieser Klappenfehler kaum jemals intra vitam festgestellt werden. Die Diagnose ist nur dann wahrscheinlicher, wenn der expansive Leberpuls und der positive Venenpuls bei einer Trikuspidalinsuffizienz trotz zunehmender Herzerweiterung und Dekompensation allmählich verschwinden. Man wird dann das Recht haben, eine Trikuspidalendokarditis anzunehmen, bei welcher die zunehmende Stenose die Insuffizienzzeichen immer mehr zurückdrängt.

Die Aortenklappenstenose.

Die Aortenklappenstenose wird vielfach als seltener Klappenfehler bezeichnet, was zumindest für Wiener Verhältnisse sicherlich nicht zutrifft. Sie kommt nach unseren

Erfahrungen häufig vor, wird allerdings nur dann, wenn sie höhere Grade erreicht, leicht diagnostiziert.

Nahezu jede endokarditische Aortenklappeninsuffizienz ist auch von einer Aortenstenose begleitet, ebenso wie fast jede Mitralinsuffizienz eine Mitralstenose aufweist. Sie ist aber meistens nur geringgradig und kann deshalb nicht erkannt werden.

Eine andere Form der Aortenklappenstenose ist die atherosklerotische Stenose, deren Vorkommen allerdings noch nicht mit Sicherheit nachgewiesen ist. Es handelt sich um Patienten im höheren Alter, bei denen jeder Anhaltspunkt für eine Endokarditis in der Anamnese fehlt und bei denen Herzbeschwerden erst vor kurzem aufgetreten sind. Hat man Gelegenheit, solche Herzen anatomisch genauer zu untersuchen, dann findet man die verkalkten Aortenklappen miteinander zu einem dicken Ring zusammengewachsen; die Aortenwand selbst ist dagegen frei von Atheromatose. Schon dieser Befund und die Tatsache, daß ein Verwachsen der Klappen miteinander ohne entzündliche Vorgänge schwer verständlich ist, macht es unwahrscheinlich, daß ein rein degenerativer Prozeß als Ursache dieser Aortenklappenstenosen in Frage kommt. Es dürfte vielmehr auch hier ein schleichender, endokarditischer Prozeß vorgelegen haben, der ganz latent ablief. Die schwere Verkalkung der Klappen kann eine sekundäre Erscheinung sein. Solche Verkalkungen kommen ja im degenerativ oder entzündlich veränderten Gewebe nicht selten vor. Es besteht eine weitgehende Analogie zu den sich allmählich entwickelnden Mitralstenosen, bei denen die Anamnese, wie wir sahen, gleichfalls oft negativ ist. Bei beiden Klappenfehlern ist ein allmähliches Zunehmen der Stenosen häufig.

Eine luische Aortenklappenstenose gibt es nicht. Diagnostiziert man eine Mesaortitis oder eine luische Aortenklappeninsuffizienz, so schließt diese Diagnose allein schon eine Aortenklappenstenose aus, wenn man nicht annehmen will, daß neben der Mesaortitis noch ein endokarditischer Prozeß besteht, was nicht sehr selten vorkommt.

Die Aortenklappenstenose gehört zu den bestkompensierbaren Klappenfehlern. Sie kann jahrzehntelang bestehen, ohne daß der Kranke Herzbeschwerden hat. Wir sahen wiederholt, daß Kranke, die nachgewiesenermaßen seit der frühesten Jugend eine Aortenklappenstenose hatten, erst im 6. Lebensjahrzehnt, oder noch später, die ersten Herzbeschwerden bekamen. Ebenso wie beim Hochdruck, hat auch hier der linke Ventrikel gegen einen erhöhten Widerstand anzuarbeiten. Während aber bei den verschiedenen Hochdruckformen doch früher oder später Gefäß-, Nierenkomplikationen auftreten, fehlen diese bei der Aortenklappenstenose vollkommen. Zudem entwickelt sich der Hochdruck oft sehr rasch, während die Aortenklappenstenose ganz allmählich im Verlaufe von Jahren höhere Grade erreicht. Der Herzmuskel hat so Gelegenheit, durch eine mächtige Hypertrophie sich umzustellen, um die Mehrarbeit, die von ihm gefordert wird, zu leisten. Das geschieht in einem so vollkommenen Maße, daß Kranke, die mit einer hochgradigen Aortenklappenstenose beschwerdefrei Sport treiben, schwierige Bergtouren machen, keine Seltenheit sind.

Nicht nur die Tatsache, daß der mächtige, linke Ventrikel die Kompensation besorgt und daß die Aortenklappenstenose sich ganz langsam entwickelt, sondern auch ein weiterer Befund erklärt uns die lange, vollkommene Kompensation bei der Aortenklappenstenose. Schon unter normalen Verhältnissen sind die Aortenklappen während des Hauptteiles der Systole nicht weit offen, sie werden vielmehr „gestellt", d. h. sie legen sich durch Wirbelbildungen in der Aorta aneinander und lassen nur eine schmale Öffnung frei. Es besteht also ein hoher Grad von „physiologischer Aortenklappenstenose". Versucht man im Tierversuche künstlich eine Aortenklappenstenose zu erzeugen, was sehr leicht gelingt, dann wird man so lange keine deutliche Änderung in der Herzdynamik finden, als nicht das letzte Drittel der Aortenöffnung stenosiert wird, also eine sehr hochgradige Aortenstenose erzeugt wird. Dementsprechend wird auch eine höhergradige Aortenklappenstenose keine bedeutungsvollen Folgen haben, solange der Herzmuskel in gutem Zustande ist.

Da der linke Ventrikel allein durch seine Hypertrophie längere Zeit hindurch den erhöhten Widerstand, der durch die Stenose bedingt wird, überwinden kann und eine Hypertrophie keine röntgenologisch oder perkutorisch feststellbare Vergrößerung des Herzens hervorruft, kann man bei der Aortenklappenstenose lange Zeit normal große, etwas plumpe Herzen finden, bei denen nur eine stärkere Rundung des linken Ventrikelbogens auffällt. Erst später, wenn der linke Ventrikel erlahmt, kommt es zur aortischen Konfiguration des Herzens.

Auffallend ist das Verhalten der Aorta. Sie ist in der

Mehrzahl der Fälle von Aortenklappenstenose in ihrem Anfangsteile stärker dilatiert. Dieser Befund überrascht, da der kleine Puls, die Tatsache, daß das Blut nur ganz allmählich in die Aorta gepreßt wird, eine Aorta erwarten läßt, die weniger erweitert ist als etwa bei der Aortenklappeninsuffizienz. Die Erweiterung wird nur im Anfangsteile der Aorta, der sich oft stark nach rechts vorbuchtet, gefunden. Hat man Gelegenheit, eine solche Aorta, die intra vitam enorm weit erschien, bei der Autopsie zu untersuchen, dann kann man mitunter jedes Zeichen einer Erweiterung vermissen. Schon dieser Befund läßt daran denken, daß keine anatomische, sondern eine dynamisch bedingte Erweiterung vorliegt. In diesem Sinne wurde auch angenommen, daß der mächtig hypertrophierte linke Ventrikel das Blut durch die verengte Klappe mit solcher Wucht in die Aorta preßt, daß die Aortenwand allmählich mehr und mehr gedehnt wird. Daß bei einer (kongenitalen) Pulmonalstenose die Pulmonalis unmittelbar oberhalb der Stenose erweitert ist, spricht für die gegebene Erklärung. Die Frage ist aber noch nicht entschieden.

Ähnliche, aber geringere dynamische Erweiterungen der Aorta — die bei der Autopsie dann vermißt werden — werden bei Hyperthyreosen und Herzneurosen mit übererregter Herzaktion gefunden. Es kommt dann häufig vor, daß der Kranke im Befunde eines Röntgenologen die Angabe liest, seine Aorta wäre erweitert und dadurch in schwere Unruhe versetzt wird.

Der Puls bei der Aortenklappenstenose ist genau entgegengesetzt dem Pulsus celer et altus bei der Aortenklappeninsuffizienz; er ist klein, wie bei der Mitralstenose, steigt aber langsam an, ist oft anakrot und bildet ein Plateau; man spricht vom Pulsus tardus. Da bei den meisten Aortenklappenstenosen auch eine mehr oder minder starke Insuffizienz der Klappe vorhanden ist, hängt es vom Grade des einen oder anderen Klappenfehlers ab, ob der Pulsus celer oder der Pulsus tardus überwiegt. Bei sehr hochgradigen Aortenklappenstenosen ist der Puls kaum palpabel. Entsprechend dem Verhalten des Pulses besteht auch oft ein niedriger Pulsdruck, seltener ein niedriger Blutdruck. Aber auch höhere Blutdruckwerte (bis über 200 mm Hg) können bei der Aortenklappenstenose vorkommen. Die auskultatorische Lücke (S. 109) wird bei der Blutdruckmessung fast immer gefunden.

Die *Palpation* des Thorax ergibt zuweilen einen hebenden Spitzenstoß, in der Mehrzahl der Fälle wird er aber trotz der enormen Hypertrophie des linken Ventrikels vermißt. In der Gegend der Auskultationsstelle der Aorta wird fast regelmäßig ein systolisches Schwirren gefühlt. Es ist meist sehr deutlich, schon in Rückenlage, manchmal allerdings nur beim Aufsitzen und Vornüberneigen und bei maximalem Exspirium zu finden. Je mehr die Aorta erweitert ist, desto mehr nach rechts, infraklavikulär außerhalb des rechten Sternalrandes, wird das Schwirren getastet. Es kann (bei leisem Geräusch) manchmal fehlen. Andererseits bedeutet ein systolisches Schwirren über der Aorta nicht immer eine Aortenklappenstenose. Jedes systolische Aortengeräusch, aus welcher Ursache immer es entstehen mag, wenn es nur rauh und laut genug ist, kann von Schwirren begleitet sein.

Die *Auskultation* ergibt ein langgezogenes, systolisches Geräusch an der Aorta, ein Geräusch, das gewöhnlich dem Ohre sehr nahe klingt und rauh ist. Es hat ein 2. Punctum maximum an der Herzspitze. Das Geräusch allein ist allerdings nicht charakteristisch, weil auch bei einer Mesaortitis, einer Atheromatose ähnliche Geräusche vorkommen; auch Aortenklappeninsuffizienzen, die ja regelmäßig ein systolisches Aortengeräusch haben, können mitunter ein sehr rauhes, lautes, von einem Schwirren begleitetes, systolisches Geräusch in der Gegend der Aorta aufweisen. Die Aortenklappenstenosengeräusche sind aber dadurch ausgezeichnet, daß sie nur von einem sehr leisen, in späteren Stadien überhaupt von keinem zweiten Ton gefolgt sind. Die Aortenklappen verwachsen miteinander, derart, daß ein verkalkter, fester Ring entsteht, der keine einzelnen Klappen mehr aufweist. Wenn keine Aortenklappen mehr vorhanden sind, dann fehlt auch der zweite Aortenton. Dieses Zeichen, das Fehlen des zweiten Aortentones, hilft auch zur Unterscheidung zwischen einem systolischen Geräusch bei der Mesaortitis oder Atheromatose und jenem bei der Aortenklappenstenose. Die erstgenannten Geräusche sind von einem normalen, oft sogar von einem akzentuierten zweiten Ton gefolgt.

Das Geräusch wird deutlich leiser, wenn die Herzkraft nachläßt, wird lauter, wenn mit Digitalis wieder eine Kompensation erreicht wird. Knopflochstenosen mit insuffizientem linkem Ventrikel können sogar *stumm* sein. Man hört dann über der Aorta *nichts*. Dasselbe kommt bei Aortenklappenstenosen vor, die von einer stärkeren Mitralstenose begleitet sind. Der fast unfühlbare Puls bei relativem Wohlbefinden des Kranken, die Geringfügigkeit der Beschwerden ermöglichen auch ohne Geräusche die Diagnose einer Aortenstenose.

Findet man das Syndrom: kleiner, träger Puls, systolisches Schwirren und systolisches Geräusch über der Aorta, kein zweiter Aortenton — dann ist die Diagnose leicht. Es ist klar, daß sie schwieriger wird, wenn der Klappenfehler weniger vorgeschritten ist, der Puls deswegen noch nicht charakteristisch erscheint, der zweite Ton noch deutlich hörbar ist. In solchen Fällen ist eine sichere Entscheidung manchmal unmöglich. Die eine Aortenstenose begleitende Aortenklappeninsuffizienz wird — obwohl sie fast immer vorhanden ist — oft nicht gehört.

Während bei den Aortenklappeninsuffizienzen nicht selten eine Tachykardie besteht, findet man bei Aortenklappenstenosen in der Regel eine langsame Herzschlagzahl. Sie ist von Vorteil, denn es ist klar, daß eine Verlängerung der Systole für den Klappenfehler günstig sein wird. Diese Bradykardie bei den Aortenklappenstenosen täuscht oft und verhindert die Erkennung einer beginnenden Dekompensation.

Als Folge der durch eine höhergradige Aortenklappenstenose bedingten Kreislaufveränderungen, des kleinen Pulses, der ungenügenden Durchblutung der Organe und der Unfähigkeit des peripheren Kreislaufs, sich plötzlichen Änderungen anzupassen, treten im späteren Verlaufe dieses Klappenfehlers, besonders bei plötzlichen, brüsken Bewegungen und raschem Aufsetzen häufig Schwindelanfälle auf. Auch plötzliche Ohnmachtsanfälle und sogar epileptiforme Anfälle sind nicht selten. Die Kranken werden wegen Epilepsie, wegen Adams-Stokes-Anfälle behandelt, ohne daß der Zusammenhang mit der Aortenklappenstenose erkannt wird. Diese wird in solchen Fällen meistens nicht diagnostiziert, das Geräusch nur auf eine Atheromatose zurückgeführt.

Auf ähnliche Weise erklären sich auch die anginösen Schmerzen, die häufig bei der Aortenklappenstenose gefunden werden; sie strahlen in den linken Arm aus, treten bei Mehrbelastung des Herzens auf und können ganz den Typus einer Angina pectoris aufweisen. Die ungenügende Durchblutung der Koronararterien bei dem hypertrophischen, schwer arbeitenden Herzen der Aortenklappenstenosen führt bei Mehrbeanspruchungen zu relativer Minderdurchblutung und zur Ischämie des Herzmuskels, die während eines solchen Schmerzanfalles auch elektrokardiographisch nachgewiesen werden kann (s. S. 169).

Über die Kombination von verschiedenen Klappenfehlern wurde in den früheren Kapiteln alles Wissenswerte mitgeteilt.

Hochdruck, Erkrankungen der Aorta und des Herzmuskels.

Allgemeines.

Das große Heer der Myokard- und Gefäßerkrankungen
gehört zu den wichtigsten Kapiteln der Kardiologie; ihre Bedeutung ist schon durch ihre enorme Häufigkeit gegeben. In
der Klinik, den Vorlesungen, Kursen bekommt man allerdings oft einen falschen Eindruck, da dort die Klappenfehler
besonders gerne demonstriert, die Myokarderkrankungen wenig
berücksichtigt werden. Die Klappenfehler bieten ja gewöhnlich eine reichere Symptomatologie, so daß ihre Bevorzugung
bei der Lehrtätigkeit schon aus didaktischen Gründen verständlich wird. Ganz andere Erfahrungen macht der Arzt,
wenn er in die Praxis tritt. Da begegnet er nach Hunderten
von Fällen von Myokarderkrankungen, Kranken mit Hochdruck, Mesaortitis usw. *einem* Aorten- oder Mitralfehler.

Den Herzkranken, die keinen Klappenfehler haben, steht —
wie die Erfahrung zeigt — der junge Arzt anfänglich recht ver-
ständnislos gegenüber; sie weisen nicht die zahlreichen palpatorisch oder auskultatorisch wahrnehmbaren Phänomene
auf, wie die Klappenfehler, und dem, der nicht gelernt hat,
eine Anamnese zu verwerten oder das Herz richtig zu per-
kutieren, wird oft ein schwer erkrankter Herzmuskel noch
normal erscheinen. Leider lernen die meisten Kollegen die
Klinik der nunmehr zu besprechenden Erkrankungen erst in
der Praxis kennen, nachdem sie (hauptsächlich aber ihre
Kranken) viel Lehrgeld gezahlt haben.

Bei den Klappenfehlern ist die Diagnose „vitium cordis"
heute erfreulicherweise selten, da man sich schon bemüht,
eine anatomische Diagnose zu stellen und zwischen den verschiedenen Formen zu unterscheiden. Bei den Myokarderkrankungen wird aber alles noch vielfach in *einen* Topf
getan. Der eine sieht alles, was nicht Klappenfehler ist, als
Myokarditis an, der andere diagnostiziert *immer* eine Myodegeneratio cordis. Es muß nicht besonders hervorgehoben

werden, daß auch hier eine genauere Differenzierung für die Prognose und die Behandlung von größter Bedeutung ist. Für die erste Orientierung hält man sich am besten an das folgende, grobe Schema: Kann ein Aorten- oder Mitralvitium ausgeschlossen werden (Trikuspidalfehler sind ja praktisch immer mit diesen kombiniert), dann muß man an eine der Möglichkeiten denken, die wir nunmehr besprechen wollen.

Hypertension.

Wir müssen zunächst ausschließen, daß eine Hochdruckkrankheit vorliegt und daß diese die Herzbeschwerden veranlaßt. Es kann eine akute oder chronische Nephritis, es kann eine Nephrosklerose oder eine „essentielle Hypertension" bestehen. Nicht selten bleibt ja eine Nierenerkrankung vollkommen unerkannt und der Kranke kommt erst wegen Herzbeschwerden, die Folge des begleitenden Hochdruckes sind, zum Arzt.

Es ist hier nicht der Ort, die Differentialdiagnose der Nierenkrankheiten zu besprechen. Dagegen soll ein kurzer Überblick über das so häufige und wichtige Krankheitsbild des „essentiellen Hochdruckes" gegeben werden.

Die essentielle Hypertension ist eine ausgesprochen hereditäre Erkrankung. Man findet deshalb in der Anamnese mit großer Regelmäßigkeit Angaben über Apoplexien, Angina pectoris, Herzschwäche, Blutdrucksteigerungen in der Familie.

Viele Kollegen fragen bei der Anamnese nur, ob es „Herzkrankheiten in der Familie" gegeben hat. Dieses Vorgehen empfiehlt sich nicht, da der Kranke oft nicht weiß, daß Wassersucht, Hirnschlag, Nierenkrankheiten zu den Herz-Gefäß-Erkrankungen gehören und die Frage fälschlich verneint. Es ist deshalb richtiger, nach den Todeskrankheiten der Eltern zu fragen.

Gerade bei der essentiellen Hypertension hilft die Familienanamnese sehr viel, weil sie nahezu immer positive Anhaltspunkte liefert und in Zweifelsfällen die Entscheidung erleichtert.

Nach den Untersuchungsergebnissen der letzten Jahre ist es wohl sicher, daß der Hochdruck Folge einer Verengerung der präkapillaren Arterien in größeren Gefäßbezirken ist. Er entsteht nicht durch qualitative oder quantitative Änderungen der Blutmenge, wie man früher glaubte, und eine kräftige Herzaktion ist wohl Grundbedingung für sein Auf-

treten, nicht aber Ursache. Die Verengerung der peripheren
Gefäße kann letzten Endes — nach den gegenwärtigen An-
schauungen — Folge zweier Mechanismen sein. Erstens können gewisse, noch nicht genau analysierte Stoffe, „pres-
sorische Substanzen“, die bei solchen Kranken im Blut
kreisen, die präkapillaren Arterien verengern und so den
Blutdruck steigern. Stoffe dieser Art wurden auch bei einer
bestimmten Gruppe von Hochdruckfällen, die deshalb toxo-
gener Hochdruck genannt werden, nachgewiesen. Diese
Gruppe deckt sich im allgemeinen mit jener, die, nach der
Gesichtsfarbe, als blasser Hochdruck bezeichnet wurde.

Die Entstehung einer zweiten Art von Hochdruck (roter,
benigner Hochdruck) ist noch nicht geklärt; in den letzten
Jahren wurden zahlreiche Argumente dafür beigebracht, daß
diese Hochdruckform neurogen entsteht; es kann sich um
abnorme Vorgänge in den „Zentren“ (zerebraler Hochdruck)
oder um abnorme Vasomotorenreflexmechanismen handeln.
Auch eine (vielleicht konstitutionell bedingte) abnorme Tonuslage der glatten Muskulatur der Gefäße, eine auf noch unbekannte Weise erworbene Änderung der Wandbeschaffenheit
der peripheren Arterien wird erwogen. Von einer *einheitlichen*
Erklärung aller Hochdruckformen wird auf Grund der neueren
Befunde mit Recht Abstand genommen. Von der früher häufig
geäußerten Ansicht, daß *immer* eine primäre Nierenerkrankung
vorliegt, ist man abgekommen. Allerdings ist diese Frage durch
neuere Untersuchungsergebnisse wieder aktuell geworden.

Das Krankheitsbild des essentiellen Hochdrucks kann
man rein klinisch in zwei Stadien einteilen. Das erste wird
das *Stadium der schwankenden Blutdruckwerte genannt*. Man
findet häufig bei der ersten Messung einen hohen Druck von
beispielsweise 200 mm Hg. Wiederholt man die Messung
einige Minuten später, nachdem der Kranke indessen ruhiger wurde, dann findet man einen Druck von etwa 180; kurze
Zeit später kann dann ein Druck von 150 und endlich ein ganz
normaler Druck gemessen werden. Jede psychische Erregung,
jede geistige und körperliche Anstrengung treibt den Druck
in diesem Stadium in die Höhe. Nur während des Schlafes
oder nach längerer, vollständiger Bettruhe ist er normal. Die
zahllosen Eindrücke des täglichen Lebens sind Anlaß genug,
ihn dauernd tagsüber zu erhöhen. Aus diesen Erfahrungen
muß man die Regel ableiten, nie auf Grund *einer* Druckbe-
stimmung allein die Diagnose Hochdruck zu stellen; man
muß die Messung beim ruhig daliegenden Kranken mehrmals

wiederholen und den letzten, niedrigsten Wert beachten. Sehr häufig wird man dann, besonders bei Frauen im Klimakterium, aber auch bei Jugendlichen, finden, daß der anfänglich erhöhte Druck bald normale Werte erreicht.

Die Feststellung dieses ersten Hochdruckstadiums ist darum wichtig, weil in diesem allein die Blutdruckhöhe therapeutisch beeinflußbar ist. Das gelingt nicht durch die zahlreichen Medikamente, die in den Tageszeitungen noch mehr als in den medizinischen Zeitschriften zur Senkung des Blutdruckes empfohlen werden; eine kochsalzarme, eiweißarme, reizlose Kost und Fernhalten jedes stärkeren psychischen Reizes (eventuell, wenn es notwendig erscheint und sozial möglich ist, Isolierung von Familie oder Beruf), etwas Brom, Valeriana, reichen aus, um in der großen Mehrzahl der Fälle binnen kurzer Zeit den Druck zu senken. Wenn keine Beschwerden vorliegen, ist eine aktivere Therapie möglichst zu vermeiden. Etwas Alkohol ist erlaubt, wenn er sonst gut vertragen wird.

Über weitere, unterstützende Medikamente wird noch gesprochen werden müssen (s. S. 165).

Von allergrößter Bedeutung ist es, dem Kranken nichts von seinem erhöhten Blutdruck zu erzählen. Beschwerden fehlen in diesem Stadium oft ganz oder sind relativ gering und weisen nicht sofort auf das Herz hin. Es besteht zuweilen Schwindel, eine gesteigerte Erregbarkeit und Ermüdbarkeit, Nasenbluten, Kopfschmerzen, manchmal Herzklopfen. Von dem Momente aber, da der Kranke erfährt, daß er herzkrank ist oder daß er gar einen hohen Blutdruck hat, beginnen Herzbeschwerden, vor allem durch Angst hervorgerufene und unterhaltene Beschwerden, die nur schwer beseitigt werden können. Dann ist eine beruhigende Psychotherapie außerordentlich wichtig.

Aus diesem ersten Stadium entwickelt sich früher oder später das zweite, das Stadium des fixierten Blutdruckes oder das *Stadium der Kreislaufkomplikationen*. Hält der Hochdruck einige Zeit an, dann kommt es zu organischen, anatomischen Veränderungen in den präkapillaren Arterien, zur Sklerose. Die Veränderungen entwickeln sich am frühesten in der Milz. Die Sklerose der Milzarterien spielt aber begreiflicherweise in der Klinik keine Rolle. Zu dieser Zeit beginnt auch eine Sklerose der Nierengefäße. Sie tritt aber klinisch kaum in Erscheinung; Verdünnungs- und Konzentrationsversuch fallen normal aus, auch eine Albuminurie und jeder abnorme Sedimentbefund fehlen. Bei einer makroskopisch-anatomischen Untersuchung der Niere ist höchstens eine beginnende Granulierung zu sehen.

Sehr früh kommt es auch zu einer Sklerose der Pankreasgefäße; diese erklärt uns das häufige Vorkommen einer Glykosurie bei Hochdruckfällen, die man besonders nach einer kohlehydratreichen Mahlzeit findet und suchen soll. Viel wichtiger als der Harnzucker ist für die Beurteilung solcher Fälle der Blutzuckerwert. Dieser kann außerordentlich erhöht sein, es kann ein schwerer Diabetes bestehen, ohne daß auch nur eine Spur Glykosurie gefunden wird. Das erklärt sich daraus, daß die gleichzeitig bestehende Nephrosklerose das Nierenfilter abdichtet und die Schwelle für den Harnzucker erhöht. Auch für die Beurteilung des diätetischen Behandlungserfolges ist selbstverständlich nur der Blutzucker zu berücksichtigen.

Viel bedeutungsvoller als die eben erwähnten Gefäßveränderungen sind Erkrankungen in den anderen Gefäßbezirken. So führt die Sklerose in den feineren Koronarverzweigungen zu einer frühzeitigen Erweiterung und Insuffizienz des stark belasteten linken Herzens. Die Herzerweiterungen, die man bei solchen Hypertonikern finden kann, werden nur noch von jenen bei der Aortenklappeninsuffizienz übertroffen. Die Herzschwäche mit allen ihren Folgen gehört auch zu den häufigsten Todesursachen bei der Hypertension. Aber auch eine Sklerose in den kleinen Zerebralarterien oder in den Arterien der unteren Extremitäten kann zu Komplikationen führen. Es muß aber besonders betont werden, daß die Atheromatose in der Aorta und in den *größeren* Zerebral- oder Fußarterien mit dem Hochdruck nichts zu tun hat, manchmal aber gleichzeitig vorkommt. Herzinsuffizienz, dann Diabetes und Zerebralsklerose führen, früher oder später, das Ende herbei.

Nachdem lange Zeit angenommen wurde, daß die Sklerose der kleinsten Arterien das Primäre sei und der hohe Blutdruck die Folge, kam man in den letzten Jahren zur Anschauung, daß die Sklerose der kleinen präkapillaren Arterien sich erst als Folge des hohen Blutdruckes ausbilde. Man hatte wiederholt bei Fällen mit „essentiellem Hochdruck" eine anatomische Veränderung der Gefäße vermißt.

Aber auch diese Annahme dürfte nicht stimmen, zumindest nicht in der Form, daß jeder Hochdruck früher oder später durch Überbeanspruchung der Gefäße zu sklerotischen Vorgängen führe. Dagegen sprechen Beobachtungen bei der Isthmusstenose der Aorta. Hier besteht von der frühesten Jugend an in der oberen Körperhälfte ein Hochdruck beträchtlichen Ausmaßes; dennoch werden auch im späteren Alter Gefäßveränderungen vermißt; sie müßten vorhanden sein, wenn sie durch den Hochdruck allein entstünden.

In diesem Stadium ist der Blutdruck fixiert, da nicht mehr eine bloß funktionelle, sondern schon eine organische Verengerung der Arteriolen vorliegt. Wohl kann der Druck bei entsprechender Ruhe und Diät ein wenig, etwa von 250 auf 220 mm Hg sinken, auf normale Werte fällt er aber nicht mehr ab. In diesem Stadium kümmern wir uns nie mehr um die Normalisierung des Blutdruckes; er kann nur dann stärker sinken, wenn Herzschwäche auftritt, oder wenn wir Gifte geben, welche die Kontraktionskraft des Herzmuskels lähmen. Ohne Herzschädigung keine Blutdrucksenkung mehr! Gegenwärtig ist sogar der Standpunkt allgemein durchgedrungen, daß in diesem Stadium eine Blutdrucksenkung, auch wenn sie durch die Therapie erreichbar wäre, schon darum nicht anzustreben ist, weil sie Gefahren mit sich bringt. Der hohe Blutdruck ist — sobald eine organische Veränderung der Peripherie besteht — als Betriebsdruck notwendig; sinkt der Druck, wird weniger Blut durch die verengten Gefäße in die Gewebe gepreßt, dann leidet die Ernährung des Gewebes. Wir sehen deshalb auch bei jenen Fällen, bei denen aus anderen Gründen (Koronarthrombose) beträchtliche Blutdrucksenkungen auftreten, die unangenehmsten Folgen, auch dann, wenn der Druck auf Werte absinkt, die noch durchaus im Bereiche der Norm liegen. Bei Hochdruckfällen mit Sklerose der zerebralen Gefäße kann sogar schon eine Senkung des Blutdruckes von 250 auf 220 schwere, deutlich erkennbare Störungen des Bewußtseins und Lähmungserscheinungen herbeiführen.

Wir richten in diesem Stadium unser Augenmerk auf die Behandlung der Symptome, wie Herzinsuffizienz, Schwindel, Ohrensausen und Ohrgeräusche — nicht aber auf die Behandlung der Blutdruckhöhe; kochsalzarme Kost ist auch in diesem Stadium notwendig.

Von manchen Autoren wird noch ein *drittes Stadium*, das der Schrumpfniere, abgegrenzt; über die Stellung dieses Krankheitsbildes (genuine Schrumpfniere) im Rahmen der „essentiellen" Hypertension herrscht noch keine Klarheit, da nach sehr überzeugenden Argumenten anderer ein chronisch entzündlicher Krankheitsprozeß vorliegen kann; es handelte sich dann um eine Erkrankung für sich.

Die klinische Untersuchung kann, neben den noch zu besprechenden Befunden am Herzen selbst, eine Erweiterung der Aorta, ein systolisches Geräusch über der Aorta und einen lauten zweiten Aortenton ergeben. Man hüte sich aber davor, aus der Lautheit des zweiten Tones oder aus der Palpation des Pulses auf die Höhe des Blutdruckes zu schließen. Täuschungen in dieser Beziehung sind häufig. Besonders bei alten Leuten mit einem Volumen pulm. auctum können trotz sehr hoher Blutdruckwerte normal akzentuierte oder sogar leise Aortentöne gefunden werden.

Bei der Messung des Blutdruckes ist natürlich auch immer der diastolische Druck mitzubestimmen. Seine Höhe erlaubt uns unter anderem die Beurteilung der Weite der peripheren Gefäße, er hängt vom peripheren Widerstand ab. Bei der „essentiellen" Hypertension ist deshalb der diastolische Druck immer beträchtlich erhöht. Er kann bis auf 160 mm Hg und darüber ansteigen. Ein hoher systolischer Druck bei niedrigem, normalem diastolischen Druck findet sich bei der Atheromatose, wahrscheinlich durch Verlust der Elastizität der Aortenwand. Man spricht vom gutartigen Altershochdruck. Ähnliche Druckwerte findet man manchmal auch bei der Mesaortitis. Abgesehen von dieser speziellen Hochdruckform, gilt auch sonst die Regel, daß ein relativ niedriger diastolischer Druck die Prognose besser beurteilen läßt. Bei der Sahlischen Hochdruckstauung (s. S. 53) ist der diastolische Druck, parallelgehend dem systolischen, erhöht. Durch eine Entwässerungstherapie kann eine Rückkehr beider Druckwerte zur Norm erzielt werden. In manchen Fällen ist der diastolische Druck schon zu einer Zeit erhöht, da der systolische noch normal ist. Dieser Befund ist nicht selten das erste objektive Zeichen einer Kreislauferkrankung. Ein diastolischer Druck über 90 mm Hg ist immer abnorm.

Der *Pulsdruck*, die Differenz zwischen systolischem und diastolischem Blutdruck, ist von weitgehender diagnostischer Bedeutung. Er ist bei Aortenklappeninsuffizienzen und Hyperthyreosen vergrößert, weil der diastolische Druck bei diesen Zuständen absinkt, der systolische Druck sehr oft erhöht ist. Er ist bei raschem Versagen des Herzens (z. B. bei einer Koronarthrombose oder akuten Herzinsuffizienzen anderer Genese) verkleinert, da hier der systolische Druck sinkt, der diastolische gleich bleibt oder ansteigt. Der diastolische Blutdruck sinkt bei der Herzinsuffizienz nicht ab! Tritt bei einem Hypertoniker eine Insuffizienz des Herzens ein, dann *kann* der systolische Druck wieder normal werden und nur der hohe diastolische Druck zeigt an, daß eine Hypertension bestand. Oft bleibt aber trotz eingetretener Herzschwäche der systolische Blutdruck hoch.

In kurzfristigen Untersuchungen, wenn man annehmen darf, daß die Elastizität der Gefäße unverändert bleibt, ist aus dem Pulsdruck ein vorsichtiger Schluß auf die Größe des Schlagvolumens erlaubt.

Neben den schon erwähnten drei Hochdruckformen (Hochdruck bei entzündlichen Nierenerkrankungen, Stauungshochdruck, essentieller Hochdruck) und der noch zu besprechenden Blutdrucksteigerung bei der Isthmusstenose der Aorta (S. 215) gibt es noch einige andere, heute schon gut abgrenzbare Formen der Blutdruckerhöhung.

So der Hochdruck bei Hindernissen in den ableitenden Harnwegen. Bei relativ jungen Männern kann eine Prostatavergrößerung mit Harnretention oder es kann eine Harnröhrenstriktur zu einer Blutdrucksteigerung führen, die bei Beseitigung des Abflußhindernisses sehr rasch verschwindet. Über die Entstehungsweise dieses Hochdruckes ist man sich noch nicht im klaren (Reflexe?).

Bei Erkrankungen des Zentralnervensystems, so z. B. bei einer Encephalitis mit Herden in den bulbären Zentren, bei seltenen Fällen von Schädelverletzungen, wurden wiederholt gewaltige Blutdruckerhöhungen beobachtet.

Eine ganz typische Blutdrucksteigerung auf Werte über 200 tritt bei einem Herzblock mit starker Bradykardie auf. Hier ist der diastolische Druck oft nur wenig erhöht. Es dürfte sich um das Eingreifen von Gegenregulationen handeln.

Eine weitere Abart, deren Abgrenzung erst in den letzten Jahren möglich wurde, bilden die verschiedenen hormonal bedingten Blutdrucksteigerungen.

Über die so häufige Blutdruckerhöhung im Klimakterium wird noch im Zusammenhange einiges zu sagen sein (S. 176).

Eine weitere, schärfer umgrenzte Form des Hochdrucks findet man zugleich mit Fettleibigkeit, starken Striae, Hypertrichosis, Rötung des Gesichtes, Kopfschmerzen bei einem Adenom aus basophilen Zellen des Hypophysenvorderlappens. Hier sprechen aber neuere Untersuchungen doch für eine Mitbeteiligung der Nebennierenrinde.

Endlich tritt auch bei Tumoren des Nebennierenmarkes eine Blutdrucksteigerung in Form typischer Anfälle auf. Diese dauern zunächst nur kurze Zeit und sind mit einer Tachykardie, anginösen Schmerzen, Hyperglykämie und Glykosurie, Temperaturen und anderen Zeichen einer Hyperadrenalinämie verbunden. Wenn nicht eingegriffen wird, nehmen die Anfälle an Intensität und Dauer zu. Gelingt es, den Tumor zu entfernen, tritt vollständige Heilung ein. Der Tumor wurde wiederholt sehr reich an adrenalinähnlichen Stoffen gefunden. Er war manchmal vor der Operation palpabel. Jeder Druck auf ihn löste — vermutlich durch die Ausschwemmung von adrenalinähnlichen Substanzen — einen Anfall aus.

Ergibt die Anamnese keinen Anhaltspunkt dafür, daß eine Hypertension in der Aszendenz vorkam, dann denke man an eine der genannten Formen.

Der Hausarzt hat auch die Pflicht, bei den Kindern von Eltern mit einer essentiellen Hypertension frühzeitig mit Beobachtung und Beratung zu beginnen. Ein Blutdruck von $^{180}/_{100}$ bei 30jährigen wird nicht selten gefunden.

Bei der Messung des Blutdruckes bedient man sich heute wohl allgemein der auskultatorischen Methode; sie wird schon wegen der Bestimmung des diastolischen Druckes vorgezogen. Es empfiehlt sich jedoch, das Ergebnis der auskultatorischen Bestimmung des systolischen Druckes durch die palpatorische Messung zu kontrollieren; es gibt nämlich eine sehr wichtige, aber wenig bekannte Täuschungsmöglichkeit: die sogenannte „auskultatorische Lücke“.

Will man den systolischen Druck messen, so treibt man gewöhnlich den Druck in der Manschette ausreichend hoch hinauf und läßt ihn dann sinken, bis die ersten Töne an der A. cubitalis gehört werden; damit ist die Höhe des systolischen Druckes gefunden. Wenn nach einer kurzen Spanne, in der Geräusche und Töne gehört werden, die lauten Töne plötzlich wieder leiser werden, hat man den diastolischen Druck erreicht. Bei manchen Kranken kann man aber finden, daß die Töne beispielsweise bei 200 auftreten, bei 180 verschwinden, um dann bei 130 wiederzukommen und etwa bei 100 endgültig nicht mehr gehört werden. Zwischen 180 und 130 werden keine Töne oder Geräusche an der A. cubitalis gehört, es herrscht Stille; bläst man zufällig bei einem solchen Kranken die Manschette bis 160 auf und erniedrigt langsam den Druck, so hört man erst bei 130 die Töne und kann 130 für den systolischen Druck ansehen. Dieser Irrtum ist

nicht selten und verhängnisvoll. Man entgeht ihm, wenn man
den Druck auch palpatorisch mißt, da die beschriebene Täuschungsmöglichkeit dann fehlt. Der Irrtum wird auch vermieden, wenn man immer den Druck in der Manschette zu
Beginn der Messung sehr stark erhöht und dann *langsam*
vermindert. Die auskultatorische Lücke wird in manchen
Fällen deutlicher oder tritt erst auf, wenn die Manschette
einige Zeit unter Druck gehalten wird; sie kann nur einseitig, nur am rechten oder nur am linken Arm bestehen. Sie
wird besonders oft, abgesehen von den Hochdruckfällen, bei
Aortenklappenstenosen und Aortenklappeninsuffizienzen gefunden.

Die Manschette muß den ganzen Arm umgreifen. Ist dies
— bei Fettleibigen — nicht der Fall, dann wird oft ein viel
zu hoher Druck gemessen.

Mesaortitis.

Bei Kranken, die wegen Herzbeschwerden, die nicht auf
einen Klappenfehler zurückzuführen sind, zu uns kommen,
muß man auch an eine Mesaortitis denken; das ist besonders
dann notwendig, wenn Zeichen für eine Erkrankung im Gebiete der aufsteigenden Aorta sprechen.

Die Mesaortitis ist häufig und wird noch viel zu selten
diagnostiziert. Annähernd $10^0/_0$ der Kreislaufkranken haben
eine Mesaortitis! Nach den übereinstimmenden Statistiken
zahlreicher Institute für pathologische Anatomie werden bei
fast $4^0/_0$ der obduzierten Fälle Veränderungen in der Aorta
im Sinne einer Mesaortitis gefunden*)! Die Mesaortitis ist die
weitaus häufigste Form der viszeralen Lues ($70^0/_0$). Bei
diesen Zahlen muß allerdings erwogen werden, daß bei diesen
Fällen die Mesaortitis nicht immer auch Todesursache war.
Sie ist oft genug ein Zufallsbefund bei der Autopsie und hat
auch klinisch keine Erscheinungen gemacht. Nur annähernd
$50^0/_0$ der Mesaortitiden aber werden klinisch erkannt.

Die Diagnose einer Mesaortitis ist in typischen Fällen
sehr leicht. Wir hören in der Anamnese von einer luischen
Infektion, der Kranke berichtet über Brennen, über einen
Druck hinter dem Brustbein, der besonders nach Anstrengungen auftritt, die Wassermannreaktion ist positiv, die Aorta
verbreitert, über der Aorta besteht ein systolisches Geräusch
und ein lauter, klingender zweiter Ton, der oft auch rechts

---

*) Diese Zahlen gelten nicht für alle Länder.

im zweiten Interkostalraum, parasternal, palpabel ist. Wenn die Aorta stärker elongiert ist, besteht eine starke Pulsation im Jugulum, bei einer Verengerung der Abgänge der großen Gefäße von der Aorta bestehen Pulsdifferenzen an der A. brachialis oder A. carotis (s. S. 53).

Keines dieser Zeichen *muß* jedoch bei einer Mesaortitis vorhanden sein, jedes kann gelegentlich fehlen. „Typische" Fälle, die alles soeben Erwähnte zeigen, sind sogar selten. Die Wassermannreaktion wird bei 25—30% der Mesaortitisfälle negativ gefunden. Die positive Anamnese fehlt in 40 bis 50% der Fälle; auch die Aortenerweiterung, das systolische Aortengeräusch, der laute zweite Aortenton können fehlen. So sind die meisten Mesaortitisfälle sehr arm an Symptomen und ihre sichere Diagnose ist schwierig. Sehr oft besteht nur eine auffallende Aortenerweiterung ohne sonstige klinische Zeichen oder nur eine verdächtige Akzentuation des zweiten Aortentones, nur ein lautes rauhes, systolisches Aortengeräusch. Das sind aber durchaus nicht irgendwie charakteristische Zeichen, besonders wenn man bedenkt, daß die Mesaortitis mit Vorliebe Patienten im mittleren und höheren Alter befällt.

Die Zeit, die gewöhnlich zwischen Infektion und Auftreten der ersten Erscheinungen der Aortenerkrankung verstreicht, wird mit 15—25 Jahren berechnet; die kürzeste Frist beträgt 4 Jahre; sie wird selten gefunden. Da die Mehrzahl der Mesaortitiden das 40. Lebensjahr überschritten hat, wird man auf das Vorhandensein eines systolischen Aortengeräusches, eines lauten zweiten Aortentons nicht viel geben können. Bei älteren Patienten ist oft die Unterscheidung von einer Atheromatose unmöglich. Die Mesaortitiden sind ja meistens mit einer Atheromatose kombiniert (s. S. 47) und die klinischen Symptome sind bei beiden Zuständen dieselben. Nicht selten ist sogar der Anatom, der die aufgeschnittene Aorta vor Augen hat, in Verlegenheit, wenn er entscheiden soll, ob hinter der Atheromatose nicht auch eine Mesaortitis versteckt ist; zur sicheren Diagnose ist oft eine histologische Untersuchung notwendig, die das Vorhandensein der typischen Entzündungsherde in der Media aufzeigt. Diese häufige Kombination von Mesaortitis mit Atherosklerose ist auch wohl Ursache dafür, daß das schon vor Jahrzehnten ausgezeichnet beschriebene anatomische Bild der Mesaortitis relativ spät allgemeine Anerkennung gefunden hat.

Kennt man diese Schwierigkeiten, die der Anatom bei

der Diagnose überwinden muß, so wird man die schwere Aufgabe, die der Kliniker zu lösen hat, begreifen. Dazu kommt noch, daß ungefähr die Hälfte aller Mesaortitisfälle einen erhöhten Blutdruck (über 150) aufweisen. Über die Ursache dieser Blutdrucksteigerung, die sowohl den systolischen als auch den diastolischen Blutdruck betrifft, ist noch nichts Sicheres bekannt. Sie ist wohl nicht durch ein Übergreifen des Entzündungsprozesses auf die Blutdruckzügler in der Aortenwand veranlaßt. Es ist aber begreiflich, daß durch sie die Diagnose noch mehr erschwert wird, da alle beschriebenen Zeichen der Mesaortitis auch durch den erhöhten Druck erklärt werden können. Kommt ein Patient mit einem lauten 2. Aortenton, einem systolischen Aortengeräusch, einer erweiterten Aorta in unsere Beobachtung und finden wir außerdem einen erhöhten Blutdruck, so können alle Befunde durch diesen allein bedingt sein und es ist außerordentlich schwierig, zu entscheiden, ob außerdem auch eine Mesaortitis vorliegt. Diese so häufige Kombination von Mesaortitis mit Hochdruck macht es uns zur Pflicht, bei jedem Hypertoniker, besonders jenem, dessen Familienanamnese von Kreislauferkrankungen frei ist (Heredität der Hypertension!), an die Möglichkeit einer Mesaortitis zu denken. Sichergestellt wird diese Diagnose nur beim Vorliegen aneurysmatischer Aortenerweiterungen oder einer hochgradigen Verengerung des Abganges der A. carotis, A. subclavia, A. anonyma und dadurch bedingtem stärkerem Pulsunterschied zwischen beiden Seiten.

Bei Jugendlichen mit einer schweren, rasch fortschreitenden Mesaortitis können Temperatursteigerungen bis über 38⁰ vorkommen. Besteht gleichzeitig eine Insuffizienz der Aortenklappen, dann liegt die Fehldiagnose einer rezidivierenden Endokarditis nahe.

Die Senkungsgeschwindigkeit der roten Blutkörperchen kann bedeutend beschleunigt sein; es kommen aber auch normale Werte vor. Der Befund hängt vom Vorhandensein frischer Entzündungsherde in der Aorta und von den begleitenden Herzmuskelveränderungen ab.

Gegenüber diesen außerordentlich großen Schwierigkeiten, denen die Diagnose einer Mesaortitis häufig begegnet, ist die große Sicherheit, mit der von mancher Seite in Arbeiten, Statistiken, die Diagnosestellung dieser Krankheit behandelt wird, erstaunlich. Die Erkennung einer Mesaortitis, ihre Unterscheidung von Fällen mit Hochdruck,

Atheromatose gehört zu den schwierigsten diagnostischen Problemen der Kardiologie.

Ebenso vielgestaltig, von Fall zu Fall wechselnd, wie das Krankheitsbild ist auch die Prognose. Es gibt sehr gutartige Fälle; die Krankheit kann in jedem Stadium zum Stillstand kommen. Jahrelange Krankheitsdauer ohne Beschwerden sind ebenso möglich wie rascher, in wenigen Monaten zum Tode führender Verlauf. Daß für die Prognose der Zustand des Myokards, das Vorhandensein von Verengerungen, Verschlüssen der Koronarostien von Bedeutung sind, wurde schon bei der Besprechung der luischen Aortenklappeninsuffizienz erwähnt. Die Miterkrankung der Klappen ist eine weniger wichtige Komplikation als die Miterkrankung des Muskels. Feststeht, daß die breitesten QRS-Komplexe im Elektrokardiogramm, die schwersten elektrokardiographisch nachweisbaren Veränderungen der Kammerkomplexe überhaupt, bei der Mesaortitis gefunden werden können.

In etwa 20% der Fälle von Mesaortitis findet man auch Zeichen von Lues des Zentralnervensystems.

Häufig wird bei der Mesaortitis — wie beim Aneurysma — eine Klopfempfindlichkeit der Brustwirbeldornfortsätze (zwischen 2. und 4. Wirbel) gefunden. Auch eine stärkere Hauthyperästhesie links außen am lateralen oberen Thoraxquadranten (Head-Mackenziesche Zone) ist häufig, aber durchaus nicht charakteristisch.

Verengerungen, sogar Verschluß der Koronargefäße, finden sich anatomisch bei sehr vielen Mesaortitisfällen. Da die Stenosen sich ganz allmählich entwickeln, ist Gelegenheit zur Entwicklung eines Kollateralkreislaufes gegeben, der auch gewöhnlich gut funktioniert. So kommt es, daß die Stenose nur eines Koronarostiums gar keine Erscheinungen zu machen braucht; auch bei Stenosen beider Ostien können stärkere Erweiterungen des Herzens fehlen und eine auffallend lange Funktionstüchtigkeit des Herzens und Beschwerdefreiheit vorkommen. Der Herzmuskel wird in solchen Fällen vor allem auf dem Wege über die Vasa Thebesii ernährt. Sie münden, von den Venen und Kapillaren des Koronarsystems ausgehend, in die Vorhöfe und Kammern direkt ein und können das Blut aus den Herzhöhlen direkt dem Herzmuskel zuführen. Abgesehen von diesen Gefäßen anastomosieren auch die Vasa vasorum der aszendierenden Aorta mit den Koronararterien und recht große Gefäßstämme kommen von den Bronchialarterien her, in der Wand der Lungenvenen, zum Herzen. Auch von der Umschlagstelle des Perikards, das bei den Mesaortitiden mit der Adventitia der Aorta ascendens durch breite Adhäsionsstränge verbunden sein kann (die Entzündungsprozesse greifen von der Media auf die Adventitia über), können größere Arterien mit den Koronararterien anastomosieren. So wird es verständlich, daß auch der vollständige Verschluß beider Koronarostien im Verlaufe einer Mesaortitis — eine Zeitlang zumindest — mit dem Leben vereinbar ist.

Man kann bei Fällen mit hochgradiger Stenosierung beider Koronarostien (oder bei Verschluß *eines* Ostiums und Stenosierung des anderen) ein typisches Krankheitsbild finden, welches die klinische Diagnose ermöglicht.

Es bestehen die Zeichen einer Mesaortitis oder einer Insuffizienz der Aortenklappen, meist ohne stärkere Erweiterung des Herzens. Die Patienten klagen über Anfälle von Schmerzen in der Herzgegend oder zwischen den Schultern, oder im Oberbauch, die mit großer Angst einhergehen. Diese Angst kann weitaus im Vordergrunde stehen, andere Beschwerden können fehlen. Die unerklärliche Angst, die mit großer Unruhe verbunden ist, tritt zunächst nur nach Anstrengung, dann aber auch in Ruhe, ohne ersichtliche Ursache auf. Sie wird durch Nitroglyzerin sofort beseitigt. Es ist für diese Fälle typisch, daß der Blutdruck im Anfalle immer mehr absinkt. Diese Drucksenkung, die wohl Folge einer ungenügenden Durchblutung des Herzmuskels ist, dürfte die Angstzustände auslösen.

Eine kongenitale Lues ruft außerordentlich selten eine Mesaortitis oder Aortenklappeninsuffizienz hervor.

Die Angina pectoris bei der Mesaortitis wird S. 157, die Therapie S. 294 besprochen.

Die Myokarditis.

Die Häufigkeit und Bedeutung der Myokarditis wurde im Laufe der letzten Jahre recht verschieden eingeschätzt. Es gab und gibt noch heute Ärzte, die nahezu jede Myokarderkrankung, alles was nicht Klappenfehler ist, auch sichere Koronarsklerosen, Herzinsuffizienzen bei Hochdruck, als Myokarditis, eventuell als Myokarditis fibrosa bezeichnen. Gegen diese Verallgemeinerung entwickelte sich eine sehr begreifliche Reaktion und von vielen, sehr beachtenswerten Stellen wurde die Myokarditis als eine seltene, nur ausnahmsweise klinisch zu diagnostizierende Affektion bezeichnet. Beides ist nicht richtig.

Feststeht, daß die Myokarditis hinsichtlich ihrer Bedeutung und Häufigkeit nicht richtig beurteilt wird. *Die Myokarditis ist eine häufige Erkrankung* und sie bleibt oft genug unerkannt.

Die subjektiven Beschwerden sind gering und in den meisten Fällen nicht für eine. Herzaffektion charakteristisch. Stechen, Schmerzen in der Herzgegend, Herzklopfen sind häufig, können aber auch fehlen. Die Schmerzen bei der Myokarditis sind „uncharakteristisch". Sie treten ohne unmittelbaren Anlaß, auch in Bettruhe auf, dauern Minuten bis Stunden, strahlen selten aus. Sie können sehr intensiv sein.

Diese Beschwerden, ebenso wie die noch zu besprechenden Ekg-Befunde, sind sicherlich zum großen Teil Folge der Verschlüsse kleiner und kleinster Gefäße, die bei der rheumatischen Erkrankung des Herzmuskels regelmäßig gefunden werden. Schwäche, Appetitlosigkeit, Kopfschmerz, Fieber, Blutarmut, Abmagerung, schlechtes Aussehen gesellen sich hinzu. Das Fieber wird in vielen Fällen erst vom Arzte entdeckt. Es ist bei einer floriden Myokarditis immer vorhanden und kann bis 38,5⁰ (Celsius) erreichen.

Sehr gering sind aber die Befunde am Herzen. Eine Vergrößerung des Herzens ist die Ausnahme; sie findet sich nur bei sehr schweren Myokarditiden; bei den meisten Fällen sind Herzkonfiguration und Größe normal. Die Herzvergrößerung bei diesen Fällen ist im Gegensatze zu jener, die man bei Klappenfehlern findet, oft nur vorübergehend. Sie bildet sich manchmal sogar auffallend rasch zurück.

Bei Klappenfehlern, die schwer dekompensiert mit vergrößertem Herzen zu uns kommen, bleibt die Herzgröße auch dann unverändert, wenn die Behandlung von einem ausgezeichneten Erfolg begleitet ist Wird das Herz in diesen Fällen doch nach der Behandlung kleiner gefunden, so handelte es sich gewöhnlich um einen Erguß im Herzbeutel, der durch die Therapie verschwand. Bei Myokarditiden dagegen kommen beträchtliche Rückbildungen von Herzerweiterungen nicht selten vor.

Auch die Auskultation ergibt häufig reine Töne. Eine Beschleunigung der Herzfrequenz kann vorhanden sein, ist aber nicht häufig. Ein systolisches Geräusch an der Spitze ist für eine Herzerkrankung nicht charakteristisch. Ebensowenig ein unreiner, gespaltener 1. oder 2. Herzton oder leisere Töne. Wohl können auch bei Myokarditiden dieselben schweren Veränderungen gefunden werden, wie bei den anderen Myokarderkrankungen; sie werden später besprochen werden. Bei den meisten Fällen fehlen sie jedoch.

8*

Diese Symptomenarmut ist dadurch erklärt, daß die im Herzmuskel diffus verstreuten Entzündungsherde begreiflicherweise weder eine Änderung der Herzgröße noch abnorme Auskultationsphänomene hervorrufen. Nur die seltenen, ganz schweren Entzündungen des Herzmuskels rufen Veränderungen hervor, die schon bei der Perkussion oder Auskultation auffallen.

Relativ häufig wird die richtige Diagnose gestellt, wenn der Patient während oder kurz nach einer Infektionskrankheit zu uns kommt oder wenn er gerade einen akuten Rheumatismus durchgemacht hat. Sie wird aber bei jenen, nach unserer Erfahrung, nicht seltenen Fällen, bei denen eine sichere Ätiologie nicht zu finden ist, meistens verfehlt. Besteht noch Fieber, dann wird — da alle Befunde sonst negativ sind — oft eine „Grippe" diagnostiziert; diese Diagnose und die Diagnose „Bronchitis" ist auch darum häufig, weil man bei Kranken mit rheumatischer Myokarditis sehr oft trockene, selten feuchte Rasselgeräusche über den Lungen hört; sie sind durch den Befund von rheumatischen Knötchen und Infiltraten in den feinen Luftwegen bei Kranken dieser Art erklärt.

Von der Häufigkeit der Myokarditis, der Schwierigkeit ihrer Diagnose sind wir erst unterrichtet, seitdem wir das klinische Krankenmaterial mit Regelmäßigkeit elektrokardiographieren. Veränderungen im Elektrokardiogramm findet man jedoch nicht bei jedem Falle und nicht bei jedem dauernd. Sie treten auf, wenn Entzündungsherde an bestimmten Stellen (so z. B. im Hisschen Bündel, im Atrioventrikularknoten, Atrioventrikularschenkel) bestehen oder wenn *größere* Herde im Muskelfleische gelegen sind. Da ständig neue Entzündungsherde aufflackern und verschwinden, wechselt das Elektrokardiogrammbild dauernd, abnorme Elektrokardiogramme (Leitungsstörungen, verbreiterte QRS-Komplexe, abnorme T-Zakken) können heute vorhanden sein und morgen fehlen. Durch regelmäßig, täglich (!) wiederholte Elektrokardiogrammkontrolle kann man feststellen, daß *jede* Endokarditis von einer Myokarditis begleitet ist, daß bei *jedem* akuten Gelenksrheumatismus gleichfalls Entzündungsherde im Herzmuskel nachweisbar sind. Die Myokarditis ist nur *ein* Symptom der „rheumatischen Infektion".

Auch bei Pneumonien deckt das Ekg häufig eine schwere Myokarditis auf, die das rasche Versagen des Herzens bei manchen Fällen erklärt. Die Ekg-Veränderungen können auch nach dem Abklingen der Myokarditis bestehen bleiben, wenn an Stelle des Entzündungsherdes eine Narbe tritt, welche die Reizleitung behindert.

Sehr häufig tritt eine Myokarditis im Gefolge einer scheinbar harmlosen unkomplizierten Tonsillitis auf. Schreibt man bei Kranken, die nach Abklingen des Fiebers über Herzklopfen, Schwäche klagen, das Ekg, dann findet man zuweilen die schwersten Veränderungen.

Sehr häufig rufen fokale Herde (Zahngranulome und Zahneiterungen, chronische Tonsilleneiterung usw.) eine Myokarditis hervor. Sorgfältige Untersuchung der Tonsillen und Zähne, eine Röntgenaufnahme aller entnervten Zähne ist geboten. Eine Sanierung des Gebisses führt zu verblüffenden Erfolgen. Auch beim Vorhandensein einer organischen Herzerkrankung anderer Art (Herzklappenfehler) ist auf Zahngranulome stets zu achten. Es ist wohl richtig, daß nur ein kleiner Bruchteil der so häufigen Granulome schädliche Folgen zeitigt, dennoch müssen natürlich alle behandelt werden.

Als „fokaler Herd" kann auch eine Kolitis, eine Cholecystitis, ein Adnextumor, eine Nebenhöhlenentzündung wirken.

Manchmal wird das Auftreten von Rhythmusstörungen während eines unklaren Fiebers oder das Hörbarwerdens eines Galopprhythmus (im Zusammenhange mit einer verlängerten Überleitungszeit, s. S. 126) die klinische Diagnose ermöglichen, oder zumindest die Anfertigung eines Elektrokardiogramms veranlassen.

Ein sehr häufiger Befund bei der akuten Myokarditis ist auch eine Beschleunigung der Senkungsgeschwindigkeit der roten Blutkörperchen. Es werden nicht selten Werte um 100 Millimeter in der Stunde (nach Westergren) gefunden. Die Senkungswerte können aber auch normal sein. Ob daraus auf eine geringere Ausbreitung der Entzündungsherde geschlossen werden darf, ist noch unentschieden.

Würde bei unklaren Fieberzuständen häufiger an die Möglichkeit einer Myokarditis gedacht werden, wäre die Tatsache ausreichend bekannt, daß solche Myokarditiden keine Herzbeschwerden und keine mit Perkussion, Auskultation und Röntgen nachweisbaren Herzsymptome zeigen müssen, dann würde die Myokarditis in zahllosen Fällen gefunden werden, bei denen sie heute noch nicht diagnostiziert wird. Da diese Fälle strenge Ruhe wahren müssen, vom Herzen jede Mehrbelastung ferngehalten werden muß, ist rechtzeitiges Erkennen von größter Bedeutung. Mehrwöchige Ruhe, auch nach Abklingen der Temperaturerhöhung, ist die wichtigste Therapie;

die medikamentöse Behandlung (Salizyl, Pyramidon) tritt an Bedeutung weit zurück.

Wir zweifeln nicht daran, daß die häufig vom Anatomen (bei Kranken, die aus den verschiedensten Ursachen zur Autopsie kamen) vorgefundenen Bindegewebsnarben im Herzmuskel, für die keine Erklärung gewußt wurde, da die Gefäße intakt waren, auf abgelaufene, unerkannt gebliebene Myokarditiden zurückzuführen sind. Bei der Häufigkeit von Infektionskrankheiten und verschiedenen Infekten, Tonsillitiden usw. und angesichts der Tatsache, daß der Herzmuskel so häufig miterkrankt, glaube ich die Behauptung wagen zu dürfen, daß es wenige Menschen gibt, die von kleinen Entzündungsherden im Myokard dauernd ganz verschont bleiben.

Viel schwieriger ist die (klinische) Feststellung, ob eine Myokardschädigung etwa Folgezustand einer alten, vor Jahren abgelaufenen Myokarditis ist (Myocarditis fibrosa). In solchen Fällen ist — bei älteren Patienten — die Abgrenzung von einer Koronarsklerose, oder einer der anderen Myokarderkrankungen oft unmöglich, weil die Anamnese im Stiche lassen kann, die Patienten nichts von einer alten, abgelaufenen, fieberhaften Infektion zu berichten wissen.

Die Myodegeneratio cordis.

Die Diagnose einer Myodegeneratio cordis als Krankheit für sich ist nicht berechtigt; sie wird am besten ganz vermieden. Ebensowenig wie ein anderer Muskel, wird auch der Herzmuskel ohne äußere Ursache degenerieren. Die Herzmuskeldegeneration ist immer *eine zweite Krankheit.* Sie ist Folge einer schweren Anämie (fettige Degeneration), einer Kachexie aus den verschiedensten Ursachen (z. B. braune Degeneration beim Karzinom), man findet sie nach Vergiftungen mit Phosphor, Alkohol oder nach einer Diphtherie. Hier tritt sie allerdings nicht diffus, sondern in umschriebenen Nekroseherden auf (daneben gibt es toxisch bedingte Kreislaufstörungen). Aber *eine* Ursache für die Degeneration muß gefunden werden, wenn man diese Diagnose stellt. Man ist jedenfalls nicht berechtigt, jede Muskelerkrankung, auch Koronarsklerosen, Myokarditiden als Myodegeneratio zu bezeichnen, wie es heute vielfach geschieht*).

---

*) Die Diagnose Fettherz, die vom Laien so gefürchtet wird, ist ihrer Seltenheit entsprechend, selten zu stellen. Sichere klinische Zeichen für sie gibt es nicht.

Die Myokardschädigung bei der Diphtherie stellt eine besondere Abart der Myokarddegeneration dar. Es treten schwere Hämorrhagien und Nekrosen auf. Sie machen urplötzlich — ohne Vorboten — schwerste Kreislauferscheinungen. Bei lustig im Bett spielenden Kindern können ganz unvermutet die Zeichen akutester und schwerster Herzschwäche auftreten. Wochenlange Ruhe und Überwachung sind angezeigt. Ist die erste kritische Zeit gut überstanden, dann ist eine vollständige Erholung möglich. Das Ekg deckt Zeichen schwerer Störungen der Leitung auf. Die Vorhof-Kammer-Leitungsstörungen sind schon frühzeitig an Rhythmusstörungen erkennbar.

Die Koronarsklerose.

Während bei jugendlichen Kranken die Myokarditis zu den häufigsten Myokarderkrankungen gehört (abgesehen von der Myokardschädigung bei der Diphtherie), ist bei älteren Patienten die Koronarsklerose bzw. ihre Folge, die Myomalazie, die weitaus häufigste Herzmuskelaffektion. Sie verrät sich manchmal durch anginöse Beschwerden; in den meisten Fällen aber wird sie per exclusionem dann angenommen werden dürfen, wenn eine Erkrankung des Herzmuskels festgestellt wird und nichts dafür spricht, daß eine frische oder abgelaufene Myokarditis besteht und die gründliche Durchuntersuchung des Kranken auch keinen Anhaltspunkt für die Annahme einer Myodegeneratio cordis ergibt. Die Koronarsklerose ist häufig mit Hochdruck oder Mesaortitis kombiniert, mit Zeichen von Sklerose in anderen Gefäßgebieten verbunden. Aber auch dann, wenn wir gerade keinen Hochdruck finden, ist die Möglichkeit nicht auszuschließen, daß einer bestanden hat und infolge der Herzmuskelerkrankung geschwunden ist.

Betont muß werden, daß auch eine schwere Koronarsklerose ohne subjektive Beschwerden, ja ohne klinisch feststellbare Veränderungen bestehen kann. Die Arterien anderer Gefäßbezirke können ganz normal sein. Wir müssen diese, oft lange Zeit symptomlos verlaufende Sklerose der größeren Koronargefäße von jener unterscheiden, die man bei länger dauerndem Hochdruck regelmäßig in den feinsten Koronarästen mikroskopisch findet. In den meisten Fällen von Koronarsklerose machen erst anginöse Beschwerden, eine Koronarthrombose, Erscheinungen von Herzinsuffizienz darauf aufmerksam, daß schon schwere Veränderungen der Koronararterien bestehen.

Man ist manchmal bei der Autopsie überrascht, wie hochgradig die Veränderungen am Herzgefäßsystem und am Herzmuskel sind, ohne daß der Patient darauf hinweisende Beschwerden hatte, ohne daß auch die sorgfältigste klinische Untersuchung einen abnormen Befund ergeben hatte. Der Arzt, der das Herz eines älteren Patienten (beispielsweise vor einer schweren Operation) beurteilen soll, lädt so eine große Verantwortung auf sich und muß sich immer die Grenzen unseres Könnens vor Augen halten.

Sehr oft ermöglicht auch hier nur das Ekg (in Ruhe und nach Anstrengung geschrieben) die Diagnose.

Die Senkungsgeschwindigkeit der roten Blutkörperchen ist oft bedeutend erhöht. Dieser Befund dürfte durch die myomalazischen Herde im Herzmuskel als Folge des Verschlusses kleiner Gefäße bedingt sein.

Auch der Befund einer bisher symptomlos verlaufenen Atheromatose (Schwierigkeit der Abgrenzung von der Mesaortitis, s. S. 112), verdickten peripheren Arterien (A. temporalis, A. brachialis) stützt die Diagnose, wird aber oft vermißt. Bei anderen Kranken können trotz schwerer Atheromatose und „Gänsegurgelarterien" subjektive Beschwerden und anatomische Veränderungen an den Koronararterien fehlen.

Recht häufig kommen Patienten mit einer Koronarsklerose wegen Magen-Darmbeschwerden zum Arzt. Ein hartnäckiger Meteorismus, Aufstoßen, Wechsel von Obstipation mit Durchfällen treten auf. Da über diese Beschwerden schon zu einer Zeit geklagt wird, da der Kreislauf noch voll kompensiert ist, muß man wohl annehmen, daß sie durch eine gleichzeitige Sklerose der Mesenterialarterien veranlaßt werden. Wenn man genauer fragt, hört man alsbald auch von unangenehmen Sensationen in der Herzgegend, die zum Teil von den abdominellen Beschwerden abhängig sind, und die vom Kranken, leider auch oft vom Arzt deshalb als wenig beunruhigend nicht weiter berücksichtigt werden.

Die Heredität spielt bei der Koronarsklerose eine große Rolle. Die Erkrankung ist bei mehreren Geschwistern keine Seltenheit. Die Kranken erzählen von Fällen mit Angina pectoris, Herzschwäche, Herzschlag und Wassersucht in der Aszendenz.

Die Koronarsklerose wird gegenwärtig viel häufiger diagnostiziert als in früheren Jahren. Daran ist nicht nur die Verfeinerung unserer Untersuchungsmethoden schuld, da auch die Anatomen über eine Zunahme berichten.

Wir diagnostizieren eine Koronarsklerose auch darum

häufiger, weil wir nicht mehr — wie früher — Symptome diagnostizieren („Herzinsuffizienz", „Angina pectoris"), sondern uns mit Recht bemühen, anatomische Diagnosen zu stellen.

Neuere anatomische Untersuchungen lehrten, daß eine atherosklerotische Gefäßveränderung auch das Endstadium eines endarteriitischen Prozesses sein kann, wie man ihn beispielsweise beim Rheumatismus findet.

Myopathien.

Beachtet man die in den vorangegangenen Abschnitten gegebenen Regeln, dann wird es bei den meisten Fällen von Herzmuskelerkrankung gelingen, eine exakte, anatomische Diagnose zu stellen. Es wird aber auch (selten) Fälle geben, bei denen nicht nur die klinische Untersuchung, sondern auch die anatomische, ja sogar die histologische Durchforschung*) des Herzens keinen sicheren Anhaltspunkt für das Vorliegen einer bestimmten Affektion ergibt. Vorzugsweise für solche Fälle wurde der Ausdruck „Myopathie" geprägt.

Gerade bei den Herzerkrankungen tritt die Unzulänglichkeit der anatomischen und histologischen Untersuchungsmethoden deutlich hervor. Ein normaler histologischer Befund besagt noch nicht, daß der Herzmuskel funktionstüchtig und normal war.

Wir wissen, daß der Anatom uns oft keine Erklärung dafür geben kann, weshalb ein Herzmuskel, der jahrelang auf Digitalis ausgezeichnet ansprach, plötzlich auf kein Mittel mehr reagiert; er kann einen Herzmuskel dieser Art von einem anderen, der voll leistungsfähig war, nicht unterscheiden. Nur die anatomische Untersuchung der übrigen Organe, die Auffindung von Stauungserscheinungen in Leber, Niere usw. berechtigt ihn zur Diagnose: Herzinsuffizienz.

Diese Erfahrungen waren Anlaß zur chemischen Untersuchung des Herzmuskels, da man hoffte, auf diese Weise eine Erklärung für das Versagen des Herzens ohne anatomischen Befund zu finden. Von zahlreichen Tierversuchen am künstlich ernährten Herzen ist es bekannt, daß ein Mangel oder in anderen Fällen ein geringer Überfluß an einem Elektrolyten, so z. B. ein Mangel an Kalzium, zum Versagen des Herzens führt, ohne daß es gelingt, durch Digitalis eine Besserung zu

---

*) Eine Bindegewebsvermehrung im Herzmuskel, fälschlich „Myocarditis fibrosa" genannt, kann Folge einer abgelaufenen Myokarditis oder einer Gefäßerkrankung sein.

erzielen. Führt man dem Herzen nur ein wenig Kalzium wieder zu, dann schlägt es gleich wieder kräftig und die Digitalis ist wieder wirksam. Die, außerordentlich mühevollen, diesbezüglichen, chemischen Untersuchungen am Herzmuskel des herzkranken Menschen haben schon eine Reihe von wertvollen Ergebnissen gebracht, da man tatsächlich bei Rechts- bzw. Linksinsuffizienz gewisse Verschiedenheiten in der chemischen Struktur des Herzmuskels der einen oder anderen Kammer auffand. Von einer Verwertung dieser Befunde in der Therapie sind wir noch weit entfernt.

Symptomatologie der Myokarderkrankungen.

Die klinische Symptomatologie der verschiedenen, eben erwähnten Herzmuskelaffektionen kann gemeinsam besprochen werden, da sie im Prinzip immer die gleiche ist. Bei der Mesaortitis und der Hypertension, Zuständen also, bei denen der Herzmuskel erst sekundär in Mitleidenschaft gezogen ist, stehen die Phänomene an der Aorta im Vordergrunde. Eine stärkere Aortenerweiterung, eine Dämpfung am Manubrium sterni fehlen allerdings oft; dies ist besonders dann der Fall, wenn — bei älteren Personen — ein Volumen pulmonum auctum besteht. Es gibt auch — trotz gleicher anatomischer Befunde — bei solchen Fällen klinisch alle Übergänge zwischen einem leisen und sehr lauten, auch klingenden 2. Aortenton und zwischen einem sehr leisen und lauten, rauhen, eventuell von Schwirren begleiteten Geräusch an der Aorta. Das Vorhandensein oder Fehlen von abnormen Auskultationsphänomenen an der Aorta erlaubt auch nicht die Beurteilung des Grades einer Atheromatose, einer Mesaortitis, einer Hypertension. Die Röntgenuntersuchung und die Blutdruckmessung sind von viel größerer Bedeutung.

Gemeinsam ist allen Myokardläsionen das Vorhandensein von schwerer, nächtlicher Atemnot, gleich vom Beginne der Dekompensation an. In allen Fällen ist ja vorwiegend die linke Kammer geschädigt. Das sind die Kranken, die durch das Cheyne-Stokes-Atmen die Nächte schlaflos verbringen, die manchmal mit den verschiedensten „Asthmamitteln" behandelt werden, bis, recht spät, einmal die Herzerkrankung erkannt wird. Die Atemnot nach Anstrengung tritt gleichzeitig auf oder kommt erst später hinzu.

Der Puls kann bei höhergradiger Myokardschädigung sehr klein sein; es ist ja zu erwarten, daß eine Schwäche der linken Kammer zu einer Verkleinerung des Schlagvolumens führt.

Natürlich findet man diesen kleinen Puls nur bei sehr hochgradigen Myokardschädigungen und darum in prognostisch sehr ungünstigen Fällen.

Das Ergebnis der Palpation ist sehr gering. Erstens darum, weil hauptsächlich das linke Herz erkrankt ist, das nach hinten zu pulsiert; zweitens besteht bei vielen Kranken wegen des vorgerückten Alters eine Überlagerung des Herzens durch die Lunge; drittens sind bei einem Herzen mit geschädigtem Myokard weniger kräftige Pulsationen zu erwarten als bei einem Gesunden. Bei den Fällen mit reinem Hochdruck und noch gutem Myokard kann man allerdings manchmal einen außerordentlich kräftigen, hebenden Spitzenstoß finden. Besteht eine relative Mitralinsuffizienz, dann kann der Pulmonalklappenschluß palpabel sein. Ist ein Galopprhythmus vorhanden, dann wird manchmal am unteren Sternum ein leichtes Zittern, der Tremor cordis, gefunden.

Die Perkussion ergibt ein normales oder ein Aortenherz, in späteren Stadien ein mitralisiertes Aortenherz. Die Taille verstreicht erst später vollkommen, wenn schon eine Stauung im linken Vorhofe, eine relative Mitralinsuffizienz dazugekommen ist. Immer muß die Tatsache beachtet werden, daß ein normal großes Herz nie das Vorliegen einer schweren Myokardschädigung ausschließt. Nicht selten wird bei den reinen Myokarderkrankungen (Myokarditis, Koronarsklerose, Myodegeneratio cordis) eine normale Herzgröße und eine normale Herzform gefunden, obwohl die Autopsie das Vorliegen einer ernsten Herzmuskelschädigung aufdeckt. Finden wir bei einer Herzmuskelerkrankung ohne relative Mitral- oder Trikuspidalinsuffizienz ein auffallend großes Herz, dann ist, auch wenn der Blutdruck bei der Untersuchung normal ist, der Verdacht berechtigt, daß er früher hoch war.

Ein sehr großes, in gleicher Weise nach rechts und links verbreitertes Herz findet man auch bei Perikardialergüssen, die, besonders bei Patienten im reiferen Alter, sich langsam und lange Zeit hindurch unbemerkt entwickeln. Sie werden gewöhnlich nicht erkannt, da die Herztöne laut sein können; es wird fälschlich eine Myokarderkrankung angenommen. Nur das röntgenologisch feststellbare Fehlen jeder Pulsation der Herzränder ermöglicht die Diagnose. Die Ergüsse sind meist hämorrhagisch. Selten besteht daneben ein Klappenfehler, öfters eine Myokarderkrankung (s. S. 206).

Die Auskultation ergibt bei den Myokarderkrankungen nicht selten einen völlig negativen Befund. Auch bei allerschwersten Myokarderkrankungen, auch dann, wenn das Herz stark dilatiert ist, kann man normale, reine Töne hören. Da, wie wir sahen, auch die Perkussion normale Grenzen ergeben kann, ist es begreiflich, daß die Diagnose mitunter sehr großen Schwierigkeiten begegnet.

Nicht selten werden *leise* Töne als Zeichen einer Herzmuskelerkrankung angeführt. Es ist richtig, daß die Herztöne bei schweren Myokarderkrankungen sehr leise werden können. Dieser Befund ist aber nur dann verwendbar, wenn man das Herz dieser Kranken kurz vorher untersucht und laute Töne gefunden hat. Kennt man den Kranken aber nicht und findet man bei der ersten Untersuchung leise Töne, dann muß man immer berücksichtigen, daß schon eine leichte Überlagerung des Herzens durch ein Emphysem, ein stärker gewölbter Thorax mit tieferliegendem Herzen, eine Fettleibigkeit, zu leisen Tönen führen. Auch ein Flüssigkeitserguß im Herzbeutel kann leise Töne hervorrufen.

Abnorme Akzentuation der Töne, Spaltungen des 1. oder 2. Herztones sind nicht selten, aber für sich allein nicht für eine Myokarderkrankung charakteristisch. Auch Geräusche, es kommen nur systolische in Frage, fehlen oft vollständig. Wenn sie vorhanden sind, können sie von den bedeutungslosen akzidentellen nicht unterschieden werden. Ebenso, wie wir es bei der endokarditischen Mitralinsuffizienz besprochen haben, führt auch hier der Klangcharakter des Geräusches in der Diagnose nicht weiter. Man hüte sich deshalb, wegen des Fehlens eines Geräusches einen gesunden Herzmuskel anzunehmen oder nur auf Grund eines rauhen Geräusches eine Myokardschädigung zu diagnostizieren.

Bei allen in den vorangegangenen Abschnitten aufgezählten Zuständen, immer dann, wenn es zu einer stärkeren Erweiterung des linken Herzens kommt, kann eine relative Mitralinsuffizienz auftreten, da dann die — anatomisch gesunden — Mitralklappen schlußunfähig werden. Man findet dann ein mitral konfiguriertes Herz mit einem systolischen Geräusch an der Spitze und einem lauten 2. Pulmonalton. Kommt der Kranke mit einer voll entwickelten relativen Mitralinsuffizienz zu uns, dann ist es manchmal schwer, durch die klinische Untersuchung festzustellen, ob eine organische (endokarditische) oder eine relative Mitralinsuffizienz vorliegt. Nur eine genaue Anamnese kann da weiterhelfen.

Zu den wichtigsten, auskultatorischen Zeichen bei den Myokarderkrankungen gehört der *Galopprhythmus*. Dieser ist außerordentlich vieldeutig und kann nur im Vereine mit den übrigen klinischen Zeichen verwertet werden. Unter Galopprhythmus versteht man das Auftreten von 3 Herztönen, die in gleichen Abständen voneinander gehört werden. Das unterscheidet den Galopprhythmus von einem gespaltenen, verdoppelten 1. oder 2. Herzton.

Drei Töne in gleichen Intervallen werden normalerweise häufig bei Kindern gehört. Man findet außer den normalen 2 Tönen auch einen dritten Ton, der nach den Angaben mancher Kinderärzte sehr regelmäßig gehört wird, wenn man im stillen Raume sorgfältig auskultiert. Er wird durch die Dehnung der Kammermuskulatur (auch durch die Anspannung der Chordae tendineae) durch das in die Kammer in der Frühdiastole einströmende Blut erklärt. Man kann diesen, sozusagen „physiologischen" Galopprhythmus bei gesunden Jugendlichen, manchmal bis zum 18. Lebensjahre, finden.

Eine sehr häufige Form des Galopprhythmus ist jene, die mit einer Verlängerung der Vorhofkammerleitungszeit verbunden ist. Die Vorhöfe erzeugen schon normalerweise bei ihrer Kontraktion einen recht lauten Ton. Man hört ihn in der langen Diastole bei Herzblockfällen sehr deutlich. Dieser Ton verschmilzt aber mit dem ersten Herzton und wird deshalb nicht gehört. Nur bei übererregter Herztätigkeit, bei Hypertrophie der Vorhöfe, kann man die Vorhofskontraktion in Form eines gespaltenen, unreinen 1. Tones hören; dadurch entsteht der Eindruck eines kurzen präsystolischen Geräusches, so daß bei Hyperthyreosen, Kyphoskoliosen, fibrösen Lungentuberkulosen und Pleuraschwarten eine Mitralstenose vorgetäuscht und oft auch fälschlich diagnostiziert wird. Ist die Überleitungszeit verlängert, kontrahiert sich der Vorhof mitten in der Diastole, lange vor den Kammern, dann ist der Vorhofton (meist in der Gegend der Herzspitze) deutlich als dritter Herzton hörbar, es tritt ein Galopprhythmus auf. Daß dieser Galopprhythmus von der Verlängerung der Vorhofkammerleitung abhängt, zeigt die Tatsache, daß er verschwindet, wenn die Leitung wieder normal wird, oder wenn Vorhofflimmern auftritt, die Vorhöfe sich also nicht mehr geordnet kontrahieren. Daß aber die Verlängerung der Vorhofkammerleitung nicht allein die Ursache des Galopprhythmus ist, beweist nicht nur die Beobachtung, daß trotz einer Leitungsverlängerung ein Galopprhythmus fehlen kann, sondern auch die Tatsache, daß bei gleichbleibender Verlängerung der Leitung der Galopprhythmus manchmal nur vorübergehend auftritt und wieder verschwindet. Schon eine Verlängerung der Leitung auf 0,24 bis 0,26 Sekunden kann aber in manchen Fällen genügen, um einen Galopprhythmus auftreten zu lassen.

Eine weitere, häufige Form des Galopprhythmus finden wir beim Schenkelblock, also dann, wenn die Leitung in einem Schenkel des Vorhofkammerleitungssystems unterbrochen ist und die Erregung der zugehörigen Kammer auf dem Umwege über den anderen Schenkel zugeleitet wird. Diese Form des Galopprhythmus wurde damit erklärt, daß die beiden Kammern sich nicht mehr gleichzeitig, sondern nacheinander kontrahieren. Gegen diese Erklärung spricht aber das Resultat genauer Messungen, die ergaben, daß die Verspätung der einen Kammer gegenüber der anderen in derartigen Fällen doch nur 0,03 bis 0,04 Sekunden beträgt, eine zu kurze Zeit also, als daß sie mit dem Ohre wahrnehmbare Phänomene auslösen könnte. Außerdem hört man den Galopprhythmus auch häufig bei einem Verzweigungsblock, eine Leitungsstörung, bei der kein sicherer Anhaltspunkt für eine ungleichzeitige Kontraktion beider Kammerhälften besteht. Daß aber die Art der Erregungsausbreitung und nicht etwa andere Mechanismen die Entstehung dieser Art des Galopprhythmus entscheidend beeinflußt, beweist die Beobachtung, daß sofort wieder nur die normalen 2 Töne gehört werden, wenn der Schenkelblock, was allerdings selten vorkommt, vorübergehend verschwindet und abermals 3 Töne auftreten, wenn er wieder erscheint.

Eine Art Pseudogalopprhythmus hört man bei Fällen mit Mitralstenose. Hier ist das diastolische Geräusch in der Herzspitzengegend rauh und manchmal sehr kurz; es ist außerdem vom 2. Ton getrennt und oft erst spät in der Diastole hörbar. Daher kommt es, daß es nicht selten mit einem Ton verwechselt wird (wie umgekehrt die Vorhoftöne, die bei Vorhofkammerleitungsstörungen gehört werden, nicht selten mit Mitralstenosengeräuschen verwechselt werden). Auch durch den verdoppelten 2. Pulmonalton, sowie durch das Anspannen des verengten, verdickten Klappenringes am Beginne der Diastole (s. S. 80) kann bei Mitralstenosen ein 3. Ton entstehen, der einen Galopprhythmus vortäuscht.

Von größerer praktischer Bedeutung ist aber ein Galopprhythmus, den man, unabhängig von den besprochenen Störungen, beim Erwachsenen findet. Hier kann immer ein schwerer Myokardschaden angenommen werden. Von den Erklärungen dieser Form des Galopprhythmus ist wohl jene am besten, welche ihn auf den wieder hörbaren 3. Herzton zurückführt. Der verminderte Tonus des geschädigten Myokards soll eine besonders starke Anspannung des Muskels bei der Füllung in der Diastole hervorrufen und so den sonst nur beim Jugendlichen vorhandenen 3. Herzton wieder hörbar machen. Die Kammerfüllung erfolgt bei solchen Fällen durch die Stauung in den Vorhöfen unter erhöhtem Druck, was das Auftreten des Galopps begünstigt. Dieser Galopprhythmus kann verschwinden, wenn das Herz digitalisiert wird, er tritt mit Wiederkehr der Herzschwäche wieder auf.

Man hört die verschiedenen Formen des Galopprhythmus am besten am untersten Sternalende oder in der Gegend der Herzspitze. Daß der Galopprhythmus, der am unteren Sternum hörbar ist, in der rechten Kammer entsteht, jener aber, der an der Spitze gehört wird, in der linken seinen Ursprung hat, ist sicher nicht richtig. Frühzeitiger, häufiger findet man den Galopprhythmus bei Hochdruck; ein Galopprhythmus bei niedrigem Blutdruck ist deshalb prognostisch ungünstiger.

In vielen Fällen ist der Galopprhythmus palpabel. Man findet ein Erzittern der Brustwand, von den Alten Tremor cordis genannt. Vielfach wird zwischen einem präsystolischen und einem protodiastolischen Galopprhythmus unterschieden, je nachdem der abnorme dritte Ton am Beginne oder Ende der Diastole auftritt. Diese Unterscheidung ist aber in vielen Fällen schon darum nicht durchführbar, weil der Galopprhythmus gewöhnlich mit einer Frequenzbeschleunigung einhergeht und diese die Feststellung verhindert, welcher der Töne neu hinzugekommen ist. Die Unterscheidung der verschiedenen Formen des Galopprhythmus nach der vermutlichen Entstehungsursache, wie sie oben durchgeführt wurde, erscheint deshalb zweckmäßiger.

Ein weiteres, wertvolles Zeichen einer Myokarderkrankung ist der *Pulsus alternans*. Man versteht darunter die wechselnde Aufeinanderfolge von großen und kleinen Pulsen bei *rhythmischer Herztätigkeit* (Abb. 10). Bei Vorhofflimmern kann somit dieses Phänomen nicht gefunden werden. Unmittelbar nach Extrasystolen tritt es nicht selten auch dann auf, wenn es vorher, bei ungestörtem Sinusrhythmus, gefehlt hat.

In sehr ausgesprochenen Fällen findet man bei der üblichen Prüfung des Pulses an der A. radialis sofort, daß jeder 2. Puls kleiner ist; jeder 2. Puls kann sogar fehlen, so daß man bei 80 Herzschlägen in der Minute nur 40 Pulse fühlt. In Fällen, bei denen der P. alternans nicht direkt getastet werden kann, wird er oft deutlicher, wenn wir die Arteria brachialis am Oberarm leicht mit einer Hand komprimieren und mit der anderen den Puls tasten. Die sicherste Methode zur Auffindung eines leichten P. alternans ist aber die Blutdruckmessung, da dem stärkeren Schlage auch ein höherer Druck entspricht. Man findet also beispielsweise, daß zwischen 160 und 140 mm Hg oder nur zwischen 160 und 150 bloß jeder zweite Schlag die Peripherie erreicht (palpiert oder auskultiert wird). Auf diese Weise entdeckt man den Alternans sehr häufig, besonders allerdings wieder bei dekompensierten Hochdruckfällen. Ein P. alternans bei niedrigem Blutdruck ist seltener und prognostisch ungünstiger. Der P. alternans wird häufig

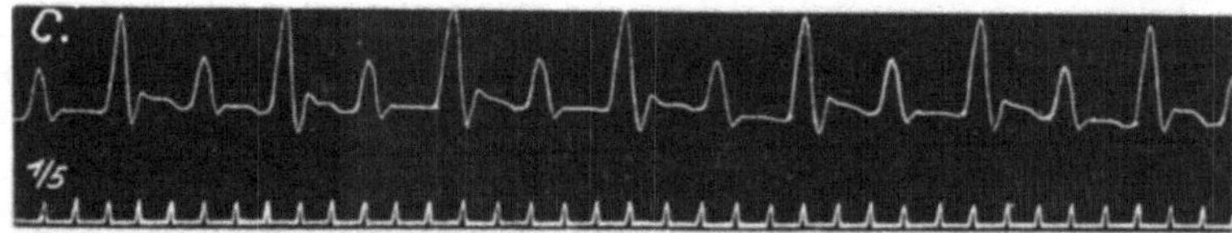

Abb. 10. Pulsus alternans.

übersehen, weil man sich nicht bemüht, bei der Bestimmung des Blutdruckes darauf zu achten, ob an der oberen Grenze des systolischen Druckes *jeder* Puls oder nur jeder 2. die Peripherie erreicht. Achtet man regelmäßig auf dieses Verhalten, dann wird man überrascht sein, wie häufig der Alternans, besonders bei dekompensierten Hochdruckfällen, vorkommt. Manchmal hört man bei der Auskultation auch alternierend eine verschiedene Lautstärke des 2. Aortentones oder eines systolischen Geräusches; die alternierende Herztätigkeit kann man selten auch im Röntgen in Form wechselnd kräftiger Kontraktionen sehen.

Beim Normalen tritt ein P. alternans nur während einer sehr frequenten paroxysmalen Tachykardie auf; er verschwindet zugleich mit der Tachykardie.

Eine sichere Erklärung für sein Zustandekommen steht noch aus. Es ist auch fraglich, ob man Erfahrungen aus dem Tierexperimente auf den Menschen übertragen kann. Es wird angenommen, daß bei Fällen mit Alternans sich nicht alle Muskelfasern der Kammern bei jedem Reizablauf kontrahieren, sondern nur ein Teil der Kammermuskulatur, da einzelne Fasern nur auf jeden 2. Reiz antworten; so soll die regelmäßige Aufeinanderfolge von kräftigen und schwachen Schlägen zustande kommen. Sie verschwindet gewöhnlich nach einer Digitalisbehandlung. Sie ist als prognostisch ungünstiges Zeichen zu bewerten, obwohl es Fälle gibt, welche noch jahrelang nach dem Auftreten eines P. alternans am Leben bleiben.

Die Trias: Cheyne-Stokes-Atmen, Galopprhythmus und P. alternans ist häufig und kennzeichnet eine schwere Herzmuskelerkrankung.

Cor pulmonale.

Das Cor pulmonale ist keine Erkrankung für sich, sondern ein Symptomenkomplex, dem wir immer dann begegnen, wenn erhöhte Anforderungen an das rechte Herz gestellt werden. Es handelt sich um die verschiedensten Erkrankungen der Lunge, wie z. B. ein Emphysem, eine chronische Bronchitis, eine fibröse Lungentuberkulose; aber auch Pleuraadhäsionen, schwere Kyphoskoliosen, Strumen, welche die Trachea komprimieren (mechanisches Kropfherz), können zu einer Drucksteigerung im kleinen Kreislauf und zur Mehrbelastung des rechten Herzens führen.

Bei typischen Fällen finden sich die S. 44 erwähnten Zeichen der Hyperthrophie des rechten Herzens, die Pulmonalarterie ist erweitert, der 2. Pulmonalton ist akzentuiert. Die begleitende Lungenerkrankung kann aber die Symptomatologio weitgehend beeinflussen. Die Überlagerung des Herzens durch ein Emphysem verhindert die Perkussion und die Palpation des Herzens und erlaubt nur mit Mühe die Auskultation der Herztöne. Die durch eine fibröse Tuberkulose herbeigeführte Freilegung des Herzens kann umgekehrt zu einer scheinbar vergrößerten Herzdämpfung, zu einer vermehrten Pulsation des Herzens, zu einer Akzentuation der Töne führen. Die Kyphoskoliose verlagert das Herz so sehr, daß eine Beurteilung der erhobenen Befunde oft unmöglich wird.

Die Röntgenuntersuchung ergibt beim Cor pulmonale nicht viel, weil die Hypertrophie des rechten Herzens (s. S. 44) keine röntgenologisch nachweisbaren Änderungen der Herzschattengröße und -form herbeiführen muß und weil stärkere Erweiterungen des rechten Herzens, wie man sie etwa bei Mitral-Trikuspidalfehlern oder Myokarderkrankungen gelegentlich findet, auffallend selten sind. Die Pulmonalarterie ist in der Regel erweitert.

Auch die Zyanose, die vielfach als Hauptzeichen der Erkrankung des rechten Herzens genannt wird, fehlt oft. Ist sie vorhanden, so muß man sie meistens auf die Pulmonalerkrankung (Emphysem, Kyphoskoliose, Tuberkulose usw.), nicht aber auf die Schädigung des rechten Herzens zurückführen (s. S. 27). Es besteht meist eine therapeutisch schwer beeinflußbare Tachykardie. Der systolische Blutdruck ist oft sehr niedrig; Ausnahmen sind aber häufig. Bei starken Veränderungen in der Lunge, die eine vermehrte CO_2-Spannung im Blute zur Folge haben, besteht große Schläfrigkeit und Schwerbesinnlichkeit.

Frühzeitig kann die Leber anschwellen, treten Ödeme auf, ohne allerdings gewöhnlich jene Grade zu erreichen, die man beim Versagen des rechten Herzens im Verlaufe einer Klappen- oder Myokarderkrankung findet. Die bestehende Dyspnoe ist vor allem auf die Lungenerkrankung und viel seltener und weniger auf das Herz zurückzuführen.

Eine weitere, nicht recht verständliche Sonderstellung nehmen die Fälle mit Cor pulmonale darin ein, daß bei ihnen eine einmal aufgetretene Dekompensation nur selten therapeutisch rückgängig gemacht werden kann. Ob dabei die Anoxämie und die erhöhte CO_2-Spannung im Blute, als Folge der Lungenerkrankung, mitspielt, ist nicht sicher, aber bei manchen Fällen doch wahrscheinlich.

Bei der Behandlung — die leider oft zu spät einsetzt — muß die größte Aufmerksamkeit auch der den Herzveränderungen zugrunde liegenden Lungenaffektion zugewendet werden. Ein ausgiebiger Aderlaß kann in geeigneten Fällen ausgezeichnet wirken (s. S. 292). Plötzliche Todesfälle, ohne ersichtlichen unmittelbaren Anlaß, sind häufig.

Hyperthyreosen-Herz.

Hyperthyreosen können die schwersten Störungen der Herztätigkeit und Herzmuskelschädigungen hervorrufen. Die Herzveränderungen treten nicht bei jeder Hyperthyreose auf und auch nicht bei jeder mit gleicher Geschwindigkeit. Es gibt Fälle mit bedeutend erhöhtem Grundumsatz, bei denen sogar die Pulsbeschleunigung ganz unbedeutend ist und jedes andere Herzerkrankungszeichen vollständig fehlt; andererseits kann bei klinisch ganz leichten Hyperthyreosen eine schwere Herzdilatation binnen kürzester Zeit gefunden werden. Die Erkrankung wird bei Frauen viel häufiger gefunden als bei Männern.

Die Symptomatologie eines ausgeprägten Falles (wir beschränken uns hier nur auf die Herz- und Kreislaufsymptome) ist bekannt. Man tastet über dem ganzen Herzen enorm kräftige, hastige Pulsationen, welche den Thorax miterschüttern und ein viel größeres Herz vortäuschen, als es der Wirklichkeit entspricht. Die übererregte Herztätigkeit wird auch vom Kranken unangenehm empfunden. Man tastet einen frequenten, schnellenden Puls, der alle Charaktere eines Aortenklappeninsuffizienzpulses haben kann (s. S. 52). Der systolische Blutdruck kann erhöht, der diastolische bedeutend erniedrigt sein. Die Perkussion kann ein nach rechts und links verbreitertes, mitralisiertes Herz ergeben, die Pulmonalarterie springt weit vor. Diese Erweiterung der Pulmonalis dürfte, wie die Erweiterung der Aorta bei der Aortenstenose, dynamisch bedingt sein. Auch die Aorta selbst kann aus denselben Gründen weiter sein. Man hört einen kurzen Vorschlag vor dem lauten 1. Ton (Verwechslungen mit der Mitralstenose! s. S. 78), systolische Geräusche sind, besonders über der Pulmonalarterie, häufig. Es treten aber auch extrakardiale, meist venöse Geräusche auf (s. S. 61), die auf die bei Hyperthyreosen bedeutend erhöhte Blutströmungsgeschwindigkeit zurückzuführen sind; sie sind oft zirpend, musikalisch, manchmal einem endokardialen Geräusch sehr ähnlich; sie greifen zuweilen in die Diastole über. Man hört sie besonders oft über dem oberen oder unteren Brustbeinende. Sind diese Geräusche nur in der Diastole zu hören, so veranlassen sie, zugleich mit den besprochenen Pulsveränderungen, die Fehldiagnose einer Aortenklappeninsuffizienz.

Bald tritt eine Leberschwellung auf, sehr früh erscheinen Ödeme.

Eine Grundumsatzsteigerung kann manchmal bei Hyperthyreosen fehlen; sie kann bei anderen Zuständen, besonders aber bei Herzkranken vorhanden sein.

Auch Bradykardien kommen bei Hyperthyreosen vor.

Bei einem hohen Prozentsatz der Fälle besteht eine vollständig arrhythmische Herztätigkeit, verursacht durch Vorhofflimmern, dessen häufiges Auftreten bei den Hyperthyreosen noch nicht voll geklärt ist. Die Kammerfrequenz ist bei den Hyperthyreosen meistens sehr hoch. Bei regelmäßiger Herztätigkeit kann sie 180 und etwas darüber pro Minute erreichen, bei Flimmern wird diese Grenze oft weit überschritten. Auch Extrasystolen sind häufig.

Sobald eine Hyperthyreose Herzveränderungen hervor-

ruft, sobald sie eine Vergrößerung des Herzens zur Folge
hat, Vorhofflimmern, Arrhythmien auftreten, vergeude man
nicht die Zeit mit einer Brom-Valeriana-Luminal-Therapie,
eiweißarmer Kost, Aufenthalt in mittlerer Höhenlage, Röntgen-
Radium-Behandlung. Auch Digitalis versagt oft vollständig. Man
schicke den Patienten möglichst rasch zum Chirurgen; jedes
andere Vorgehen hat uns Enttäuschungen gebracht. Die Operation liefert heute, vom Erfahrenen mit moderner Technik und
nach Vorbehandlung des Kranken ausgeführt, außerordentlich
günstige Resultate. Eine Heilung oder zumindest eine weitgehende Besserung kann auch dann noch eintreten, wenn die
Kranken schon Dekompensationserscheinungen aufweisen;
Ödeme, Leberschwellung, Flimmern, Herzvergrößerungen können nach der Operation verschwinden. Ein allzu langes Zuwarten mit der Operation kann zur Folge haben, daß die Veränderungen am Herzen schon so weit ausgeprägt sind, daß eine
Restitutio ad integrum unmöglich ist.

Bestehen schon Zeichen von Herzinsuffizienz, ist die
Kammerfrequenz beim Flimmern sehr hoch, dann muß der
Kranke mit Digitalis behandelt werden. Es sind aber ungleich größere Dosen notwendig als bei anderen Kranken
(s. S. 272). Besteht nur eine Tachykardie bei regelmäßiger
Herztätigkeit (Sinustachykardie), so bemühe man sich nicht,
mit Digitalis oder Chinin die Frequenz zu drücken, da diese
Mittel nicht nützen; man sieht nur ihre unangenehmen Nebenwirkungen. Mit Jod (Lugollösung), das aber nur zur Ope-
rationsvorbereitung gegeben wird, kann man die Pulsfrequenz in wenigen Tagen, sogar Stunden herabdrücken.
Man gibt das Jod auch noch einige Tage nach dem Eingriff,
weil während der Operation durch die Manipulationen an
der Schilddrüse viel Sekret in den Kreislauf gelangt und in
den folgenden Tagen eine starke Verschlimmerung der Kreislauferscheinungen aufzutreten pflegt. Flimmern tritt manchmal dann erst auf, wenn es vorher gefehlt hat. Genaue Beobachtung des Kranken durch den Arzt, Behandlung mit
Chinin-Digitalis sind in den ersten Tagen nach der Operation
notwendig.

Über die Art der Herzschädigung bei den Hyperthyreosen ist nichts Sicheres bekannt, da die Anatomie hier im
Stiche läßt. Man muß an die S. 121 erwähnten Änderungen in
der physikalisch-chemischen Struktur denken, die histologisch nicht faßbar sind. Auch die enorme Beschleunigung
der Blutströmung bei der Hyperthyreose wird als Ursache

der Herzschädigung angeführt; der Kreislauf wäre primär abnorm, das Herz würde erst sekundär erkranken. Daß dieser Faktor von Bedeutung ist, erscheint sichergestellt; er ist aber gewiß nicht allein wirksam.

Hyperthyreosen klagen manchmal über anginöse Schmerzen (s. S. 175).

Sehr oft findet man bei dekompensierten Herzkranken der verschiedensten Art, besonders bei Mitralstenosen, Zeichen einer deutlichen Hyperthyreose. Es handelt sich um eine unerfreuliche Komplikation, weil durch sie die Herzfrequenz erhöht und die Wirksamkeit der Digitalis vermindert wird. Zu ihrer Erkennung und Beurteilung ist die Grundumsatzbestimmung nicht heranzuziehen, da Herzkranke, auch ohne Hyperthyreosenerscheinungen, eine Erhöhung des Grundumsatzes bis auf 70% zeigen können. Das Wesen dieser Steigerung ist noch nicht voll geklärt.

Sehr häufig treten Hyperthyreosenerscheinungen bei Frauen im Klimakterium (auch bis zu 10, 15 Jahren nach der Menopause) auf. Es besteht gewöhnlich eine Hypertension, eine Herzbeschleunigung (Hochdrucktachykardie) und eine enorme Übererregbarkeit. Kochsalz- und eiweißarme Kost, Brom, Valeriana, Follikel-Hormonpräparate und — an erster Stelle — psychische Beruhigung der Kranken führen gewöhnlich in relativ kurzer Zeit zur vollständigen Rückbildung der Beschwerden (s. S. 176).

Zu den schwierigsten Differentialdiagnosen gehört die Unterscheidung zwischen einer leichten Hyperthyreose und einer beginnenden Endokarditis oder Tuberkulose. Bei allen diesen Zuständen können die Symptome anfangs dieselben sein (Tachykardie, leichte Temperaturen, Schweiße, Müdigkeit usw.). Nur längere Beobachtung unter Heranziehung aller geeigneten klinischen Untersuchungsmethoden ermöglicht die Diagnose (s. S. 203).

Das Myxödem-Herz.

Es gibt wenige Erkrankungen, die so häufig verkannt werden, wie das Myxödem. Auch bei den voll ausgeprägten Formen, mit den typischen Hautveränderungen, der tiefen Stimme, der Schwerbesinnlichkeit und den verlangsamten Reaktionen, bei denen die Diagnose auf den ersten Blick möglich sein sollte, sind Irrtümer häufig. Kommt man — oft leider recht spät — dann doch auf die richtige Diagnose, dann schämt man sich, nicht früher an diese Erkrankung gedacht zu haben.

Ich sehe nicht selten Fälle, bei denen wegen der Herzvergrößerung begleitet von Ödemen und schweren Ekg-Veränderungen eine Herzmuskelerkrankung angenommen wird, die
lange ergebnislos mit Digitalis behandelt wurde. Eine Albuminurie und die Gesichtsödeme veranlassen die Fehldiagnose
Nephritis. Die begleitende Anämie führt zu einer Leber- und
Eisentherapie, Kopfschmerzen, eine Obstipation werden symptomatisch behandelt, ohne daß das Grundleiden erkannt wird.

Ebenso wie bei den Hyperthyreosen die Herzveränderungen erstaunlich gering sein können, gibt es Hypothyreosen
höheren Grades mit normalen Kreislaufbefunden. Meistens wird
aber das Herz nach rechts und links verbreitert, die Herztöne
werden dumpf und leise, eine Leberschwellung kann auftreten;
im Röntgen fallen außerordentlich träge Kontraktionen auf.
manchmal bewegen sich die Herzränder kaum. Im Ekg sind
die Zacken hochgradig verkleinert, negative T-Zacken oder
Fehlen des T werden nicht selten gefunden

Man hat diese Veränderungen früher immer nur auf eine
myxödematöse Verquellung und Ödemdurchtränkung des Myokards zurückgeführt, die man mit der Veränderung der Haut
verglichen hat. Es war allerdings zu erklären, weshalb nur der
Herzmuskel diese Veränderungen zeigen sollte und weshalb der
histologische Nachweis dieser Erkrankung des Herzmuskels
fehlte. Neuere Beobachtungen scheinen aber zu zeigen, daß
bei den großen Myxödemherzen oft ein Perikardialerguß vorliegt und das Herz dadurch sekundär geschädigt wird. Die
Punktion des Herzbeutels ergab auch tatsächlich wiederholt
das Vorhandensein eines Ergusses und auch elektrokardiographische Untersuchungen sprechen für das Vorliegen eines
Perikardialergusses bei den großen Myxödemherzen. Ob dieser
Erguß allein alle klinischen Zeichen verursacht, ist noch nicht
sicher, aber möglich.

Es gibt Fälle von Myxödem mit normalem Grundumsatz.
Dagegen findet man sehr regelmäßig eine Hypercholesterinämie,
im Gegensatz zum verminderten Cholesteringehalt des Blutes
bei der Hyperthyreose.

Auch bei der Therapie, bei der man mit kleinsten Thyreoidea-
mengen (etwa 2mal 0,1 g tgl.) auskommt, kann die Kontrolle
des Blutcholesterins wertvoller sein als die Kontrolle des
Grundumsatzes.

Ebenso wie die Hyperthyreosen sind auch die Hypothyreosen im Klimakterium nicht selten.

Angina pectoris.

Allgemeines zur Angina pectoris.

Jeder Besprechung der Angina pectoris (A. p.) muß vorausgeschickt werden, daß die Bezeichnung A. p. nicht mehr bedeutet als „Schmerz in der Herzgegend". Daraus folgt, daß man durch ein näheres Kennwort die Natur des Schmerzes angeben muß, da ein Schmerz in der Herzgegend auf die allerverschiedensten Ursachen zurückgeführt werden kann. Ebensowenig wie Kopfschmerz oder Ikterus ist auch A. p. eine einheitliche *Krankheit*. Das, was von HEBERDEN in so verdienstvoller Weise als Krankheitseinheit erkannt und zusammengefaßt wurde, ist — wie wir in den letzten Jahren gelernt haben — ein *Symptom*, das bei verschiedenen Zuständen vorkommen kann.

Sucht uns ein Kranker mit der Klage über Herzschmerzen auf, so müssen wir zunächst an einige Krankheitsbilder denken, die Schmerzen in der Herzgegend erzeugen, deren Abgrenzung von der A. p. im engeren Sinne aber, bei einer einigermaßen sorgfältigen Untersuchung, zumeist nicht schwer fällt. Es gibt aber auch da Grenzfälle, bei denen wir nur nach längerer Beobachtung und nach genauester Kontrolle des Kranken zu einer Diagnose gelangen können.

1. Die *Aortalgie bei der Mesaortitis*. Hier besteht ein Brennen, meist hinter dem Brustbeingriff, ein Brennen, das dauernd, wochen-, monatelang anhält, meist aber nur nach Anstrengungen und Aufregungen auftritt; es steigert sich manchmal zum Druck, Schmerzen sind selten. Da aber Übergänge zu richtigen anginösen Beschwerden vorkommen und sogar Schmerzen auftreten können, die in den linken Arm ausstrahlen, ein Kranker mit Mesaortitis auch eine der im Folgenden zu besprechenden „echten" Anginaformen aufweisen kann, ist eine vorsichtige Beurteilung geboten. Von manchen Ärzten wird die Unterscheidung zwischen der Aortalgie und der A. p. sogar abgelehnt.

Das Brennen hinter dem Brustbein verschwindet in den meisten Fällen nach wochen- oder monatelanger Dauer vollständig, vermutlich darum, weil die sensiblen Nervenbahnen durch den Entzündungsprozeß ganz zerstört werden. Kommt ein Kranker mit den eben beschriebenen Beschwerden zum Arzt, dann muß immer auch an eine Mesaortitis gedacht werden, da die Aortalgie oft das erste Zeichen dieser Erkrankung ist.

2. findet man Schmerzen in der Herzgegend beim sogenannten *gastrokardialen Symptomenkomplex*. Es handelt sich da gewöhnlich um fettleibige, gedrungen gebaute Patienten, die manchmal auch über Meteorismus und Obstipation klagen. Bei ihnen treten, besonders nach einer reichlichen Mahlzeit, Oppressionsgefühle und sogar Schmerzen in der Herzgegend auf, die gegen den linken Arm ausstrahlen können. Es bestehen meistens auch Herzklopfen und Atemnot, besonders nach Bewegung; auch Klagen über Extrasystolen sind nicht selten.

Werden Kranke dieser Art untersucht, so erhebt man eine Reihe von „positiven“ Befunden. Das Herz scheint nach links verbreitert und aortisch konfiguriert zu sein; auch die Aorta erscheint perkutorisch und röntgenologisch verbreitert. Es handelt sich aber nur um Folgen der Querlagerung des Herzens und nicht um wirkliche Verbreiterungen, was von dem Röntgenologen wohl immer erkannt, aber leider nicht immer in den, dem Kranken gewöhnlich zugänglichen, Befunden betont wird. Es besteht häufig ein systolisches Geräusch über der Aorta, welches auf die Abdrängung und stärkere Krümmung der Aorta durch den Zwerchfellhochstand zurückgeführt wird. Auch die Schmerzsensationen dürften direkte Folge der Querlagerung sein, da diese zu einer mechanischen Reizung der sensiblen Nervenfasern in der Adventitia der Aorta ascendens führt. Der 2. Aortenton ist verstärkt, vor allem darum, weil durch die Querlagerung des Herzens die Aorta näher an die Thoraxwand gedrückt wird und der 2. Aortenton so besser hörbar wird. Jeder Patient mit Zwerchfellhochstand (so z. B. Frauen in den letzten Graviditätsmonaten) hat einen lauteren 2. Aortenton. Mißt man den Blutdruck bei diesen Kranken, dann findet man ihn häufig erhöht. Blutdruckwerte von 160, 170 und darüber sind bei Adipösen häufig zu finden, da diese höhere Durchschnittswerte zeigen als Normale.

Kommt ein Kranker mit den beschriebenen Symptomen

und Beschwerden zum Arzt, so ist die Fehldiagnose A. p. begreiflich. Behandelt man aber nach Möglichkeit die Obstipation und den Meteorismus dieser Kranken, gibt man ihnen den Rat, häufige, aber *kleine* Mahlzeiten zu sich zu nehmen, lehrt man die Kranken, das Zwerchfell bei der Atmung mehr zu benützen, dann verschwinden die Beschwerden oft schlagartig.

Es muß aber besonders hervorgehoben werden, daß die Differentialdiagnose zwischen dem gastrokardialen Symptomenkomplex und einer „wirklichen" A. p. nicht selten auf Schwierigkeiten stoßen wird, da auch bei dieser häufig ein Zwerchfellhochstand (nach einer reichlichen Mahlzeit, oder durch einen Meteorismus bedingt) die Anfälle auslöst und eine Beseitigung dieses Zustandes eine wesentliche Besserung zur Folge haben kann. Fehldiagnosen in der einen oder der anderen Richtung sind deshalb häufig.

3. Recht oft treten bei *Neurosen* Schmerzen in der Herzgegend auf. Sie finden sich bei Neurosen jeder Art, besonders aber bei Sexualneurosen. Eine taktvolle Fragestellung, die sich auf das Sexualleben des Kranken bezieht, ist deshalb bei entsprechenden Fällen notwendig. Man hört von derartigen Schmerzen besonders häufig bei Kranken in der Pubertät oder im Klimakterium; sie kommen aber auch bei jeder anderen Altersstufe zur Beobachtung. Die Schmerzen können sehr heftig sein und den Hauptgegenstand der Klagen des Patienten bilden. Sie sind meistens in der Gegend der *Herzspitze* lokalisiert, strahlen nicht aus und unterscheiden sich schon dadurch von richtigen A.-p.-Schmerzen; der Patient zeigt auf die schmerzhafte Stelle mit der Fingerspitze und nicht, wie bei der A. p., mit der Handfläche hin. Auch eine ganz umschriebene Stelle, links parasternal, am Ansatz der 3. Rippe ist oft druckempfindlich und spontan schmerzhaft.

Auch hier sind Verwechslungen mit organischen Erkrankungen häufig, die Differentialdiagnose ist schwer, da auch A.-p.-Kranke manchmal einen negativen Untersuchungsbefund und Neurosesymptome zeigen. Liegt wirklich eine Neurose vor, dann wird eine entsprechende Behandlung und Belehrung einen überraschenden Erfolg bringen (s. S. 181).

Das Vorkommen von Angina-pectoris-Fällen in der Umgebung der Kranken, die Lektüre von „belehrenden" Aufsätzen in den Tageszeitungen, machen es manchmal schwer, eine unbeeinflußte Anamnese zu erhalten.

4. Auch *Pleuraadhäsionen* können Ursache von Schmerzen sein. Pleuraschwarten nach alten, unbemerkt abgelaufenen Pleuritiden sind nicht selten. Bekannt ist, daß sie, besonders bei schlechter Witterung, Temperaturwechsel, zu ziehenden, dumpfen Schmerzen Anlaß geben können. Sind die Schwarten und darum auch die Schmerzen rechts gelegen, dann stören sie den Kranken wenig. Werden sie aber auf der linken Seite, in der Herzgegend, empfunden, und hat der Kranke Bekannte, Verwandte mit einer wirklichen A. p., ist er gar Arzt, dann besteht für ihn kein Zweifel über die Diagnose, und es kostet Mühe, manchmal jahrelange Mühe, den Kranken zu überzeugen, daß nur die Verwachsungen ihm Schmerzen bereiten. Die Behandlung wird durch die Tatsache erschwert, daß die Pleuraschwarten sehr oft auch röntgenologisch nicht gesehen werden, so daß es schwer ist, die Richtigkeit der Diagnose zu beweisen.

5. Auch eine starke Überdehnung des Perikards, etwa durch eine akut auftretende Herzdilatation, oder durch einen perikardialen Erguß, kann zu heftigen Schmerzen in der Herzgegend mit den typischen Ausstrahlungen führen.

Bekannt sind diese Schmerzen bei der exsudativen Perikarditis mit rascher Entwicklung eines Ergusses und dadurch bedingter stärkerer Dehnung des Perikards, besonders an seiner nervenreichen Umschlagstelle; wir finden diese Schmerzen aus demselben Grunde bei akuten Herzdilatationen im Verlaufe von sportlichen Höchstleistungen (so besonders bei übertriebenem Bergsteigen); auch traumatisch entstandene Klappenfehler, zumeist Einrisse der Aortenklappen bei einer Mesaortitis, können infolge der akut auftretenden Herzdilatation außerordentlich heftige Schmerzen machen.

Kommt der Kranke mit Schmerzen in der Herzgegend und perikarditischem Reiben zu uns, so ist es manchesmal schwer zu entscheiden, ob eine Perikarditis bei einer Koronarthrombose oder eine reine tuberkulöse oder rheumatische Perikarditis oder eine Luugenembolie (s. S. 174) vorliegt.

Neben den angeführten gibt es noch eine ganze Reihe anderer Zustände, die Schmerzen auslösen können, welche zu Verwechslungen mit einer A. p. Anlaß geben können, aber bei einer einigermaßen sorgfältigen Untersuchung erkannt werden sollten. Manchmal machen Myokarditiden Schmerzen. Viel häufiger findet man eine linksseitige Omarthritis, Neuralgien des Plexus brachialis, Interkostalneuralgien (Herpes zoster), Myalgien, eine Bursitis, eine Zwerchfellhernie und ähnliche Zustände mehr.

Nicht selten klagen Patienten, die an einer Spondylarthritis der unteren Hals- und der oberen Brustwirbelsäule leiden über Schmerzen, welche zu Verwechslungen mit anginösen Schmerzen führen. Auffallend ist schon bei der Anamnese das Auftreten der Beschwerden beim Einnehmen einer bestimmten Lage im Bette, Abhängigkeit vom Wetter, das Fehlen eines Zusammenhanges der Schmerzen mit Anstrengung, Aufregung usw.

Manchmal besteht eine Klopfempfindlichkeit der Wirbelsäuledorne, manchmal eine segmentär angordnete Hauthyperästhesie. Meistens fehlen objektive Zeichen. Eine Röntgenaufnahme ist wenig entscheidend, weil Zeichen einer Spondylarthritis beim Erwachsenen häufig sind. Als Therapie ist eine Röntgenbestrahlung sehr wirksam.

Auch bei einer Cholelithiasis, einem Ulcus ventriculi oder duodeni können Schmerzen in der Herzgegend empfunden werden, die zu Verwechslungen führen.

Da somit Erkrankungen, die außerhalb des Herzens ihren Sitz haben, Schmerzen hervorrufen können, die einer A. p. zum Verwechseln ähnlich sind, umgekehrt aber Zustände, die bisher schlechtweg als A. p. diagnostiziert wurden, Schmerzen im Abdomen, in der Schulter und an anderen, fernab vom Herzen liegenden Körperstellen hervorrufen können, herrscht in der Nomenklatur große Verwirrung.

Angesichts dieser Schwierigkeiten wurde sogar vorgeschlagen, nur von Herzschmerzen zu sprechen und die Bezeichnung A. p. ganz zu vermeiden. Das Problem wird aber vereinfacht, wenn wir heute unter A. p. nicht eine einheitliche anatomische Erkrankung, sondern nur dasselbe *funktionelle* Geschehen, nämlich eine ungenügende Durchblutung des Herzmuskels, ganz gleich wie sie zustande kommt, verstehen. Nicht jeder Schmerz in der Herzgegend, aber auch nicht jeder Schmerz, der im Herzen entsteht, darf als A. p. bezeichnet werden.

Ein Mißverhältnis zwischen Blutbedürfnis und Blutzufuhr zum Herzen kann auftreten:

1. bei Erkrankungen oder abnormer Funktion der Koronararterien (organische, anatomisch erkennbare und funktionelle Störungen);

2. bei Änderungen der Herzarbeit (paroxysmale Tachykardien);

3. bei Änderungen in der Zusammensetzung und Menge des Blutes (Anämie).

Es gibt demnach verschiedene Formen der A. p., da eine Minderdurchblutung des Herzmuskels auf verschiedene Weise entstehen kann. Im Folgenden sollen diese Formen einzeln abgehandelt werden.

Der akute Koronarverschluß (Herzinfarkt).

Beim akuten Koronarverschluß handelt es sich in nahezu 100% der Fälle um eine Thrombose in einem sklerotisch veränderten Gefäße; Verschlüsse durch Embolie (bei septischer Endokarditis) oder etwa von außen (z. B. durch Karzinommetastasen) sind große Raritäten. Es wird deshalb im Folgenden ausschließlich von der Koronarthrombose die Rede sein.

Tritt eine Koronarthrombose auf, so kann sie mit den allerschwersten Schmerzen verbunden sein, die der Mensch zu erleiden hat. Die Schmerzen treten fast immer sofort, brutal, in ihrer ganzen Stärke auf, sie sind zumeist hinter dem Brustbein lokalisiert und können die bekannten Ausstrahlungen gegen den rechten, den linken Arm, den Hals, Nacken zeigen. Sie können Stunden, auch Tage anhalten. Fast nie treten im Verlaufe des Anfalles vorübergehende Steigerungen des Schmerzes auf, häufiger findet man eine vorübergehende Verminderung. Der außerordentliche Grad des Schmerzes und ein lebhaftes Angstgefühl veranlassen eine starke Unruhe des Kranken. Der Kranke ändert dauernd seine Lage, verläßt seine Ruhestätte, nestelt an seiner Bekleidung, an der Decke herum usw. Völlige Ruhe im Anfalle ist eine Ausnahme.

Der Schmerz kann jedoch auch vollständig fehlen. Es gibt Thrombosen in den Hauptstämmen der Koronargefäße, die ganz ohne Schmerzsensationen einhergehen. Zwischen diesen beiden Extremen — stärkster Schmerz und gar kein Schmerz — gibt es alle Übergänge. Es kann ein Schmerz auftreten, der den Patienten nicht überwältigt, sondern erträglich ist und der ihn beispielsweise nicht hindert, seine Wohnung aufzusuchen, es kann nur ein Druck oder nur ein ungutes Gefühl auftreten, welches den Kranken nicht zwingt, die Arbeit, die er gerade verrichtet, aufzugeben.

Wir dürfen nie den Grad der Erkrankung nach dem Grade des Schmerzes beurteilen. Auch bei geringgradigen Schmerzen, ja sogar beim Fehlen von Schmerzsensationen kann ein Verschluß eines Hauptastes einer Koronararterie vorliegen. Wir sehen also, daß es Koronarverschlüsse ohne „Angina pectoris" gibt und daß wir in der Stärke des Schmerzes keinen Maßstab für das Ausmaß der krankhaften Veränderung sehen dürfen.

Man findet diese Erscheinung nicht nur bei der Koronarthrombose, sondern auch bei vielen anderen Erkrankungen. Der eine leidet jahrelang an schwersten Schmerzen, die leicht als Folge eines Ulcus ventriculi erkannt werden, der andere erkrankt an einer schweren, akuten Peritonitis, die durch Perforation eines alten Ulcus ventriculi entsteht, ohne daß je vorher Schmerzsensationen bestanden haben. Bei dem einen bestehen jahrelang die schwersten Cholelithiasisanfälle, die immer mit Morphium bekämpft werden müssen, beim anderen zeigt uns ein Ikterus den Verschluß der Gallenwege durch eine Unzahl von Steinen an, ohne daß Schmerzen bestanden hatten. Der eine hat beim Atmen die heftigsten Schmerzen in der Brust, und wir finden bloß ein leises, pleuritisches Reiben, den anderen führt eine schwere Dyspnoe, entstanden durch einen mächtigen Pleuraerguß zu uns, aber Schmerzen fehlen. Es scheint, daß nicht nur die Art des anatomisch-pathologischen Prozesses, sondern vor allem der Grad der Sensitivität des Kranken für das Auftreten oder das Fehlen des Schmerzes maßgebend ist. Wenn behauptet wird, Ärzte, Rechtsanwälte, Kaufleute, also Leute mit einem die Nerven stärker beanspruchenden Berufe, leiden öfters an Angina pectoris als andere, so ist das richtig, wenn man unter Angina pectoris nur den *Schmerz* versteht. Der pathologisch-anatomische Prozeß, die Grunderkrankung selbst, scheint bei den genannten Berufsgruppen nicht häufiger zu sein als bei den anderen.

Da dieselben Schmerzen wie bei der Koronarthrombose auch bei anderen Zuständen (Lungenembolie, Cholelithiasis usw.) vorkommen können, darf man auch beim schwersten Schmerzanfall, mag er noch so „typisch" erscheinen, die Diagnose „Koronarthrombose" nicht als erwiesen annehmen, solange alle anderen Begleiterscheinungen fehlen. Nicht jeder in der Herzgegend empfundene sehr heftige Schmerz von stundenlanger Dauer ist Folge einer Koronarthrombose!

Ebenso verschiedenartig wie der Grad des Schmerzes, kann bei Fällen mit Koronarthrombose auch der klinische Befund sein. Wir *können* eine Herzvergrößerung, ein systolisches Geräusch, eine Änderung des Blutdruckes finden. Bei sehr vielen Fällen aber besteht ein normal großes und konfiguriertes Herz mit reinen Tönen, und die sorgfältigste Untersuchung ergibt kein Zeichen für eine Erkrankung des Herzens.

Da somit bei Fällen von Koronarthrombose Schmerzen

fehlen können und ein normaler klinischer Befund erhoben
werden kann, ist es verständlich, daß die Diagnose häufig
nicht gestellt wird, solange die Untersuchung sich an das übliche Schema hält. Die Diagnose ist aber leicht, wenn man
eine Reihe von Zeichen beachtet, die zum Teil schon längst
bekannt sind, deren Bedeutung aber zum Teil erst in neuester
Zeit studiert wurde, seitdem die Einführung der Elektrokardiographie es ermöglichte, die richtige Diagnose frühzeitig, auch
bei atypischen Fällen, zu stellen.

So kommt es, daß wir heute das Elektrokardiogramm meistens
entbehren können; die Diagnose ist auch mit einfachen, klinischen
Mitteln möglich. Ein Elektrokardiogramm soll wohl, wenn es möglich ist, angefertigt werden, weil es wertvolle Aufschlüsse geben
kann. Auch das Elektrokardiogramm ergibt nicht bei *allen* Fällen
von Koronarthrombose einen positiven Befund.

Wir wollen im Folgenden das Wichtigste aus der Symptomatologie der Koronarthrombose kurz besprechen.

1. Zu den am längsten bekannten klinischen Zeichen
einer Koronarthrombose gehört die Perikarditis, die sogenannte Perikarditis epistenocardica. Sie wird in ungefähr
20% der Fälle gefunden. Man hört zunächst nur ein leises
Schaben in der Gegend der Herzspitze, später tritt das charakteristische 3teilige Reibegeräusch auf. Die Perikarditis
hört man hauptsächlich in der Gegend der Herzspitze, weil
der Ramus descendens der linken Koronararterie, also jenes
Gefäß, welches die Spitzengegend des linken Ventrikels versorgt, sehr häufig thrombosiert wird. Die Auskultation des
Reibens macht oft Schwierigkeiten, da bei schlaffem, schwer
geschädigtem Myokard keine kräftigen Kontraktionen zustande
kommen und darum manchmal das Reiben trotz Vorhandenseins
einer Perikarditis nicht gehört wird. Die Perikarditis tritt
darum nicht häufiger auf, weil die Myomalazie meistens nur an
der Innenwand des Herzmuskels zu finden ist und die äußeren,
unter dem Perikard liegenden Muskelschichten freiläßt.

Die Perikarditis ist selten von einem Herzbeutelerguß
begleitet. Manchmal kommt es zu einer Durchwanderungs-
pleuritis links und diese führt gewöhnlich zu einem Pleuraerguß. Mitunter wird dieser erkannt, die Grundkrankheit
aber bleibt verborgen.

Diese Perikarditis ist keine unerwünschte Komplikation,
weil die in ihrem Gefolge auftretenden Narben die Widerstands-
kraft des geschädigten Herzmuskels festigen und die mit den

Adhäsionssträngen in den Muskel einwachsenden Blutgefäße die Durchblutung des Herzmuskels bessern.

Die Perikarditis wird zuweilen nur wenige Stunden, manchmal aber viele Tage lang gehört. Sie tritt in manchen Fällen schon nach 24 Stunden auf, in anderen Fällen wird sie aber erst 2 bis 5 Tage nach dem Verschluß entdeckt.

2. Diagnostisch wichtiger ist die Temperatursteigerung, die nach der Koronarthrombose als eines der regelmäßigsten Zeichen zu finden ist. Sie tritt gewöhnlich schon nach 15 bis 20 Stunden auf, sie kann aber auch erst nach 1 bis 2 Tagen erscheinen. Auch ihr Ausmaß ist verschieden; sie kann nur ganz gering sein (etwa 37,2⁰ Celsius), sie kann aber auch 39⁰ erreichen. Sie dauert manchmal nur 1 bis 2 Tage, kann aber (auch ohne nachweisbare Perikarditis) 1 Woche anhalten. Sie fällt allmählich, staffelweise ab. Da die Patienten nach einem schweren Schmerzanfall oft Kollaps und Schockerscheinungen zeigen, besteht bei axillarer Messung nicht selten Untertemperatur, obwohl die gleichzeitige *rektale Messung* in solchen Fällen ein beträchtliches Fieber aufdeckt.

Steigt die Temperatur nach einigen Tagen abermals an, so kann das anzeigen, daß die Perikarditis erst jetzt auftritt oder sich ausbreitet; es kann aber auch eine Nachthrombose, eine Ausbreitung des Thrombus vorliegen.

Die Ursache der Temperatursteigerung liegt weniger in der sich um den Nekroseherd herum entwickelnden, reaktiven Entzündung, oder etwa in der Perikarditis, sondern vor allem in der Resorption abnormer Eiweißabbauprodukte aus dem absterbenden Herzmuskelbezirk. Die Temperatursteigerung wäre dann jener gleichzusetzen, die man auch sonst bei nekrotischen Prozessen findet. Daß sie relativ rasch auftritt, könnte darauf zurückzuführen sein, daß der Herzmuskel bei seiner Arbeit das nekrotisierte Gewebe immerfort „auspreßt" und so die abnormen Stoffe viel rascher in den Kreislauf bringt.

3. In den meisten Fällen von Koronarthrombose tritt eine Vermehrung der Zahl der weißen Blutkörperchen auf Werte bis zu 16.000 und sogar 30.000 mit einer relativen und absoluten Polynukleose auf. Dasselbe soll auch bei Gefäßverschlüssen an anderen Bezirken des Körpers vorkommen. Die Leukozytose dauert gewöhnlich nur 1 bis 2 Tage, um dann sehr rasch zu verschwinden.

4. Untersucht man bei einer Koronarthrombose den Harn wenige Stunden nach Beginn der Beschwerden, so findet man

in einem hohen Prozentsatz der Fälle eine Glykosurie; sie ist von einer Hyperglykämie begleitet. Man kann bis zu 1% Zucker und auch eine Azetonurie nachweisen. Der Nüchternblutzuckerwert kann $300\,\mathrm{mg}\%$ übersteigen. In wenigen Tagen, meistens schon nach 24 bis 48 Stunden, ist alles wieder normal. Bei manchen Fällen bestand wohl schon lange ein bis dahin latent gebliebener Diabetes, der erst entdeckt wird, wenn beim Auftreten der Herzbeschwerden der Harn untersucht wird. Sehr oft fehlt aber jedes Zeichen einer Störung im Kohlehydratstoffwechsel, wenn man den Kranken einige Tage nach dem Verschwinden der Hyperglykämie und Glykosurie untersucht; auch die Blutzuckerkurven nach Belastung verlaufen dann oft normal.

Diese vorübergehende Hyperglykämie und Glykosurie wurde auf den Schock, der eine Koronarthrombose manchmal begleitet, oder auf eine Sklerose der Pankreasarterien und einen dadurch bedingten latenten Diabetes zurückgeführt; diese Erklärungen mögen für manche Fälle gelten; bei vielen anderen treffen sie aber sicher nicht zu, so daß man annehmen muß, daß andere Faktoren, vor allem Vorgänge, die mit der Blutdruckregulation zusammenhängen (Adrenalinausschwemmung), eine Rolle spielen.

Ein schon vorhandener Diabetes verlangt sorgfältigste Überwachung, da auch ein vorher „leichter Fall" sehr rasch ins Koma kommen kann.

5. Zu den wichtigsten Zeichen der Koronarthrombose gehört das Verhalten des Blutdruckes. Im Schmerzanfalle, in den ersten Stunden eines lang dauernden Angina-pectoris-Anfalles, ist der Druck oft hoch, nicht selten sogar höher als vor dem Anfalle. Sehr bald beginnt er aber rasch zu sinken und dieses plötzliche Absinken des Druckes gehört zu den wichtigsten Zeichen der Koronarthrombose. Die Drucksenkung wird wohl vorwiegend durch die Schädigung der linken Kammer, deren Wand ja zum Teil ausgeschaltet wird, herbeigeführt; auch hier scheinen aber noch andere, nicht erforschte Faktoren mitzuspielen. Hat der Blutdruck vorher um $200\,\mathrm{mm}$ Hg betragen, dann kann er auf Werte um 100 absinken, ein Druck von ungefähr 120 kann auf 80,70 und darunter fallen. Sinken die Blutdruckwerte unter 70, dann wird der Zustand außerordentlich gefährlich, weil dann, besonders bei älteren Individuen mit sklerotischen Gefäßen, eine starke Minderdurchblutung des Gewebes, vor allem des Zerebrums, der lebenswichtigen Zentren und daher Bewußtlosigkeit, unwillkürlicher

Abgang von Harn und Stuhl, schwerste Störungen der vegetativen Funktionen und schließlich der Tod eintreten kann. In solchen Fällen muß das Augenmerk des Arztes vor allem auf die Darreichung von blutdrucksteigernden Mitteln gerichtet sein, es muß sogar manchmal das sonst bei der Angina pectoris streng kontraindizierte Adrenalin gegeben werden.

Der diastolische Druck fällt gleichfalls ab, allerdings etwas weniger als der systolische.

Es gibt Fälle, bei denen die Drucksenkung 8 bis 10 Stunden nach Beginn der ersten Erscheinungen des Anfalles einsetzt; gewöhnlich beginnt sie aber später, meistens nach 24 bis 48 Stunden. In der folgenden Zeit, oft erst nach Wochen, steigt der Druck allmählich wieder an; er kann sogar seinen Ausgangswert wieder erreichen. Meist bleibt er aber auf einem niedrigeren Niveau fixiert. Zugleich mit der Drucksenkung — und parallelgehend mit ihr — tritt eine große Müdigkeit und Schläfrigkeit auf, die nicht unerwünscht ist, weil der Patient dann leichter die notwendige Ruhe hält. War der Anfall von einem gewaltigen Schmerz begleitet, war die folgende Blutdrucksenkung einigermaßen stark, dann treten ausgesprochene Schock- und Kollapszustände auf (Schweiße, Erbrechen, Blässe, große Schwäche).

Auch die Blutdrucksenkung hat Vorteile, wenn sie ein bestimmtes Ausmaß nicht überschreitet, da durch sie die Arbeit des schwer geschädigten Herzmuskels vermindert wird.

6. Von größter Bedeutung für die Erkennung und die Prognose von Koronarthrombosefällen ist die Messung der Blutkörperchensenkungsgeschwindigkeit. Sie ist schon am 2. bis 5. Tage nach Auftreten der Thrombose bedeutend beschleunigt, und Stundenwerte um 100 mm und darüber (Methode nach Westergren) sind nicht selten. Die Bedeutung dieses Befundes liegt darin, daß die abnormen Werte noch mehrere Wochen nach der Thrombosierung eines Koronarastes gefunden werden, zu einer Zeit also, da die anderen Symptome (Fieber, Blutdrucksenkung, Perikarditis u. a.) schon lange abgeklungen sind.

Es ist nicht zu leugnen, daß die Beschleunigung der Blutkörperchensenkung ein äußerst vieldeutiges Zeichen sein kann und für sich allein nicht verwertet werden darf. Findet man aber bei einem Kranken, der in der Anamnese über Beschwerden zu berichten weiß, die den Verdacht auf eine Koronarthrombose erwecken, eine Senkungsbeschleunigung des beschriebenen Ausmaßes, ohne daß diese sonst eine Erklärung fände, dann stützt dieser Befund weitgehend die Diagnose.

Die Ursache der Senkungsbeschleunigung scheint in der Resorption von Eiweißabbauprodukten aus dem nekrotischen Herzmuskelabschnitte zu liegen. Sie ist auch tatsächlich annähernd so lange erhöht, als der Heilungsprozeß im abgestorbenen Muskelabschnitte noch nicht vollständig abgelaufen, die Narbe noch nicht vollständig gefestigt ist. Deshalb ist die Bestimmung der Senkungsgeschwindigkeit auch zur Beurteilung des Fortganges des Heilungsprozesses wertvoll.

Ganz normale Werte werden sehr oft auch 6 bis 8 Wochen nach der Thrombose noch nicht gefunden. Ein stärkerer Rückgang auf Werte von unter 20 mm zeigt uns jedoch einen bedeutenden Fortschritt des Heilungsprozesses an und erlaubt uns, die strenge Bettruhe des Kranken zu mildern.

Es ist klar, daß nicht nur bei den dramatischen, mit schwerstem Schmerz und mit Schock einhergehenden Koronarthrombosen, sondern auch bei schmerzlos auftretenden Koronarverschlüssen, bei langsamen Verschlüssen im Gefolge einer Koronarsklerose (ohne Thrombose) dieselben hohen Werte der Blutkörperchensenkung gefunden werden, sobald es zum Absterben von Herzmuskelpartien kommt.

7. Zu den häufigen Komplikationen bei einer Koronarthrombose — ganz gleich, ob sie mit Schmerzen einherging oder nicht — gehören Anfälle von Atemnot. Sie treten paroxysmal auf und können in ein ausgesprochenes Lungenödem übergehen. Jedes unvermutet auftretende Lungenödem, das nicht etwa durch eine Herzinsuffizienz bei einem Hochdruck, einer Myokarderkrankung, einem Aortenfehler bedingt ist, muß auf eine Koronarthrombose verdächtig sein, auch wenn Schmerzen vollständig fehlen (s. S. 14).

Später kann allerdings mit zunehmender Schwäche der linken Kammer dieselbe Atemnot in ihren verschiedenen Graden und Arten auftreten, die wir auch bei anderen Formen der Herzinsuffizienz finden.

8. Zu den regelmäßigsten Begleiterscheinungen eines Anfalles gehören auch Beschwerden von Seiten des Magen-Darmtraktes. Frühzeitig tritt Erbrechen auf; bei Patienten, die nicht brechen können, besteht Brechreiz und Übelkeit. Auch dauerndes Rülpsen, Aufstoßen, bei Kranken, die das früher nie gekannt hatten, ist häufig. Sehr rasch entwickelt sich, besonders dann, wenn eine stärkere Blutdrucksenkung auftritt, ein schwerer Meteorismus. Der heftige Schmerz und der Schock am Beginne des Anfalles können auch Stuhldrang, Durchfälle hervorrufen. Das Bild kann einer Gastroenteritis ähneln.

Berücksichtigt man alle eben angeführten Symptome, dann wird es leicht sein, eine Koronarthrombose auch dann zu erkennen, wenn der Schmerz gefehlt hat oder sich atypisch verhielt. Ihre Kenntnis ist notwendig, weil es kaum ein Krankheitsbild in der Pathologie gibt, das so vielgestaltig ist, so viele Atypien zeigt wie die Koronarthrombose. Daher kommt es, daß sie auch mit den verschiedensten Krankheitsbildern verwechselt wird. Das wird durch die Tatsache begünstigt, daß Herztöne, Herzgröße, Pulsfrequenz usw. im Anfalle und nachher normal sein können. Man beherzige die Regel, aus dem Schmerze, aus der Angina pectoris *allein*, nie die Diagnose zu stellen.

Der Schmerz kann nur im Bereiche des Abdomens vorhanden sein. Er strahlt nicht etwa dahin von der Herzgegend aus, er ist vielmehr nur im Abdomen vorhanden. Ist er überwältigend stark, so daß er den Patienten sofort bewegungsunfähig macht, ist er mit einer starken Defense musculaire, einem Schockzustand verbunden, dann ist die Fehldiagnose eines perforierten Ulcus ventriculi, einer Pankreasnekrose begreiflich. Die klinische Untersuchung ergibt in den ersten, für die Art der einzuschlagenden Therapie wichtigen Stunden kein differentialdiagnostisch verwertbares Symptom. Der physikalische Herzbefund zeigt ja zu dieser Zeit auch bei der Koronarthrombose nichts Charakteristisches, nur das Elektrokardiogramm *kann* die Diagnose ermöglichen. In solchen Fällen ist man, da ein Zuwarten Gefahren bringt, manchmal gezwungen, eine Laparatomie durchführen zu lassen. Wie notwendig sie ist, zeigen Fälle, bei denen die Ärzte sie ablehnten, weil der Patient über länger zurückliegende Beschwerden berichtete, die auf eine Koronarsklerose hinwiesen und deshalb eine Koronarthrombose wahrscheinlich erschien; bei der Autopsie wurde dann schließlich doch eine Perforationsperitonitis bei einem Ulcus ventriculi gefunden.

Ist der Schmerz weniger heftig und mehr rechts im Oberbauch lokalisiert, dann wird häufig an einen Gallensteinanfall gedacht. Mit der Diagnose Cholelithiasis bei einem Patienten, der über 40 Jahre alt ist und bei dem keine *beweisenden* Zeichen einer Gallensteinkrankheit bestehen, ist Vorsicht geboten. Gar manche dieser Fälle entpuppen sich später als Herzkranke. Häufig ist auch die Fehldiagnose Cholezystitis. Dazu gibt nicht nur der bei Koronarthrombosen manchmal rechts oben im Abdomen empfundene Schmerz Anlaß, sondern auch die Temperatursteigerung, die Leukozytose, und vor allem eine

sehr deutliche, recht häufig in den Tagen nach dem Verschluß
auftretende, ikterische Hautverfärbung, deren Genese nicht
ganz klar ist, da sie auch in Fällen vorzukommen scheint, bei
denen eine Leberschwellung fehlt*).

Da umgekehrt eine Cholelithiasis und eine Cholezystitis
atypische Schmerzen hervorrufen können, die gegen die Herzgegend, die Schultern, den Nacken hin ausstrahlen oder *nur*
dort empfunden werden, ist es begreiflich, daß man in solchen
Fällen zuweilen vor recht schwierige diagnostische Probleme
gestellt ist.

Sehr häufig ist auch die Verwechslung mit einer akuten
Gastritis oder Gastroenteritis. Anlaß dazu geben jene Fälle,
bei denen der Schmerz im Bereiche des Thorax fehlt, dagegen
Zeichen von Seiten des Gastrointestinaltraktes überwiegen. Das
heftige Erbrechen, Übelkeiten, Aufstoßen, die belegte Zunge,
Stuhldrang und sogar Durchfall, eine Druckempfindlichkeit
im Epigastrium (wohl Folge des Erbrechens) veranlassen die
fehlerhafte Diagnose. Es kann wohl als sicher angenommen
werden, daß die Todesfälle, die ganz akut, unter den eben beschriebenen Erscheinungen, nach einer reichlichen Mahlzeit
auftreten und früher so oft auf ein „Überessen" zurückgeführt
wurden („akute Indigestion"), hierher gehören. Es ist wahrscheinlich, daß diese Symptome vom Magen-Darmtrakt bei der
Koronarthrombose durch viszero-viszerale Reflexe (s. S. 34)
ausgelöst werden.

Nicht selten wird bei einer Koronarthrombose fälschlich
eine Bronchopneumonie, eine Grippe, eine Bronchitis angenommen. Tritt Fieber und Abgeschlagenheit auf, steht die
Atemnot mit dem Rasseln über einzelnen Lungenpartien im
Vordergrunde, fehlt der heftige Schmerz ganz oder besteht nur
ein Druck oder Brennen hinter dem Brustbein, dann wird der
Irrtum verständlich; er kann verhängnisvoll werden.

Daß manchmal bei Koronarthrombosefällen eine linksseitige Pleuritis diagnostiziert wird, die auslösende Perikarditis aber übersehen wird, wurde schon erwähnt. Besteht
nur ein Schmerz in der Schulter, dann wird eine „rheumatische" Omarthritis angenommen, Schmerzen im Unterkiefer
veranlassen den Kranken, den Zahnarzt aufzusuchen. Auch
die Differentialdiagnose zwischen einer Embolie in einer

---

*) In diesem Zusammenhange müssen auch die nach Koronar-
thrombosen nicht sehr seltenen leichten Hämoptoen erwähnt werden,
deren Entstehungsmechanismus ungeklärt ist (Lungenembolien?).

größeren Lungenschlagader und einer Koronarthrombose ist manchmal sehr schwierig.

Auffallend häufig findet man bei Patienten mit Koronarerkrankungen eine — meist linksseitige — Bursitis subacromialis oder Omarthritis. Es ist schwer zu sagen, ob dabei auch Organreflexe eine Rolle spielen.

Geht man bei der Untersuchung einigermaßen sorgfältig vor, dann wird man finden, daß der eine oder der andere Befund doch gegen die Diagnose Cholelithiasis, Cholezystitis, Pneumonie, Omarthritis spricht, wird in solchen Fällen auch das Elektrokardiogramm befragen und dann doch zu einer richtigen Diagnose gelangen. Man muß nur an die Möglichkeit einer Koronarthrombose *denken*; dann wird man sie auch in *atypischen* Fällen diagnostizieren.

Ein hoher Prozentsatz der Kranken hatte vor dem Auftreten der Koronarthrombose nie Beschwerden. Der erste Anfall befällt sie wie ein Blitz aus heiterem Himmel. Manchmal scheint eine zu reichliche Mahlzeit, eine Erkältung, eine intensive Sonnenbestrahlung die Anfälle mit ausgelöst zu haben. Einen sicheren Zusammenhang kann man in der Regel nicht feststellen.

Sehr häufig bestand (oft ohne daß die Patienten es wußten) eine Hypertension. Auch ein Diabetes ist relativ oft zu finden. Ganz besonders in den letzten Jahren, seitdem die Diabetiker durch die Insulintherapie durchschnittlich länger am Leben bleiben, häufen sich die Fälle mit Kombination beider Erkrankungen. Betont sei aber, daß beides, Koronarthrombose und Diabetes, Folge derselben Grundkrankheit, einer Gefäßsklerose sein kann.

Jeder der Kranken mit Koronarthrombose hat eine Koronarsklerose; sie kann sehr ausgebreitet sein, ohne sich vorher bemerkbar gemacht zu haben. Sie ist aber gewiß nicht allein *die* Ursache der Thrombose. Jedenfalls ist es verwunderlich, daß gerade im dauernd bewegten Herzen die Thrombosierung der Arterien so häufig ist, in anderen Organen, trotzdem auch dort die Gefäße oft eine schwere Sklerose zeigen, ihre Thrombosierung zu den größten Seltenheiten gehört. Dazu kommt noch, daß die Koronarthrombose eine Erkrankung des *reiferen* Alters ist, am häufigsten zwischen dem 55. und dem 60. Lebensjahre vorkommt und nicht mit dem Alter an Häufigkeit zunimmt, nicht im Greisenalter am häufigsten ist, wie man es erwarten sollte, wenn sie von der Koronarsklerose allein abhängig wäre. Die Koronarthrombose ist bei Männern mehr als

dreimal so häufig als bei Frauen. Die Mehrzahl der Frauen
mit einer Koronarthrombose leidet auch an einem Diabetes oder
an einem Hochdruck.

Die Koronarthrombose kommt in *jedem* Lebensalter vor.
Sie wurde — als große Seltenheit — auch bei Kindern beschrieben!

Rhythmusstörungen sind bei einer Koronarthrombose nicht
selten; sie sind im allgemeinen ein ominöses Zeichen. Es
handelt sich zumeist um Kammerextrasystolen, die in Kammertachykardien übergehen können; die Gefahr des tödlichen Kammerflimmerns ist dann groß. Man sucht ihr durch eine sofortige
Chinindarreichung (3mal 0,15 tgl.) zu begegnen.

Abgesehen vom perikarditischen Reiben, das nur bei einem
Teil der Fälle auftritt, ist bei den meisten Fällen am Herzen
nichts Abnormes zu hören. Die Töne können sehr leise sein,
ja fast unhörbar werden, eine Spaltung des 1. oder seltener
2. Tones kommt vor. Es wurde aber schon betont, daß man
leise Herztöne bei einem Emphysem, einem stärker gewölbten
Thorax erst dann als Krankheitszeichen verwerten kann, wenn
man ihre Entwicklung aus normal lauten Tönen beobachten
konnte.

Die dauernde Kontrolle der Lautheit der Herztöne hat
aber gerade bei der Koronarthrombose eine große Bedeutung,
weil man hier doch Gelegenheit hat, den Patienten längere Zeit
hindurch zu beobachten. Sehr bald nach eingetretener Thrombose werden die Herztöne immer leiser und bleiben eine Zeitlang manchmal unhörbar. Mit fortschreitender Erholung und
Vernarbung werden sie wieder lauter und kräftiger. Damit ist
eine sehr wertvolle Möglichkeit gegeben, die Besserung des
Myokardzustandes zu konstatieren.

Bei manchen, kleinen Infarkten werden die Herztöne nicht
leiser, was für die Beurteilung des Zustandes wertvoll sein
kann. Zuweilen dauert es Monate, bis die Töne wieder lauter
werden; dieser Befund ist dann bei der Bestimmung des Zeit-
punktes des Aufstehens von Bedeutung.

Zugleich mit dem Sinken des Blutdruckes und abhängig
vom Ausmaß dieses Sinkens, abhängig auch von der Stärke
des Schmerzes, rückt ein Kollapszustand in bedrohliche Nähe.
Abgesehen aber von den vorübergehenden Anfällen paroxysmaler Dyspnoe und den Anfällen von Lungenödem, sowie
leichten Leberschwellungen, fehlt oft, trotz des bedrohlichen
Bildes, jedes Zeichen von Dekompensation, wie wir es sonst
bei Kreislaufkranken in diesem Zustand zu sehen gewohnt sind.

Fast nie besteht — obwohl wochenlang der Puls kaum palpapel ist, der systolische Druck sich in Werten unter 100 mm Hg hält — eine Venenstaung am Halse, Ödeme fehlen gewöhnlich vollständig. Gerade diese Fälle illustrieren am deutlichsten die S. 22 besprochenen Gesetze der Dekompensation, da sie zeigen, daß auch bei den schwerst möglichen Herzinsuffizienzen, ohne Störungen der Blutzufuhr zum Herzen, ohne Änderungen der zirkulierenden Blutmenge, keine Stauungen auftreten.

Die an der Innenfläche der myomalazischen Herzmuskelabschnitte sich entwickelnden parietalen Herzthromben sind häufig Anlaß für Embolien in den verschiedensten Organen. Vorübergehende Lähmungserscheinungen (besonders oft Fazialisparesen) sind im unmittelbaren Anschluß an eine Koronarthrombose nicht selten. Diese sind aber in der Mehrzahl der Fälle nicht auf Embolien, sondern auf zerebrale Zirkulationsstörungen zurückzuführen; sie treten manchmal im Zusammenhange mit der akuten Blutdrucksenkung auf, manchmal aber noch im Stadium des normal hohen oder erhöhten Drucks.

Nicht selten tritt bei Kranken, die nach einer Koronarthrombose ganz ruhig liegen bleiben, ein „zweiter Anfall‘ auf. Es zeigt sich dann, daß keine zweite Thrombose, sondern eine Lungenembolie mit ähnlichen Erscheinungen vorliegt (s. S. 174).

Der weitere Zustand des Kranken kann sich in jedem Falle verschieden gestalten; eine sichere Voraussage ist unmöglich.

Besteht eine Koronarthrombose, so ist jederzeit, in jedem beliebigen folgenden Momente, ein plötzlicher Tod möglich. Er wird verständlich, wenn wir im Tierexperiment, an Hunden etwa, kleine Äste der Koronararterien unterbinden. Wir werden dann oft sehen, daß die Abbindung einzelner Gefäße ohne ernsten Schaden gut vertragen wird; bei Ausschaltung anderer Koronaräste tritt aber — sofort oder nach einer gewissen Frist — ganz plötzlich Kammerflimmern auf, das zum Stillstand der Herzbewegung führt. Wird nämlich ein Gefäß, das die Blutzufuhr zu Abschnitten des sogenannten spezifischen Gewebes des Herzens besorgt, unterbunden, so kann es durch die Anoxie dieses reizbildenden Gewebes zu schweren Störungen der Reizbildung, Tachykardien, Kammerflimmern kommen. Der Tod erfolgt ganz plötzlich, so rasch wie aus keiner anderen Ursache. Wird also bei einer Koronarerkrankung beim Menschen ein entsprechendes Gefäß verschlossen, dann können dieselben Folgen auftreten, wie wir sie im Tierversuche sehen.

Tatsächlich ist bei den zwei in der Klinik vorkommenden Arten von Koronarerkrankung, der Koronarsklerose und der Mesaortitis, der plötzliche Tod häufig. Statistiken der gerichtlichen Mediziner zeigen, daß der plötzliche Tod aus „natürlicher Ursache" in den allermeisten Fällen auf eine Koronarerkrankung zurückzuführen ist. Dieser plötzliche Tod kommt nicht nur bei jenen Fällen vor, welche ein schweres Krankheitsbild zeigten. Er findet sich auch bei Fällen, die vorher beschwerdefrei oder nahezu beschwerdefrei waren und noch nie den Arzt aufsuchten, Fällen, bei denen man kurz zuvor, gelegentlich einer zufälligen Untersuchung, einen normalen Auskultations- und Perkussionsbefund erhoben hat. Bei manchen Fällen wird eine Herzruptur als Todesursache gefunden. Sie tritt innerhalb der Zeit auf, da die Narbe an der durch die Thrombose erweichten Stelle noch nicht voll ausgebildet und fest ist, also ungefähr 4 Tage bis 5 Wochen nach der Thrombose.

Andererseits ist auch bei Kranken, die nach einem Koronarverschluß das allerschwerste Bild geboten hatten, eine vollständige Erholung für lange Zeit möglich. Auch dann, wenn Kollaps und Schock besteht, der Kranke pulslos daliegt, der systolische Druck nur etwa 70 mm Hg beträgt, der Kranke bewußtlos ist, Harn und Stuhl unwillkürlich abgehen, kann eine erfreuliche Erholung auftreten. Der Schockzustand verschwindet, es bleibt eine große Müdigkeit und Schwäche, die sich ganz allmählich zurückbildet. Die nekrotisierte Stelle am Herzmuskel erweicht, es bildet sich in den nächsten Tagen ein partielles Herzaneurysma, das selten röntgenologisch, etwas häufiger durch Palpation während seiner Entwicklung zu diagnostizieren ist.

Man tastet dann etwas nach innen und oben von der Herzspitze eine abnorme, sonst nie vorkommende Pulsation, die sich manchmal zurückbilden kann.

Nicht selten hört man auch über einem Herzaneurysma ein „gießendes" diastolisches Geräusch, das den Geräuschen bei einer Aortenklappeninsuffizienz sehr ähnlich ist. Seine Entstehungsweise ist unklar. Wirbelbildungen an der Ausbuchtungsstelle des Herzaneurysmas scheinen es zu veranlassen.

Dieses Geräusch, das uns mehrmals zur Fehldiagnose eines Klappenfehlers veranlaßte, bis wir seine Bedeutung erkannten, ist schon in alten Aufsätzen über das partielle Herzaneurysma erwähnt, geriet aber scheinbar ganz in Vergessenheit.

Allmählich wächst Bindegewebe von allen Seiten in den nekrotischen Muskelabschnitt ein, es tritt eine immer fester werdende und schrumpfende Narbe auf, die von einer weitgehenden Besserung der Kontraktionskraft des Muskels begleitet ist. Die Herztöne werden allmählich lauter und reiner, der Blutdruck steigt, der Puls wird voll. Der Patient erholt sich so weit, daß er schließlich seine Beschäftigung wieder aufnimmt und jahrelang, 10, 15 Jahre und mehr, das Leben eines Gesunden führt.

Zwischen diesen beiden extremen Möglichkeiten gibt es zahllose andere. Dem ersten Anfall kann nach Stunden, Monaten, Jahren ein zweiter folgen, es kann nach Stunden oder Monaten ein Anfall von schwerster Atemnot auftreten, es kann eine Herzinsuffizienz mit allen Begleiterscheinungen, wie Ödemen, Leberschwellung usw., das Bild beherrschen. Auch dann, wenn diese Herzinsuffizienzerscheinungen bedrohlich sind und die Therapie machtlos zu sein scheint, gibt es ganz spontane, außerordentliche Besserungen.

Eine Prognosestellung ist also unmöglich. Das Befinden des Kranken hängt nicht nur von seinem momentanen Zustande ab, sondern vor allem auch von der Beschaffenheit des gesamten Koronarkreislaufes. Ist nur das thrombosierte Gefäß von der Sklerose betroffen und sind die anderen normal, so kann „Heilung" auftreten. Die Prognose darf nie als hoffnungslos und ebenso nie als durchaus günstig bezeichnet werden; man erlebt nach jeder Richtung hin Überraschungen. Die Fälle, die schon moribund schienen, können sich wunderbar erholen, und „leichte Fälle", die den Eindruck von Gesunden hervorrufen, können rasch dem Leiden erliegen.

Anatomische Untersuchungen zeigten, daß bei Kranken, die ihrer Koronarsklerose und -thrombose erliegen, nahezu nie nur *eine*, sondern mindestens zwei (kollaterale) Arterien verschlossen sind.

Das wichtigste Medikament in dem mit Schmerzen einhergehenden Anfalle ist das Morphium. Es ist nicht zu vermeiden und soll lieber sehr bald als zu spät gegeben werden. Man gibt auch am besten keine allzu kleinen Dosen; man beginnt mit 0,02 Morphin. hydrochl., weil kleinere Mengen nicht wirksam sind. Der ersten Injektion setzt man auch etwas ($^1/_2$ mg) Atropin zu, da die Kranken ohnehin zum Erbrechen neigen und nach Morphium (ohne Atropin) das Erbrechen zu quälend werden kann. Allzuoft ist es notwendig, der ersten Injektion eine zweite und sogar eine dritte folgen zu lassen, und gar nicht selten hilft auch diese nicht, der Patient döst wohl dahin, wirft sich aber unruhig hin und her und empfindet noch immer heftige Schmerzen; auch wenn man noch Luminal, Pernocton nachinjiziert, tritt manchmal keine Erleichterung auf. Das sind Fälle, bei denen medikamentös praktisch keine Hilfe gebracht werden kann, bei denen die Durchführung einer paravertebralen Anästhesie, einer Infiltration der Haut in der Gegend, in der der Schmerz empfunden wird, mit Novokainlösung empfohlen wurde, um die Qualen des Kranken zu erleichtern. Für den Mechanismus dieser Novokainwirkung gibt es noch keine sichere Erklärung. Auch O_2-Inhalation kann nützlich sein.

Wenn der Blutdruck auf bedrohlich niedrige Werte (unter 70 mm Hg) absinkt, muß man, trotz der damit verbundenen Gefahren, versuchen, ihn durch Coramininjektionen zu steigern. Nur bei akuten, starken Drucksenkungen darf man Adrenalin-Ephedrinpräparate (am besten empfiehlt sich das Sympatol) geben. Sonst sind diese Mittel streng kontraindiziert.

Von allergrößter Bedeutung ist die völlige Ruhigstellung des Kranken. Nicht nur gewöhnliche Bettruhe, sondern nahezu vollkommene Unbeweglichkeit ist notwendig. Die strenge Ruhe dauert mindestens drei Wochen. Während dieser Zeit sind nur Bewegungen der unteren Extremitäten erlaubt und — zur Vermeidung von Venenthrombosen — sogar geboten. Verbietet der Zustand des Patienten aktive Bewegungen, dann werden sie von der Pflegerin passiv durchgeführt. Zur Vermeidung von Venenthrombosen werden auch an den Innenseiten beider Oberschenkel, in 5—6tägigen Intervallen immer wieder je 2 Blutegel angesetzt.

Nach vollendeter 3. Woche darf sich der Patient langsam selbst auf die Seite legen. Erst nach vollendeter 5. Woche darf er sich im Bette, zunächst nur für Minuten, aufsetzen. Erst nach 6 Wochen, bei schweren Fällen, besonders jenen, die eine stärkere Blutdrucksenkung aufweisen, nach 7 bis 8 Wochen, ist das Verlassen des Bettes, zunächst für Minuten und dann allmählich immer länger, für Stunden und schließlich auch Herumgehen erlaubt. Erst nach mehreren Monaten darf der Kranke wieder seinem gewohnten Berufe nachgehen, sofern dieser nicht zu große Ansprüche an ihn stellt. Größte Schonung ist noch mindestens ein Jahr nach dem Anfall geboten.

Bei allen diesen Maßnahmen dürfen wir uns nicht durch den geringen Grad des Schmerzes beeinflussen lassen, weniger streng vorzugehen. Der Schmerz, die Angina pectoris, ist kein Maßstab für das Ausmaß der Herzmuskelschädigung. Auch wenn der Schmerz gefehlt hat, kann sich ein partielles Herzaneurysma bilden. Nach sechs Wochen ist — wie die Erfahrungen der Pathologen zeigen — die Narbe meistens schon so fest, daß dem Kranken das Aufstehen erlaubt ist. Auch die Blutkörperchen-Senkungsgeschwindigkeit zeigt uns an, wie weit die Resorption des nekrotischen Muskels schon fortgeschritten ist.

Es gibt aber Fälle, bei denen der niedere Blutdruck, die leisen Herztöne, die Neigung zu Kollapsen zwingen, eine viel längere Bettruhe anzuordnen. Ich sah Fälle, bei denen eine 6—8-monatige vollständige Ruhe sich als notwendig erwies. Einem anderen durfte erst nach 11 Monaten das Aufstehen erlaubt werden. Er geht nunmehr seit $1^1/_2$ Jahren seinem recht aufregenden Beruf nach. Es lassen sich also nicht feste Schemen aufstellen, die für alle Fälle gelten. Die 6 Wochen sind ein Minimum, das man nicht unterschreiten soll. Neuere anatomische Untersuchungen zeigten auch, daß bei Fällen, die 3 Monate nach der Thrombose sterben, die Narbe noch nicht vollständig konsolidiert ist. Bei einzelnen Fällen soll auch nach 4—6 Monaten noch nekrotisches Gewebe gefunden worden sein.

Über die medikamentöse Therapie, die vor allem darin bestehen muß, die Koronararterien zu erweitern und die Durchblutung des Herzmuskels zu bessern (Theobromin, Theophyllin, Papaverin, Luminal), wird noch später im Zusammenhange die Rede sein (s. S. 164). Eine sichere Behandlung zur Hintanhaltung neuer Thrombosen kennen wir nicht. Bei Diabetikern mit Koronarsklerose ist die Insulinanwendung, solange es möglich ist, zu unterlassen, da Insulin die Neigung zur Koronarverengerung erhöht.

Es ist wohl sicher, daß auch sehr große Insulindosen das Herz nur wenig beeinflussen und daß Diabetiker mit einer Koronarerkrankung manchmal Jahre hindurch ohne jeden Schaden Insulin erhalten. Es gibt aber einwandfreie Beobachtungen, die beweisen, daß bei manchen Individuen der Gebrauch kleiner Insulindosen den Zustand verschlechtert und sogar das Auftreten anginöser Anfälle veranlaßt. Man wird deshalb so lange als möglich das Insulin vermeiden und für den Fall, daß Insulin gegeben werden muß, dieses mit gefäßerweiternden Mitteln kombinieren.

Tritt bei einer Koronarthrombose eine akute Herzinsuffizienz auf (Cheyne-Stokes, Asthma cardiale usw.), dann gibt man am besten Strophanthin. Ohne diese absolute Indikation, die durch die Herzschwäche gegeben ist, empfiehlt sich die

Strophanthintherapie bei Koronarthrombosen nicht. Ich habe davon viel Schaden gesehen (sofort nach der Injektion das Auftreten von Tachykardien oder von Adams-Stokes-Anfällen, die vorher und nachher fehlten).

Zu Verwechslungen mit einer Koronarthrombose kann manchmal ein Aneurysma dissecans Anlaß geben.

Auch hier tritt ganz plötzlich und ohne Vorsymptome ein außerordentlich heftiger Schmerz auf, der nach oben in den Nacken, gegen die Schultern oder ins Abdomen ausstrahlt. Gleichzeitig kann das Bild des Schocks vorkommen, Erbrechen, Temperaturen. Der Schmerz kann aber auch hier leicht sein. Er kann — wie eine eigene Beobachtung zeigte — ganz fehlen.

Sehr häufig besteht schon lange ein Hochdruck. Kommt eine Medianekrose der Aorta oder Atherosklerose hinzu, dann kann das Blut, nach Einreißen der Intima, zwischen den Schichten der Media sich hineinwühlend, immer weiter die Aortenwand zerreißen und zuweilen mehr als die Hälfte des Umfanges der Wand auf diese Weise zerstören. Das „Aneurysma" kann bis zur Teilungsstelle der Iliaca nach abwärts reichen. Auf seinem Wege kann das Blut die Adventitia zerstören, so daß durch Verblutung der plötzliche Tod eintritt. Manchmal findet der Blutstrom wieder seinen Weg in das Lumen der Aorta, und es kommt dann langsam zur Überkleidung der abnormen Blutbahn mit Endothel. Es handelt sich also immer um eine sehr ernste Erkrankung; ein Überleben des Ereignisses um 15 Jahre wurde beschrieben.

Die unter hohem Druck stehende Blutsäule kann auf ihrem gefährlichen Wege die Abgänge der Gefäße von der Aorta unterwühlen und die Ostien komprimieren. So kommen die verschiedensten Bilder zustande, welche die Diagnose ermöglichen. Kommt es zum Verschluß einer Koronararterie, dann ist allerdings die Unterscheidung von einer Koronarthrombose nicht möglich. Es können aber auch einseitig oder beiderseitig die Karotispulse verschwinden und so schwere zerebrale Bilder zustande kommen. Es kann — wie eine eigene Beobachtung zeigte — der linke Arm blaß und pulslos werden, es kann zu schweren abdominellen Erscheinungen kommen, zu Durchblutungsstörungen an der unteren Extremität. Bei einem Falle sah ich Magen-Darmstörungen und eine ungeheuere Schwäche an den unteren Extremitäten als erste Zeichen auftreten. Daß man diese furchtbare Erkrankung mit einer peripheren Embolie oder Thrombose einer Arterie verwechselt, ist verständlich.

Das Ekg ist nicht charakteristisch verändert, es kann auch

normal sein. Dasselbe gilt aber auch oft für die Koronarthrombose.

Bei beiden Zuständen gibt man gegen die Schmerzen Morphium und ordnet dann vielwöchige Bettruhe an. Eine aktive andere Therapie gibt es nicht. Wenn man also zwischen einem Aneurysma dissecans und einer Koronarthrombose nicht unterscheiden kann, dann ist dies, vom Standpunkte der Therapie aus gesehen, nicht von Bedeutung.

Die Angina pectoris bei einer Koronarstenose und ihre Behandlung.

Diese Form der Angina pectoris wird nach ihrem ersten Beschreiber auch Heberdensche Angina pectoris genannt, obwohl zur Zeit Heberdens die Unterscheidung der einzelnen Angina-pectoris-Formen noch nicht durchgeführt worden war und zweifellos auch Koronarthrombosen von ihm als einfache „Angina pectoris" angesehen wurden. Nach Wenckebach wird die Angina pectoris bei Koronarstenose auch als Angina pectoris ambulatoria bezeichnet.

Diese Form der Angina pectoris ist schon durch die Anamnese von den Koronarthrombosefällen abzutrennen. Hauptsächlich drei Punkte sind dabei zu beachten.

1. Der Schmerz bei der Koronarthrombose tritt ohne ersichtliche Ursache auf. Wohl werden mitunter einzelne Faktoren, wie etwa eine reichliche Mahlzeit, angeschuldigt, in der Regel fehlt aber jeder Anlaß und die Schmerzen treten auch nicht *unmittelbar* nach irgendeinem Ereignis auf. Dahingegen erscheinen die Schmerzen bei der Koronarstenose immer nach ganz bestimmten Ursachen und zwar dann, wenn das Herz mehr beansprucht wird. Das ist vor allem bei jeder körperlichen Anstrengung und Aufregung der Fall, aber auch eine reichliche Mahlzeit, Hinaustreten in Kälte, Wind, Nebel können einen Anfall auslösen, oder sein Auftreten begünstigen, wenn noch eine körperliche Anstrengung oder Aufregung hinzukommt. Sehr oft bemüht sich der Kranke von selbst, alle diese Anlässe für das Auftreten von Schmerzen zu meiden, da er bald erkennt, daß sie ihm schaden.

2. Der Schmerz bei der *Koronarthrombose* dauert in der Regel stundenlang. Ein Anfall von nur einer halben Stunde Dauer ist selten. Bei der *Koronarstenose* aber dauert der Schmerz nur wenige Minuten. Der Kranke bleibt, sobald der Schmerz auftritt, ruhig, hält krampfhaft den Atem an, vermeidet

ängstlich jede Bewegung, bis sich nach wenigen Minuten der Schmerz löst und er seine Beschäftigung fortsetzen kann. Ein Schmerz, der länger dauert als nur wenige Minuten, ist immer verdächtig, nicht mehr durch eine einfache, unkomplizierte Koronarstenose hervorgerufen worden zu sein!

3. Der Schmerzanfall bei der *Koronarthrombose* wird durch Nitrite nicht beseitigt. Man kann zu Beginn des Anfalles nach Nitroglyzerin manchmal leichte Besserungen sehen; sie sind vermutlich zu einer Zeit noch möglich, da noch kein *vollständiger* Verschluß des Gefäßes eingetreten ist; besteht aber schon eine Thrombosierung, dann sind Nitrite nutzlos. Man hüte sich auch, bei Koronarthrombosen dann, wenn die erste und eine zweite Dosis Nitroglyzerin wirkungslos waren, das Mittel innerhalb kurzer Zeit wieder zu verabfolgen oder gar Amylnitrit zu geben. Die Blutdrucksenkung, die durch die Nitrite herbeigeführt wird und die sich zu jener Senkung hinzugesellt, die schon durch die Thrombose allein zustande kommt, kann Kollapszustände veranlassen.

Demgegenüber reagieren Anfälle, die durch eine *Koronarstenose* entstehen, auch dann noch günstig auf die Nitrite, wenn die Stenose hochgradig ist, ja sogar dann, wenn die Koronarostien bei einer Mesaortitis fast ganz verschlossen sind. Wirken die Nitrite bei einem Angina-pectoris-Kranken im Anfalle nicht mehr, so liegt kein unkomplizierter, einfacher Anfall bei einer Koronarstenose vor, der Verdacht auf eine Koronarthrombose ist berechtigt. Man liest wohl in älteren Büchern über diese Frage, daß manche schwere Angina-pectoris-Fälle, besonders solche, die viel Nitrite genommen haben, sich an das Mittel gewöhnten, so daß es wirkungslos wurde; das trifft jedoch, wie noch besprochen werden soll, nicht zu.

Eine gewisse Gewöhnung an die Nebenwirkungen des Mittels (Kopfschmerz, Hitzegefühl) wird wohl beobachtet.

Abgesehen von den drei eben genannten Unterscheidungsmerkmalen, gibt es noch eine ganze Reihe anderer, die weniger wichtig sind, weil es sich mehr um negative Zeichen handelt. So fehlt natürlich bei der Koronarstenosen-Angina pectoris das Fieber, die Leukozytose, die Glykosurie usw.

Nicht selten hört man von den Kranken, daß ihre Anfälle sich häufen, nicht nur nach Arbeit, sondern auch in Ruhe kommen, immer länger anhalten und daß die Nitrite wirkungslos werden, bis schließlich ein schwerer Anfall mit allen jenen Zeichen auftritt, die wir von der Koronarthrombose kennen. Man kann annehmen, daß bei derartigen Fällen eine zunehmende sklerotische Koronarstenose mit folgender Thrombose vorliegt.

Bei den Kranken mit Koronarstenose ist der Blutdruck im Schmerzanfalle meist gesteigert. Es handelt sich um Blutdruckerhöhungen, die bis zu 100 mm über dem Normalwert des Kranken betragen können und nicht durch den Schmerz allein zu erklären sind (s. S. 170). Sie sind bei jenen Anfällen, die nach stärkerer Arbeit, Aufregungen, auftreten, vielleicht auf diese Anlässe selbst zurückzuführen. Eine beträchtliche Blutdrucksteigerung finden wir aber auch bei jenen Anfällen, die in der Sprechstunde, während der Untersuchung oder in vollster Bettruhe auftreten. Wir vermißten während des Anfalles nur dann eine Blutdrucksteigerung, wenn bei einer Mesaortitis *beide* Koronarostien hochgradig verengt waren, der schlecht ernährte Herzmuskel den hohen Druck nicht aushielt; das bedeutete immer ein prognostisch sehr ungünstiges Zeichen (s. S. 114).

Auch bei Kranken mit einer Koronarstenose sind die Schmerzen, sofern sie überhaupt vorhanden sind, nicht immer in charakteristischer Weise ausgeprägt. Nicht jeder Patient zeigt die bekannten Ausstrahlungen in den linken oder rechten Arm (Kleinfingerseite). Sehr oft fehlt auch hier der Schmerz und es besteht nur ein Brennen, ein Druck, ein „Organgefühl“; in vielen Fällen tritt die unangenehme Sensation gar nicht in der Herzgegend auf, gegen den Arm ausstrahlend, sie besteht vielmehr nur am Unterarm, im Ellbogengelenk oder nur in der Schulter, am Halse; auch bei den Anfällen bei der Koronarstenose gibt es Ausstrahlungen ins Abdomen, oder Schmerzen, die nur im Oberbauch lokalisiert sind und die auch oft verkannt, mit Natrium bicarbonicum und ähnlichen Mitteln behandelt werden.

Strahlen die Schmerzen ins Abdomen aus, dann liegt dennoch nicht eine „Angina abdominalis“ vor. Diese wird nur in jenen sehr seltenen Fällen angenommen, bei denen die Schmerzen im Abdomen selbst entstehen. Bei derartigen Fällen treten — manchmal abhängig von der Mahlzeit — anfallsweise starke abdominelle Schmerzen auf, die von einem beträchtlichen Meteorismus begleitet sind. Diese Schmerzen sind von Erregungen oder körperlichen Anstrengungen unabhängig. Sie werden durch Nitrite behoben.

Der „volle Magen“ wirkt bei Kranken mit einer Koronarstenose nicht nur darum anfallsauslösend, weil das Herz durch die Mehrarbeit der Verdauungsorgane belastet wird, es spielt vielmehr auch ein anderer Faktor eine wichtige Rolle. Man hat im Tierversuche nachweisen können, daß die Koronardurchblutung abnimmt, wenn der Magen aufgebläht wird. Die ursprüngliche Annahme, daß dadurch ein mechanischer Reiz auf Vagusfasern ausgeübt wird und so eine Verengung der Koronargefäße zustande kommt, stimmt gewiß nicht. Es scheint vielmehr wieder ein verengernder vago-vagaler Reflex vorzuliegen, der vom Magen auf die Koronararterien einwirkt. Es kommt auch nicht immer auf einen „vollen" Magen an. Manche Kranke berichten, daß die Schmerzen gleich zu Beginn des Essens auftreten.

Derartige Reflexe auf die Koronararterien sind wahrscheinlich auch von anderen Organen (Gallenblase, Niere, Darm) auslösbar. Anginöse Schmerzen, Rhythmusstörungen, abnorme T-Zacken, die sich sofort nach einer operativen Entfernung der Gallenblase zurückbildeten, wurden bei Gallenerkrankungen wiederholt beschrieben.

Ein hoher Prozentsatz der Kranken mit Koronarstenose kann einen klinisch vollkommen normalen Herzbefund zeigen; auch der Röntgenbefund und das Elektrokardiogramm können normal sein. Wir haben ja schon bei der Koronarthrombose, bei der ja auch immer eine Koronarsklerose besteht, gesehen, daß normale Befunde erhoben werden können. Dasselbe gilt für die Koronarstenose im Verlaufe einer Lues oder Atherosklerose noch in erhöhtem Maße. Durchschnittlich jeder 5. Patient dieser Gruppe zeigt einen normalen klinischen Befund. Bei den anderen Kranken findet man wohl eine Hypertension, eine Mesaortitis, ein luische oder auch endokarditische Aortenklappeninsuffizienz und Stenose, eine Mitralstenose. Alle diese Befunde sind jedoch durchaus nicht für eine Angina pectoris beweisend. So ist die Diagnose dieser Form der Angina pectoris immer nur auf die Anamnese gestützt. Ist diese „typisch", klagt also der Patient über Schmerzen, die in der bekannten Weise ausstrahlen und nach den bekannten Anlässen auftreten, dann allerdings ist die Diagnose rasch gestellt; bei atypischen Beschwerden war sie aber, mangels eines objektiven Befundes, außerordentlich schwer und oft unmöglich. Dazu kommt noch, daß die Patienten aus den Tageszeitungen, aus Gesprächen mit Angina-pectoris-Kranken sehr viel über die Symptomatologie wissen. Die Anamnese ist nicht unverfälscht. Auch der Wunsch, eine Rente zu erlangen, kann die Anamnese beeinflussen.

Wohl besteht, wie erwähnt, im Anfalle eine starke Blutdrucksteigerung; selten gelingt es aber, den Kranken gerade im Anfalle zu untersuchen, so daß auch dieses Zeichen nur bedingten Wert hat.

Deshalb hat sich gerade für die Erkennung solcher atypischer Fälle das Elektrokardiogramm als außerordentlich nützlich erwiesen. Beim ruhenden Kranken in der üblichen Weise aufgenommen, ist es sehr oft normal; aber auch dann, wenn es verändert ist, zeigt es keine charakteristischen Befunde. Läßt man aber Kranke mit einer Koronarstenose arbeiten (Treppenlaufen, Kniebeugen) und untersucht das Elektrokardiogramm unmittelbar darauf, dann kann man sehr charakteristische, unter diesen Bedingungen nur bei dieser Art von Kranken vorkommende Veränderungen finden. Diese Veränderungen bestehen in einer vorübergehenden Umwandlung der Nachschwankung in ähnlicher Weise, wie man sie etwa bei schweren Myokardschädigungen findet. Diese Veränderungen im Elektrokardiogramm beweisen, daß auch bei dieser Form der Angina pectoris mit einer, wenn auch nur auf die Dauer des Anfalles und auf kurze Zeit nachher beschränkten Schädigung des Herzmuskels zu rechnen ist.

Diese Veränderungen werden verständlich, wenn man sich die Entstehung der Schmerzanfälle bei der Koronarstenose vergegenwärtigt. Bei allen Kranken dieser Art besteht entweder eine Mesaortitis mit Verengerung des Abganges eines oder beider Koronarostien oder eine durch Koronarsklerose bedingte Stenose eines Koronarastes. Ist der Patient vollständig ruhig, dann wird trotz der Koronarstenose der Herzmuskel ausreichend durchblutet. Bei jeder Mehrbeanspruchung des Herzens (Arbeit, Aufregung, reichliche Mahlzeit), vor allem aber immer dann, wenn eine Frequenzsteigerung auftritt, wird die Durchblutung des Herzmuskels oder seiner Teile ungenügend werden. Genaue Messungen haben ergeben, daß das O_2-Bedürfnis des Herzens bedeutend größer wird, sobald seine Frequenz nur um weniges ansteigt. Besteht eine organische Koronarstenose, ist eine Steigerung der Blutzufuhr zum Herzen bei Mehrbedarf nicht möglich, kommt es also zu einem Mißverhältnis zwischen O_2-Bedürfnis und O_2-Zufuhr, dann ist die Anhäufung von abnormen Stoffwechselprodukten die Folge, Schmerz tritt auf und zugleich mit ihm gewöhnlich auch die Veränderungen im Elektrokardiogramm.

Auch bei dieser Angina-pectoris-Form kann man, sobald mit Hilfe des Elektrokardiogramms kontrolliert wird, was im Herzmuskel während der Anfälle vorgeht, feststellen, daß kein Parallelismus zwischen der Stärke des Schmerzes und dem

Grade der Störungen im Herzen besteht. Patienten, die nach größeren Anstrengungen nur über ein leichtes Brennen in der Herzgegend oder über einen Druck zwischen den Schultern klagen, können nach Arbeit Veränderungen im Elektrokardiogramm aufweisen, die die schwerste Myokardschädigung anzeigen, die beim Menschen vorkommen kann und die nur darum nicht gleich zum Tode führt, weil sie flüchtig ist und bald abklingt. Sieht man diese schwersten Herzmuskelveränderungen bei Kranken, die nur über sehr „leichte" Anfälle klagen und klinisch einen normalen Herzbefund zeigen, dann versteht man, daß diese Kranken, die nicht durch Schmerzen gewarnt werden und sich nicht schonen, ganz plötzlich zusammenbrechen und — ohne ernstlich „krank" gewesen zu sein — einem akuten Herztod erliegen. Viele, die als Herzneurosen angesehen wurden, entpuppen sich dann als Kranke mit einem schwer geschädigten Koronarkreislauf. Besonders oft werden solche Fälle bei Mesaortitiden mit hochgradiger Stenose der Koronarostien entdeckt. Die Untersuchung des Ekgs nach einem Arbeitsversuche gibt uns zum ersten Male die Möglichkeit, unsere Diagnose objektiv zu sichern und den Verlauf der Erkrankung zu kontrollieren.

Über den Ort der Schmerzentstehung (Muskel, Adventitia der Gefäße) besteht noch keine Klarheit.

Einen „Status anginosus" diagnostizieren wir heute nicht mehr. Meistens handelt es sich bei den Fällen, die früher unter dieser Bezeichnung geführt wurden, um eine Koronarthrombose; manchmal liegt eine Lungenembolie oder eine paroxysmale Tachykardie vor (s. S. 172).

Auch eine „falsche" Angina pectoris, eine Angina pectoris vasomotoria usw. sollte nicht mehr diagnostiziert werden. Entweder es liegt eine Angina pectoris vor oder nicht. Wenn eine vorliegt, so muß ihre Art näher bezeichnet werden. In der Arbeit Nothnagels, in der das Krankheitsbild der Angina pectoris vasomotoria beschrieben wurde, kommt das Wort Schmerz nicht vor.

Was die spezielle Behandlung dieser Form von Angina pectoris anlangt, so muß sie vor allem darin bestehen, den Kranken zu beruhigen. Das Wort „Angina pectoris" darf nicht fallen, weil die meisten Kranken sich der Bedeutung dieser Diagnose bewußt sind. Wenn schon ein Name gegeben werden muß, dann dürfen es „Gefäßkrämpfe" sein; das ist immer besser als die „Pseudo-Angina". Die Beruhigung des Kranken ist von fundamentaler Wichtigkeit. Sie ist in der Regel —

auch bei kranken Kollegen — nicht schwer. Der Patient muß
außerdem jeden der erwähnten Anlässe, die die Anfälle auslösen, soweit es durchführbar ist, vermeiden. Also möglichst
keine Anstrengung, möglichst keine Aufregungen, häufige, aber
kleine Mahlzeiten, die zellulosearm gehalten werden, unter Vermeidung auch aller jener Speisen, die Blähungen verursachen.
Auch die Behandlung der Flatulenz ist sehr wichtig und oft
außerordentlich schwierig. Auch Schutz vor Kälte, Wind ist
notwendig. Nach der Mahlzeit muß der Patient ruhen, weil
besonders das Zusammentreffen von *zwei* schmerzauslösenden
Faktoren, z. B. die Verdauungsarbeit nach einer reichlichen
Mahlzeit *und* Bewegung schädlich ist. Beobachtet man alle
diese Grundregeln, dann wird es ohne jede weitere Therapie,
allein durch eine entsprechende Änderung der Lebensweise,
manchmal gelingen, den Patienten anfallsfrei zu machen.

Wir werden natürlich dabei die medikamentöse Therapie
nicht vernachlässigen. Sie besteht in der Behandlung des
Schmerzanfalles selbst und in der Behandlung zur Verhütung
neuer Anfälle.

Im Anfalle gibt man am besten das Nitroglyzerin. In alko-
holischer Lösung verwendet man besser das einpromillige Nitroglyzerin, weil von dem einprozentigen nur 1 bis 3 Tropfen gegeben werden dürfen, der Patient sich aber im Schmerzanfalle
leicht irrt und, um rasch vom Anfalle befreit zu werden, mehr
nimmt. Schwerer Kopfschmerz, Schwindel sind die Folgen.
Von der einpromilligen Lösung sind 15 bis 30 Tropfen zu geben;
ein oder einige Tropfen zu viel spielen dabei keine Rolle.

Gibt man Tabletten, so muß man dafür Sorge tragen, nur
solche zu verschreiben, die leicht zerfallen. Tropfen sowohl
wie Tabletten werden am besten einige Zeit im Munde behalten und nicht geschluckt, weil die Mundschleimhaut sie
rasch resorbiert, viel rascher als der Magen (perlinguale Darreichung). Sehr empfehlenswert ist es auch, das Nitroglyzerin
vorbeugend, unmittelbar vor einer nicht zu vermeidenden Anstrengung, oder vor dem Hinausgehen in das kalte Winter-
wetter, zu nehmen, dann also, wenn aller Wahrscheinlichkeit
nach ein Anfall zu erwarten ist. Es ist jedem Kranken ein-
zuprägen, daß er lieber einmal eine Tablette überflüssigerweise,
als eine Tablette zu wenig nehmen soll. Die Kranken scheuen
oft die Einnahme von Nitroglyzerin trotz seiner wunderbaren
Wirkung, weil sie fürchten, sich an das Mittel zu gewöhnen;
sieht man aber im Elektrokardiogramm die schweren Herzmuskelschädigungen während eines Anfalles, überzeugt man

sich also, daß „leichte Angina-pectoris-Kranke" oft schwerst
Herzkranke sind, so wird man verstehen, daß das Sparen mit
dem Nitroglyzerin nicht berechtigt ist. Eine Gewöhnung an
das Mittel in dem Sinne, daß es allmählich wirkungslos wird,
ist nicht erwiesen; Angaben darüber stammen aus einer Zeit,
da die Koronarthrombose noch wenig bekannt war oder zumindest von der Angina pectoris nicht abgegrenzt wurde. Da
hörte man oft, daß das Nitroglyzerin bei „schweren" Anfällen
nicht nützt. Überempfindlichkeit gegen das Mittel ist selten,
kommt aber vor und muß beachtet werden. Überstarkes Hitzegefühl im Kopfe, Erbrechen, Schwindel sind die bekanntesten
Zeichen dafür.

Eine Dauerbehandlung mit Nitroglyzerin in der Form, daß
man dem Kranken mehrmals täglich, ganz unabhängig von
seinem Zustande, eine gewisse Dosis des Mittels verabfolgt,
empfiehlt sich nicht. Das Nitroglyzerin wird sehr rasch im
Körper zerstört, seine Wirkung ist nach wenigen Minuten
nicht mehr vorhanden.

Das Amylnitrit wird immer seltener gebraucht. Abgesehen
von dem unangenehmen Geruch, hat es auch den Nachteil, zu
starken Blutdrucksenkungen zu führen, die sich manchmal unangenehm auswirken.

Zur Dauerreichung empfiehlt sich von allen Nitriten am
besten das Erythroltetranitrat. Sein einziger Nachteil ist ein
zuweilen auftretender Kopfschmerz. Man gibt 3mal täglich
0,005 g in Tablettenform. Es ist aber vorteilhaft, das Erythroltetranitrat mit anderen Mitteln zu kombinieren, welche auch
die Eigenschaft haben, die Koronardurchblutung zu bessern.
Da man von allen diesen Mitteln größere, wirksame Mengen
auf die Dauer nicht gut geben kann, verfährt man am besten
so, daß man mehrere dieser Mittel, die auch zum Teil einen
verschiedenen Angriffspunkt haben, miteinander vereinigt.

Man gibt also zum Erythroltetranitrat (wegen der Kopfschmerzen verschreibt man am besten nur 0,003) noch 0,01 Acid.
phenylaethylbarbituric. (Luminal) hinzu, das nicht nur zentral
beruhigend, sondern auch peripher gefäßerweiternd wirken
soll. Außerdem wird dann auch 0,04 Papaverin. hydrochlor.
(oder Eupaverin. hydr., Perparin) aufgeschrieben, ein Mittel,
dessen koronargefäßerweiternde Wirkung im Experimente mit
Sicherheit nachgewiesen wurde. Ähnliches gilt vom Atropin, das
zu dieser Mischung in der Menge von 0,0002 gegeben wird; sein
Nutzen ist verständlich, seitdem der Nachweis gelang, daß die
Koronargefäße durch den Vagus verengt werden. Wegen seiner

jede Übererregbarkeit dämpfenden und gefäßerweiternden Wirkung wird noch das Chinin in der Menge von 0,1 und endlich noch das Theobromin. pur. in der Menge von 0,15 hinzugeben. Man kann mit Vorteil mit dieser Mischung noch kleine Mengen (0,10) Acetphenetidin (Phenacetin), das sich wegen seiner Gefäßwirkung und als Analgeticum empfiehlt, vereinen.

Aus diesen sieben Mitteln läßt man *ein* Pulver machen und gibt davon dreimal täglich nach der Mahlzeit je eines. Selten findet man eine Überempfindlichkeit gegen Chinin oder Theobromin und muß diese Mittel aus der Mischung fortlassen. In der Regel werden die Pulver gut vertragen. Sie werden 3 bis 4 Wochen lang dauernd gegeben. Der Erfolg ist oft verblüffend. Es tritt eine wesentliche Besserung, was die Stärke der Anfälle, ihre Dauer, die Häufigkeit ihres Auftretens anlangt, ein. Daß es — häufig genug — refraktäre Fälle gibt, ist verständlich, da bei schweren Veränderungen jede Therapie nutzlos bleiben muß. Es läßt sich aber oft durch die beschriebene Mischung außerordentlich viel erreichen.

Man muß die Pulver manchmal monatelang geben, was ohne Gefahr geschehen darf; wir lassen dann nur zeitweise das Phenacetin und das Atropin fort. Das Aussetzen der Pulver führt manchmal zu einer Verschlimmerung. In den meisten Fällen genügt es aber, wenn man immer wieder, nach 2- bis 3monatiger Pause, je drei, vier Wochen hindurch die Pulverkur durchführen läßt.

Begreiflicherweise geben wir diese Mischung nicht nur bei den anginösen Schmerzen bei der Koronarstenose. Wir geben sie auch bei einer Koronarthrombose während der ganzen Zeit, die der Kranke ruhig im Bette verbringen muß. Unser Bestreben muß ja darauf gerichtet sein, die Herzdurchblutung durch Erweiterung der Koronargefäße zu bessern. Aber auch bei der essentiellen Hypertension, bei den Aortalgien, den Kreislaufbeschwerden im Klimakterium werden, mit geringen Modifikationen, dieselben Pulver Nutzen bringen.

Sehr bewährt hat sich uns auch folgende Mischung:

Chlorali hydrati	5,0
Theobromin. natr. salicyl.	6,0
Piperazini	3,0
Syrup. corticis aurantii	20,0
Aquae dest.	ad 200,0

Das Piperazin dient nur als Lösungsmittel. Man gibt 2—3mal tgl. einen Eßlöffel, nach dem Essen.

Auch Patienten mit einer Koronarstenosen-Angina pectoris können jahrelang, sogar jahrzehntelang, am Leben bleiben. Schon im Interesse des Kranken ist ein Optimismus bei der Beurteilung dieser Fälle — ohne daß die nötige Behandlung vernachlässigt wird — gerechtfertigt.

Die psychische Beeinflussung ist von allergrößter Bedeutung.

Eine Besserung, ja das gar nicht zu seltene *Verschwinden* aller Beschwerden (und auch der objektiv faßbaren Veränderungen im Elektrokardiogramm nach Arbeit) erscheint bei *organisch* bedingten Koronarstenosen zunächst sonderbar, da die Rückbildung einer Koronarstenose nicht möglich ist. Es gibt jedoch zwei Möglichkeiten für das Zustandekommen einer Besserung.

1. Die rechte und die linke Koronararterie anastomosieren reichlich miteinander, in fast jedem Herzmuskelabschnitt gibt es Verbindungen. Es ist so möglich, daß die Folgen einer Stenose im Bereiche des einen Gefäßgebietes durch eine entsprechende Erweiterung im anderen verhindert werden. Aber auch bei Verengerungen im Bereiche der rechten *und* linken Koronararterie, ja sogar bei vollständigem Verschluß der Ostien beider Arterien gibt es einen recht funktionsfähigen Kollateralkreislauf.

Die zahlreichen, Seite 113 erwähnten Verbindungen allein erklären es, daß nicht selten Fälle beobachtet werden, die mitten aus voller Leistungsfähigkeit und Beschwerdefreiheit einem plötzlichen Tode erliegen und die Autopsie dann zeigt, daß beide Koronarostien durch eine Mesaortitis narbig verschlossen sind. Es muß also eine geraume Zeit ein ausreichender Koronarkreislauf bestanden haben, weil sonst das relative Wohlbefinden und das Fehlen von Zeichen von Herzschwäche unmöglich wäre.

Besteht eine Stenose eines kleinen Arterienastes, dann wird sich durch die erwähnten, allmählich zur vollen Funktion kommenden Hilfsbahnen eine ausreichende Blutzufuhr zum entsprechenden Muskelabschnitte entwickeln können und die Beschwerden des Kranken können verschwinden.

2. Eine zweite Ursache für eine Besserung, ja sogar für das Verschwinden vorher heftiger Beschwerden bei Angina-pectoris-Kranken mit einer Koronarstenose kann darin liegen. daß ein vorher stenosiertes Gefäß vollständig verschlossen wird. Solche Verschlüsse sind sehr häufig und gehen manchmal ganz allmählich, ohne akute Erscheinungen vor sich. So-

lange eine Stenose eines Gefäßes bestand, erhielt der zugehörige Herzmuskelabschnitt nur bei Mehrbeanspruchung zu wenig Blut, es traten dann Beschwerden auf; wird das Gefäß aber verschlossen, dann stirbt der betreffende Muskelteil ab, vernarbt und die Beschwerden verschwinden. Sind die anderen Koronargefäßäste weit und nicht ernstlich erkrankt, dann kann jahrelang Beschwerdefreiheit und Wohlbefinden bestehen. Wir sahen entsprechend diesen Erfahrungen auch mehrfach einen früher positiven Arbeitsversuch im Ekg allmählich negativ werden, ohne daß der Patient, dessen subjektives Befinden sich gleichfalls besserte, einen schweren akuten Anfall von Koronarthrombose durchgemacht hätte.

Die Tatsache, daß aus den besprochenen Gründen spontane Besserungen vorkommen, zwingt zur Vorsicht bei der Beurteilung des Erfolges unserer therapeutischen Maßnahmen.

Auch eine Insuffizienz des Herzens mit Stauungen usw. kann aus noch nicht geklärten Gründen das Verschwinden von Angina-pectoris-Schmerzen zur Folge haben. Erreicht man mit Digitalis eine Besserung, so treten die Schmerzen manchmal wieder auf. Eine Angina pectoris bei Vorhofflimmern ist außerordentlich selten.

Abwechselnd mit der vorhin beschriebenen Pulvermischung ist bei den Angina-pectoris-Schmerzen im Verlaufe einer Koronarstenose die Darreichung von Theophyllinpräparaten (Chorphyllamin, Euphyllin, Phylliran, Deriphyllin usw.) indiziert. Ihre koronarerweiternde Wirkung ist beträchtlich. Man gibt am besten 1- bis 2mal täglich je ein Suppositorium von 0,4 bis 0,6 g. Zur intravenösen Injektion empfiehlt sich wegen der etwas stürmischen Wirkung des i. v. gegebenen Euphyllins mehr das Theophyllin. natr. acet. Man injiziert täglich 0,3 bis 0,5 g des Mittels in 10 ccm Lösung. 10 bis 15 Injektionen umfassen eine Behandlungsserie. Bei manchen Fällen ist die Kur wegen Überempfindlichkeitserscheinungen (Kopfschmerz, Brechreiz) allerdings nicht durchführbar. Man kann das Theophyllin mit Novocainzusatz auch intramuskulär geben; das Euphyllin verursacht bei intramuskulärer Injektion Schmerzen.

Eine von vielen Patienten als sehr wohltuend empfundene Behandlungsmethode ist auch die Höhensonnenbestrahlung, die in Form von starken Erythemdosen auf kleinen Feldern angewendet wird. Besserungen kommen daraufhin zweifellos vor. Die Ursache der günstigen Wirkung ist noch unbekannt. Es wird angenommen, daß von der entzündeten Haut Stoffe resorbiert werden, die gefäßerweiternd wirken. Die Diathermie bringt keine nennenswerten Erfolge; eine Röntgenbestrahlung

der Plexus cardiaci kann dagegen vorübergehend nützen.
Auch die Kurzwellentherapie wurde — ohne ersichtlichen
Erfolg — angewendet.

Leichte Bewegung ist erlaubt und sogar nützlich, wenn
der Rahmen des Möglichen nicht überschritten wird. Das
Rauchen soll nach Tunlichkeit vermieden werden. Wenn auch
noch keine Beweise dafür vorliegen, daß durch übermäßiges
Rauchen allein das Auftreten einer Koronarsklerose veranlaßt
wird, so besteht kein Zweifel darüber, daß eine schon bestehende Koronarstenosen-Angina pectoris durch starkes Rauchen verschlimmert wird.

Man kann auch häufig beobachten, daß sehr starkes
Rauchen bei sonst gesunden Jugendlichen zu Schmerzen in
der Herzgegend führt, die nach Aussetzen des Rauchens allmählich schwinden und nie mehr wiederkommen. Wie bei
jedem Giftgenuß, kommt es auch hier nicht *nur* auf die Menge
an. Radikales Verbot tut not.

Mäßiger Alkoholgenuß ist erlaubt; er wird sogar oft als
sehr wohltuend empfunden (gefäßerweiternde Wirkung).

Die vor einigen Jahren mit viel Begeisterung begrüßte
Therapie mit den sogenannten Herzhormonen (Lacarnol) hat
nichts von dem gehalten, was sie versprach. Wohl wirken einzelne Bestandteile dieser Präparate (so vor allem die Adenyl-
säure) im Experimente deutlich gefäßerweiternd, einen Nutzen
vom Gebrauch dieser Stoffe in der Klinik sahen wir jedoch nie.
Es ist auch um sie recht still geworden. Dasselbe gilt vom
Angioxyl und Padutin. Eine intravenöse Injektion von Oktin
kann bei Angina-pectoris-Kranken schwere Anfälle auslösen,
da sie den Blutdruck stark erhöht.

Mit intravenösen Injektionen hochkonzentrierter Trauben-
zuckerlösungen wird viel Mißbrauch getrieben. Wir haben
davon gelegentlich Schaden, nie aber einen Nutzen gesehen.
Dasselbe gilt vom Sympatol. Auch bei dieser Angina-pectoris-
Form ist die Strophanthintherapie nicht indiziert.

In einzelnen verzweifelten Fällen, bei denen die Anfälle
sich außerordentlich häufen und schwer zu bekämpfen sind,
hat man zu einem letzten, heroischen Mittel, zur Operation
gegriffen, nicht weil man hoffte, auf diese Weise den Krankheitsprozeß im Herzen selbst zu beeinflussen, sondern darum,
weil es gelingt, durch Unterbrechung der schmerzleitenden
Bahnen den Schmerz auszuschalten. Die dazu angegebenen
Operationsmethoden sind sehr zahlreich. Die Diskussion über
die zweckmäßigste unter ihnen ist noch nicht abgeschlossen.

Die meisten Untersucher halten die Exstirpation des Ganglion stellatum *der* Seite, gegen die der Schmerz ausstrahlt, für wesentlich. Andere durchschneiden nur die Rami communicantes, die vom Ganglion stellatum zu den Spinalganglien ziehen oder auch die Verbindungen zwischen dem 2. Zervikalganglion und dem Ganglion stellatum. Es ist nicht zu bezweifeln, daß derartige Operationen einen schönen Erfolg bringen *können.* Man darf aber nicht vergessen, daß es sich immer um Schwerkranke, um sehr gefährdete Patienten handelt, die auch dann, wenn sie einen größeren Eingriff recht gut überstehen, doch in den meisten Fällen ihrer Herzerkrankung bald erliegen. Jedenfalls sind die Patienten, die dem Chirurgen zugeführt werden, sehr sorgfältig auszuwählen.

Viel harmloser und jederzeit durchzuführen ist die paravertebrale („dorsale") Anästhesie, bei der durch eine Novocain- oder Novocain-Alkohol-Injektion die Rami communicantes der Segmente C_7, D_1—D_3 links (oder rechts) ausgeschaltet werden. Von sachkundiger Hand ausgeführt, kann dieser Eingriff — ohne nennenswerte Gefahren zu bringen — einen entschiedenen, leider oft nur vorübergehenden, Nutzen bringen.

Entnervung des Sinus caroticus hat auf die Erkrankung keinen Einfluß.

Die Thyreoidektomie bei der Angina pectoris wird im Zusammenhange besprochen werden (S. 297).

Angina pectoris bei Mitral- und Aortenstenosen.

Bei höhergradigen Mitral- und Aortenstenosen sind anginöse Beschwerden, Schmerzen in der Herzgegend nicht selten. Da diese Schmerzen häufig keine typischen Ausstrahlungen zeigen, auch in Ruhe auftreten, lange anhalten, also mehr oder weniger uncharakteristisch sind, werden sie oft nicht richtig beurteilt. Nach Anstrengung treten ja, besonders bei den Mitralfehlern, andere Beschwerden wie Atemnot und Herzklopfen in den Vordergrund. Man hat früher eine Überdehnung einzelner Herzteile (so des linken Vorhofes bei der Mitralstenose) als Ursache des Schmerzes angenommen. Das Elektrokardiogramm hat aber gezeigt, daß auch bei diesen Fällen die Schmerzen mit Zeichen einer Anoxie im Herzen einhergehen.

Da die Koronararterien bei diesen Fällen in ihrem ganzen Verlaufe normal gefunden werden, dürfte das kleine Schlagvolumen bei der Mitralstenose, vielleicht auch der kleine Puls bei der Aortenstenose die Ursache dafür sein, daß die stark

hypertrophischen Herzmuskelabschnitte gelegentlich minder-
durchblutet werden. Nitroglyzerin beseitigt auch bei diesen
Fällen sofort den Schmerz.

Angina pectoris bei Blutdruckkrisen.

Diese Form der Angina pectoris ist zweifellos die inter-
essanteste; sie ist auch häufig, da sie die Mehrzahl der Ruhe-
anfälle von Angina pectoris umfaßt. Es handelt sich sehr oft
um Aortenklappeninsuffizienzen, luischer oder endokarditischer
Genese, in jedem Lebensalter, die über schwerste Angina-
pectoris-Anfälle klagen, die vorwiegend nachts in Bettruhe auftreten, die Kranken aus dem Schlafe wecken und von einer sehr
beträchtlichen Blutdrucksteigerung begleitet sind. Man beobachtet solche Anfälle auch bei Mesaortitiden, Koronarsklerosen,
Hypertensionen. Etwas seltener kommen diese Anfälle auch am
Tage, dann aber meist zu einer bestimmten Stunde, mit auffallender Pünktlichkeit, ganz gleich, wie der Kranke sich vorher
verhalten hat, gewöhnlich unabhängig von jedem äußeren Anlaß
(selten nach Mahlzeiten). Systolischer und diastolischer Druck
sind erhöht, der diastolische allerdings viel weniger als der
systolische. Der systolische kann um mehr als 100 mm steigen.
Die Drucksteigerung ist das Primäre, sie geht dem Schmerz
voran. Nitroglyzerin hilft immer, wenn es auch oft nur eine
vorübergehende Erleichterung bringt und den Blutdruck nicht
für die Dauer senkt. Das Elektrokardiogramm zeigt im Anfalle
gleichfalls Veränderungen im Sinne einer Anoxie des Herzmuskels. Die Anfälle sind oft sehr schwer, manchmal aber nur
rudimentär; es gibt alle Übergänge.

Man muß annehmen, daß eine Blutdruckkrise, die bei
einem normalen Koronarkreislauf keine Schmerzen hervorruft,
bei einer Koronarstenose durch die Mehrbeanspruchung des
Herzens, die sie erfordert, zur Ischämie, zu Schmerzen führt.
Die Blutdruckkrise ist beim Anfalle das Primäre, es ist aber
nicht auszuschließen, daß sie irgendwie reflektorisch als Folge
der Koronarerkrankung auftritt. Die Symptomatologie ist bei
vielen Fällen auffallenderweise gleich derjenigen, die bei Fällen mit
Nebennierenmarktumoren gefunden wird. Auch bei ihnen bestehen starkes Herzklopfen, Schweiße, Blässe, Hyperglykämie
und eine Leukozytose. Anginöse Schmerzen sind nicht immer
vorhanden; ihr Auftreten hängt zweifellos vom Zustand des
Koronarkreislaufes ab und ist etwas Sekundäres.

So sahen wir einen 14jährigen Knaben mit einer endokarditischen Aortenklappeninsuffizienz, bei dem lange Zeit hindurch all-

täglich zur gleichen Stunde eine mehrstündige Blutdrucksteigerung von 110/40 auf 220/70 mm Hg, verbunden mit einem besonders heftigen, fast unerträglichen Kopfschmerz, aber ohne Herzschmerzen, auftrat. Solche Anfälle können Minuten bis Tage dauern.

Bei den Fällen, die eine Aortenklappeninsuffizienz haben und an den eben beschriebenen Angina-pectoris-Anfällen leiden, kann bei der Autopsie jede Erkrankung an den Koronargefäßen vermißt werden. Da die Minderdurchblutung des Herzmuskels im Anfalle durch das Elektrokardiogramm bewiesen ist, kann es sich nur um funktionelle Störungen handeln. Man hat als Ursache der Anfälle, die vorzugsweise nachts auftreten, zunächst angenommen, daß der niedrige diastolische Druck die Ursache der schlechten Durchblutung des Herzmuskels ist. In Wirklichkeit steigen aber der diastolische — und der systolische Druck im Anfalle beträchtlich an. Es scheint somit auch hier nur eine Blutdruckkrise vorzuliegen, deren Entstehungsweise allerdings noch recht unklar ist. Die dabei notwendigerweise auftretende Verengerung arterieller Gefäßabschnitte, vor allem im Splanchnikussystem, könnte das Koronarsystem mitumfassen und auf diese Weise zu den Anfällen führen.

Die Verengerung der Koronargefäße bei der Blutdruckkrise kann vielleicht auch Folge eines Reflexvorganges sein; es konnte nachgewiesen werden, daß jede *brüske* Blutdrucksteigerung über dem Sinus caroticus zu einer reflektorischen Verengerung (also nicht zur zweckmäßigen Erweiterung) der Koronargefäße führt. Der Herzmuskel, der wegen der Blutdrucksteigerung und der gleichzeitig regelmäßig vorhandenen Frequenzerhöhung mehr O_2, mehr Blut benötigt als in Ruhe, erhält auf diese Weise weniger. Die Entnervung des Sinus caroticus beider Seiten bei zwei geeigneten Fällen hatte aber keinen dauernden Einfluß auf die Schmerzen und die Anfälle. Eine Minderdurchblutung des Herzmuskels kann endlich auch ohne Verengerung der Koronargefäße nur durch das Ausbleiben einer bei Mehrbeanspruchung des Herzens notwendigen Erweiterung zustande kommen.

Ein *Koronarspasmus* ist abzulehnen, da er in wenigen Minuten zum Herzstillstand führt. Er wurde früher häufig zur Erklärung der Angina pectoris angenommen (s. S. 180).

Genaue Blutdruckmessungen bei Angina-pectoris-Anfällen, die in Ruhe auftreten, überzeugen, daß immer, wenn eine Koronarthrombose oder eine paroxysmale Tachykardie auszuschließen ist, eine Blutdruckkrise vorliegt.

Die letzte Ursache der Krisen ist vollständig unbekannt.

Nach ihren Begleitsymptomen muß man weniger an eine plötzliche Adrenalinausschwemmung als an abnorme Vasomotorenreflexe denken.

Neben diesen „pressorischen" Krisen habe ich wiederholt depressorische beobachtet, bei denen ganz unvermutet — ohne ersichtliche Ursache — eine beträchtliche Blutdrucksenkung mit schweren Allgemeinsymptomen, wie Schwäche, starkem Schwitzen, Übelkeiten, auftrat. Diese Anfälle können gleichfalls Minuten bis Stunden andauern. Auch ihre Ursache ist unbekannt. Ein Patient mit Koronarsklerose, der 4 Anfälle dieser Art von mehrstündiger Dauer mitmachte, ist nunmehr seit 2 Jahren anfallsfrei.

Man unterscheidet auch lokale Krisen. Sie sind im Kleinhirn Ursache von Schwindelzuständen, im Großhirn Ursache der verschiedensten, rasch vorübergehenden Lähmungen. Auch eine vorübergehende Amaurose kann durch einen lokalen Vasospasmus auftreten.

Man kann beide Formen vereint finden. So beobachteten wir einen Patienten, bei dem zugleich mit der Blutdrucksteigerung und der Angina pectoris eine starke Blässe des ganzen linken Armes auftrat.

Angina pectoris bei schweren Anämien.

Bei schweren Anämien, besonders perniziösen Anämien, kommen anginöse Schmerzen, meist nach Anstrengungen vor, die vollkommen verschwinden, sobald sich der Blutstatus bessert. Auch sie werden auf eine Minderdurchblutung des Herzmuskels (infolge der Anämie) zurückgeführt; es scheint, daß bei den meisten Fällen dieser Art auch eine organische Gefäßerkrankung, meistens eine Koronarsklerose, neben der Anämie vorhanden ist.

Angina pectoris bei paroxysmalen Tachykardien.

Es ist seit langem bekannt, daß bei paroxysmalen Tachykardien Schmerzen in der Herzgegend mit Ausstrahlungen gegen den linken Arm vorkommen. Erst in neuerer Zeit wurde man aber darauf aufmerksam, daß diese Schmerzen nicht immer nur ein wenig beachtetes Symptom einer paroxysmalen Tachykardie sind, daß sie vielmehr so sehr in den Vordergrund treten können, daß sie die falsche Diagnose „Angina pectoris" veranlassen.

Es ist nicht selten, daß bei der paroxysmalen Tachykardie das Herzjagen selbst nicht empfunden wird. Klagt nun der

Kranke über einen Schmerz, der mit allen „charakteristischen"
Zeichen eines Angina-pectoris-Schmerzes plötzlich einsetzt und
minuten- bis stundenlang anhält, dann wird häufig nicht erkannt, daß hier die Angina pectoris nur Symptom einer meist
relativ harmlosen Tachykardie oder eines Vorhofflimmerns ist.

Es gibt außerdem auch paroxysmale Tachykardien, die nur
nach Arbeit auftreten; sind sie mit Schmerzen verbunden, dann
scheint auf Grund der Anamnese die Angina pectoris sicher;
das Herzklopfen, über das manche Kranke dieser Art klagen,
wird schon darum nicht beachtet, weil auch Kranke mit Koronarsklerose, Mesaortitiden, Herzklopfen im Angina-pectoris-
Anfalle empfinden. Tritt der Tachykardieanfall, wie es oft der
Fall ist, ganz unvermutet in Ruhe auf und ist er von einem
stundenlangen Schmerz begleitet, so wird häufig fälschlich eine
Koronarthrombose angenommen. Besonders bei jenen Kranken,
die schon außerhalb der paroxysmalen Tachykardien über
Schmerzen nach Anstrengungen klagen, aber auch bei bis dahin
schmerzfreien Kranken, die eine Koronarsklerose, Mesaortitis
mit Koronarstenose, eine Mitralstenose, eine Aortenstenose
haben, kann es dann, wenn eine paroxysmale Tachykardie
dazukommt, zu den schwersten Schmerzanfällen kommen, die
durch Nitroglyzerin oft nicht oder nur ganz vorübergehend gebessert werden.

Die starke Frequenzbeschleunigung bei der Tachykardie
führt zu einer sehr beträchtlichen Erhöhung des O_2-Bedürf-
nisses des Herzmuskels, das aber beim Vorhandensein von
Störungen im Koronarkreislauf nicht gestillt werden kann. Wie
bei jeder paroxysmalen Tachykardie kann auch bei diesen
Fällen Erbrechen im Anfalle auftreten.

Eine Differentialdiagnose wird besonders dann schwierig
sein, wenn der Kranke nicht im Tachykardie-Anfalle, sondern
nachher zum ersten Male untersucht wird. Geschieht dies unmittelbar nach dem Anfalle, dann wird man aus dem Fehlen der
Zeichen eines Koronarverschlusses die richtige Diagnose ver-
muten. Sieht man aber den Kranken erst einige Zeit nach dem
Anfalle, dann wird es sehr schwierig sein, die wahre Ursache
des Schmerzes zu erkennen. Die Kenntnis vom Vorkommen
von paroxysmalen Tachykardien beim betreffenden Kranken,
das Vorhandensein von gehäuften Extrasystolen zwischen den
Anfällen wird manchmal zur Diagnose führen.

Es ist klar, daß die Prognose und Behandlung dieser
Angina-pectoris-Form eine ganz andere ist als die der in den
früheren Abschnitten beschriebenen Angina-pectoris-Arten.

Wir konnten oft durch die Darreichung von Chinin diese Form der „Angina pectoris" heilen.

Angina pectoris bei Lungenembolien.

Daß bei Lungenembolien anginöse Schmerzen vorkommen, wurde schon S. 30 erwähnt.

Eine Lungenembolie kann zu allen Erscheinungen führen, die wir bei der Koronarthrombose finden. Es tritt ein stundenlanger Schmerz hinter dem Brustbein auf, begleitet von einer Blutdrucksenkung, einer Leukozytose; es folgt Fieber, das Bild des Schocks kann auftreten, das Ekg ist schwer verändert und gleicht ganz den Ekgen, die man auch bei der Koronarthrombose finden kann; es tritt auch zuweilen eine Durchwanderungsperikarditis auf, was die Differentialdiagnose noch schwieriger gestaltet.

Eine Unterscheidung zwischen den beiden Krankheitsbildern ist außerordentlich schwierig, ja oft unmöglich. Es gibt Fälle, bei denen sie nie gelingt. Es ist natürlich, daß man bei Bettlägerigen und frisch Operierten eher an eine Lungenembolie, bei Patienten, die schon lange über Herzbeschwerden klagen, eher an eine Koronarthrombose denken wird. Wir müssen aber bedenken, daß beide Ereignisse, Koronarthrombose sowohl wie Embolie bei ganz Gesunden, ohne Vorboten beobachtet werden. Die Venenthrombose kann ganz unerkannt geblieben sein. Das gilt vor allem für die traumatische Thrombose, die erst einige Zeit nach einem leichten, schon längst vergessenen Trauma schmerzlos auftritt.

In den späteren Tagen kann der Ausfall der Senkungsprobe helfen. Bei der Koronarthrombose ist die Senkungsgeschwindigkeit der roten Blutkörperchen mit großer Regelmäßigkeit beschleunigt, bei der Lungenembolie nur unwesentlich erhöht und auch das nur beim Vorliegen von Komplikationen.

Abgesehen von dem außerordentlich heftigen „Koronarthrombosen"-Schmerz, findet man bei Lungenembolien auch häufig kürzer dauernde, weniger heftige Schmerzen, die immer wieder kommen und abklingen. Sie dauern oft nur Minuten und werden durch Nitroglyzerin beseitigt. Ich werde alljährlich mehrmals zu Kranken gerufen, die wenige Tage nach einer abdominellen Operation sind, und erfahre schon im Vorzimmer, welches Pech der Kranke habe; er habe kaum die schwere Operation überstanden, da tritt eine Angina pectoris auf! Diese Schmerzen verschwinden in wenigen Tagen vollständig und kehren nicht mehr wieder.

Nicht selten kommen auch Patienten (häufiger noch Patientinnen) zum Arzt und klagen über Beklemmungen und Herzklopfen. Wenn die Untersuchung nichts Abnormes ergibt, so verschreibt man Baldrian und nimmt eine Neurose an. Wiederholt fanden wir an den unteren Extremitäten dieser Patienten thrombosierte Venenknoten, die keine Schmerzen verursacht hatten, so daß die Patienten darüber nichts berichten. Sehr oft handelt es sich um Angehörige von Berufen, bei denen Varizen und Venenthrombosen so häufig vorkommen, daß die Patienten es nicht mehr erwähnen. Ein Zinkleimverband und die Anwendung der S. 36 besprochenen Mittel kann rasche Heilung bringen. Ich zweifle nicht daran, daß auch diese Patienten kleine Lungenembolien durchgemacht haben.

Die Entstehung und Behandlung dieser Zustände, bei denen ein „Pulmokoronarreflex" wirksam ist, wurde schon besprochen.

Angina pectoris bei den Hyper- und den Hypothyreosen.

Bei Hyperthyreosen sind anginöse Schmerzen nicht selten. Sie treten nicht nach bestimmten Anlässen auf, z. B. nicht nur nach Bewegung, sondern auch in Ruhe, des Nachts. Mangelnde Durchblutung des übererregt arbeitenden Herzens dürfte die Ursache sein. In manchen Fällen, besonders bei älteren Individuen, liegt eine leichte Koronarsklerose vor. Diese hätte für sich allein keine Schmerzen veranlaßt; durch das Hinzutreten einer Hyperthyreose und die durch sie veranlaßte Mehrarbeit des Herzens werden erst die Schmerzen ausgelöst. Eine Jodhyperthyreose — wie wir sie in Wien nicht selten nach Gebrauch von Jod bei Sklerosen sehen — kann der Krankheit zugrunde liegen.

Eine subtotale Thyreoidektomie kann ausgezeichnete Besserungen bringen.

Auch bei der Hypofunktion der Schilddrüse, beim Myxödem, kann man Anfälle von anginösen Schmerzen finden. Tatsächlich scheint ja das Myxödem, das mit einer sehr beträchtlichen Hypercholesterinämie einhergeht, das Auftreten einer Arteriosklerose zu begünstigen.

Bei zahlreichen Myxödemkranken, die nicht über anginöse Schmerzen klagen, treten diese sofort auf, sobald kleinste Dosen von Thyreoidea gegeben werden. Auch eine Entfettungstherapie mit Schilddrüsensubstanz kann eine Angina pectoris auslösen. Bei diesen Fällen dürfte schon vorher eine Koronarerkrankung bestanden haben.

Die Angina pectoris im Klimakterium und bei Unterfunktion der Ovarien.

Viele Frauen bleiben im Klimakterium beschwerdefrei. Bei nicht wenigen treten aber außerordentlich heftige und quälende Zustände auf. Die Frauen klagen über Herzklopfen, Beklemmungen, Hitzewallungen, starkes Schwitzen und Herzschmerzen. Diese Schmerzen werden in der Herzgegend selbst empfunden, sie strahlen aber auch gegen den linken Arm zu, in den Nacken, zwischen die Schultern aus. Sie kommen ohne jeden Anlaß, auch in Ruhe, sogar in Bettruhe, dauern nur wenige Minuten und können mit Angstgefühlen verbunden sein. Außerdem wird über Atemnot geklagt. Genaueres Befragen, eine kurze Beobachtung der Kranken zeigt aber, daß es sich nur um das Bedürfnis handelt, tief zu seufzen. Dieser immer wieder, oft mehrmals in der Minute wiederkehrende tiefe Atemzug bringt Erleichterung.

Diese Beschwerden werden mit außerordentlicher Lebhaftigkeit geschildert. Besteht außerdem die zu dieser Zeit häufige Reizbarkeit und die wechselnde Stimmungslage, und ist dem Arzt der Zusammenhang mit dem Klimakterium klar, dann wird von einer klimakterischen Neurose gesprochen. Es wird Brom und Valeriana gegeben und zugewartet; in einigen Monaten oder Jahren klingen diese Beschwerden ab.

Nicht selten findet aber der untersuchende Arzt eine sehr erregte Herztätigkeit; das Herz kann sogar etwas vergrößert sein; man hört Geräusche, der Blutdruck, und zwar der systolische *und* der diastolische sind nicht unbeträchtlich erhöht. Das Elektrokardiogramm ist schwer verändert. Alle diese Befunde im Verein mit den anamnestischen Angaben veranlassen die Diagnose Angina pectoris durch eine Koronarsklerose.

Die Erfahrungen der letzten Jahre haben aber gezeigt, daß die elektrokardiographischen Veränderungen allen Frauen mit den früher geschilderten Beschwerden gemeinsam sind und daß die Beschwerden durch relativ kleine Dosen von Follikelhormon verschwinden und das Elektrokardiogramm gleichzeitig normal wird. Es handelt sich nicht um eine primäre Erkrankung des Herzmuskels oder der Koronararterien, sondern nur um eine Störung, die Folge des Ausfalls der Tätigkeit der Keimdrüsen ist.

Diese Deutung wird durch die Erfahrung gestützt, daß das Aussetzen der Hormontherapie die Beschwerden und die Ekg-Veränderungen wieder auftreten läßt.

Die Veränderungen im Ekg (Senkung des Zwischenstücks in allen Ableitungen, besonders in Ableitung II; Niedrigerwerden oder Negativität der T-Zacke) sind derart, daß man auf eine schwere Myokardschädigung schließen muß. Es gibt natürlich alle Übergänge. Nach unseren bisherigen Erfahrungen scheint es aber fraglich, ob eine primäre Myokardschädigung vorliegt. Wahrscheinlicher ist die Annahme, daß auch bei dieser Form der Angina pectoris eine Gefäßstörung funktioneller Art vorliegt. Der Ausfall der normalen Tätigkeit der Keimdrüsen führt zu einer bedeutenden Mehrbildung verschiedener Hypophysenhormone, welche wieder andere Drüsen mit innerer Sekretion, wie die Schilddrüse, Nebenniere, anregen. Dadurch und durch die direkte verengernde Gefäßwirkung des Hypophysenhinterlappenhormons kommt es zu einer Verengerung des koronaren Gefäßsystems bei gleichzeitiger Verstärkung der Herzarbeit und so zu einer relativ verminderten Herzdurchblutung. Für diese Deutung spricht vor allem der manchmal erstaunlich rasche Wechsel der Ekg-Veränderungen.

Es gehört zu den größten Wundern der heilenden Medizin, wenn die Patientinnen unter der Wirkung der Zufuhr von Follikelhormon ruhiger werden, die Zeichen der Überfunktion der Schilddrüse sich rückbilden, die Herzbeschwerden und die Veränderungen des Elektrokardiogramms verschwinden. Die Patientinnen (und ihre Umgebung) atmen richtig auf.

Von großer praktischer Wichtigkeit ist die Erfahrung, daß dieselben Beschwerden und dieselben Elektrokardiogramme auch bei sonst gesunden Jugendlichen mit Zeichen von Unterfunktion der Keimdrüsen gefunden werden und ebenfalls durch die Zufuhr von Follikelhormon beseitigt werden.

Diese Frauen und jungen Mädchen klagen über Herzklopfen, Herzschmerzen, das Herz ist auch hier sehr erregbar. Die Blutdruckveränderungen fehlen interessanterweise. Bestehen aber Geräusche, subfebrile Temperaturen, Zeichen einer Herzmuskelschädigung im Elektrokardiogramm, dann wird mit Rücksicht auf das jugendliche Alter eine Myokarditis angenommen. Die Patienten werden durch Monate im Bette gehalten, die Tonsillen werden entfernt, die Zähne werden gerissen, sobald das kleinste Granulom gefunden wird, man injiziert Prontosil, Argochrom, Trypaflavin und ähnliche Stoffe, bis die Beschwerden oder die objektiven Zeichen — sicherlich nicht durch diese Behandlung — endlich verschwinden. Sehr oft handelt es sich um Frauen von asthenischem Habitus, manchmal besteht eine Hypoplasie des Genitales.

Nicht immer ist durch die Anamnese eine Störung der Menstruation zu erheben. Auch bei Frauen im Klimakterium können die Beschwerden und die objektiven Zeichen eine Zeit vor der Menopause oder erst Jahre nachher auftreten!

So hat uns das Studium des Elektrokardiogramms dieser Frauen gezeigt, daß wir (im Klimakterium) bisher oft dort eine Neurose angenommen haben, wo eine gar nicht geringe Schädigung des Herzmuskels bestand, und daß wir (bei Jugendlichen mit Störungen der Ovarialfunktion) oft dort, wo eine leicht zu behandelnde Erkrankung vorlag, eine viel ernstere Affektion des Herzens fälschlich diagnostizierten.

Nunmehr wird uns auch die alte klinische Erfahrung verständlich, daß Klappenfehler oder Hochdruckpatienten, die jahre- oder sogar jahrzehntelang in einem ausgezeichneten Zustande waren, im Klimakterium schwer dekompensiert werden und ganz hochgradige Herzerweiterungen sozusagen über Nacht auftreten. Man wird alle diese Frauen (schon vor der Menopause) unter sorgfältiger Überwachung halten müssen und rechtzeitig Follikelhormon geben!

Interessanterweise hat man schon seit langem ohne tatsächliche Begründung, nur auf Grund des anginösen Charakters der Beschwerden, bei den Frauen im Klimakterium mit bestem Erfolge Mischungen verwendet, welche Theobromin und Nitroglyzerin, also gefäßerweiternde Mittel enthalten. Man kennt auch seit vielen Jahren das Krankheitsbild der Akrozyanose und weiß, daß diese Störung der peripheren Durchblutung bei jungen Frauen mit ovarieller Insuffizienz vorkommt. Die gefäßerweiternde Wirkung des Follikulins ist auch aus zahlreichen experimentellen Untersuchungen bekannt; sie hat auch in der Therapie bei der Behandlung der peripheren Gefäßerkrankungen Eingang gefunden.

Beim Manne wird bekanntlich das Vorkommen eines Zustandes entsprechend dem Klimakterium der Frau geleugnet. Tatsächlich findet man auch beim Manne die entsprechenden Ekg-Veränderungen nicht. Wenn sie überhaupt vorkommen, sind sie jedenfalls unvergleichlich seltener.

Die Behandlung der eben geschilderten Zustände muß — wie jede Hormontherapie — individuell erfolgen. Bei noch menstruierten Jugendlichen gibt man am besten in den ersten 8—10—12 Tagen nach der Menstruation 3000—5000 E. eines Follikelhormonpräparates (Folipex, Menformon, Progynon). Ähnlich dosiert man bei noch menstruierten Frauen im Klimakterium. Nach der Menopause gibt man 12—20 Tage lang täglich

5000 E. eines Follikelhormonpräparates in Form von Tabletten oder Suppositorien und verordnet nach eingetretener Besserung entsprechend kleinere Mengen weiter. Manchmal sind i. m. Injektionen von 10 000 oder 50 000 E. nicht zu umgehen. Daneben werden, je nach Bedarf, die schon erwähnten Theobrominmischungen oder Brom, Valeriana gegeben.

Als Beispiel diene folgendes Rezept:

<pre>
Natr. phenylaethylbarbitur. . .   0,05
Calcii bromati   3,0
Tct. valerian.   15,0
Theobrom. natrii salicyl. . . .   4,0
Piperacini   3,0
Syr. corticis aurantii   20,0
Aquae dest. . . . . ad 200,0
       S. 2mal täglich 1 Eßlöffel.
</pre>

Schlußbesprechung.

Überblicken wir alle aufgezählten Formen von Angina pectoris, so zeigt es sich, daß bei allen die Entstehungsursache des Schmerzes letzten Endes in demselben abnormen Geschehen, in der Minderdurchblutung des Herzmuskels liegt. Sie erzeugt den Schmerz beim Koronarverschluß, sie ist — wie das Elektrokardiogramm bewiesen hat — bei der Koronarstenose, bei den Tachykardien, bei den Anämien und bei den Angina-pectoris-Schmerzen der Aortenklappeninsuffizienzen und Blutdruckkrisen die Ursache des Schmerzes.

Nicht erwiesen ist es, ob die Anoxie des Muskels allein, oder — was wahrscheinlicher ist — die in ihrem Gefolge auftretende Anhäufung von abnormen Stoffen im Herzen den Schmerzreiz abgibt. Der Herzmuskel selbst scheint nicht schmerzempfindlich zu sein, ebensowenig wie die Leber, die Lunge. Sind bei einer Myokarditis Schmerzen vorhanden, dann können sie auch durch die häufige Miterkrankung der Gefäße erklärt sein. Es scheinen aber Schmerznerven in der Adventitia der Koronargefäße zu verlaufen und die Reizung dieser Nerven dürfte die Ursache des Anginaschmerzes sein. Auch der Grad der Anoxie allein ist für die Stärke des Schmerzes nicht ausschlaggebend. Daß unter anderem auch die Sensitivität des Kranken mitspielt, wurde schon S. 141 erwähnt.

So sind fast alle der so überaus zahlreichen älteren Theorien zur Erklärung der Angina pectoris gegenstandslos geworden. Erstens darum, weil Angina pectoris nichts Einheitliches darstellt und — wie wir sahen — der Diagnose immer ein kennzeichnendes Beiwort (z. B. Angina pectoris bei Koronarstenose, Angina pectoris bei Koronarthrombose) beigegeben werden muß. Vor allem aber darum, weil die Forschungsergebnisse der letzten Jahre gezeigt haben, daß früher sehr bekannte und viel diskutierte Erklärungen, wie die Aortendehnung, der Koronarkrampf, mit den neueren Befunden nicht vereinbar sind. Gegen die Aortendehnung als Ursache des Schmerzes spricht die schwere Elektrokardiogrammveränderung während des Schmerzes bei fast allen Arten der Angina pectoris, Veränderungen, die beweisen, daß eine Anoxie des Herzmuskels vorliegt. Gegen den Koronarspasmus in dem Sinne, daß *alle* Gefäße oder größere Gefäßbezirke durch Krampf verschlossen sind, spricht die Tatsache, daß immer dann, wenn ein solcher Gefäßspasmus (z. B. durch die Injektion von Vasopressin) experimentell erzeugt wird, in kürzester Zeit Herzstillstand eintreten muß. Wir brauchen, wie aus den vorausgegangenen Ausführungen folgt, durchaus nicht die Annahme eines Koronarkrampfes, um die Schmerzentstehung erklären zu können. Wenn wir auch den Koronarkrampf ablehnen, so müssen wir doch zugeben, daß auch bei normalen Koronargefäßen durch eine mehr oder minder starke Verengerung des Lumens oder durch das Ausbleiben einer bei Mehrbeanspruchung notwendigen Erweiterung der Koronargefäße eine relative Minderdurchblutung des Herzens und deshalb anginöse Schmerzen auftreten können.

Man muß bedenken, daß die Koronararterien vom Vagus verengt werden und daß ein Dauertonus besteht, der — wie wir sahen — sehr leicht von den verschiedensten Stellen des Körpers aus reflektorisch beeinflußbar ist. Die Angina pectoris bei einer Lungenembolie, bei Blutdruckkrisen und normalen Koronargefäßen, die anginösen Schmerzen bei Tachykardien, im Klimakterium gehören hierher. Bei allen diesen Zuständen kommen wir aber ohne die Annahme eines zum Verschluß des Lumens führenden „Krampfes" aus.

Immer noch ist die Angina pectoris ein Problem und die Fülle der neueren Erkenntnisse der letzten Jahre läßt hoffen, daß in naher Zukunft weitere Forschungsergebnisse das Verständnis dieser so wichtigen Frage erleichtern werden.

Die Herzneurosen.

Auch die Herzneurosen gehören zu jenen Krankheiten, denen der Arzt im Krankenhause nur ausnahmsweise begegnet, die aber in der Praxis außerordentlich häufig sind. Es handelt sich um sehr vielgestaltige Krankheitsbilder, deren Erkennung oft schwierig ist und deren Behandlung viel Erfahrung, Taktgefühl und Menschenkenntnis erfordert.

Die Beschwerden sind mannigfaltig. Herzklopfen, Herzschmerzen, Atemnot stehen auch hier — wie bei den organischen Herzerkrankungen — im Vordergrunde. Der erfahrene Arzt wird aber mit wenigen Fragen herausfinden, daß das Herzklopfen und der Schmerz unabhängig von jedem äußeren Anlaß (abgesehen etwa von Aufregungen) auftreten, daß die Beschwerden häufig in Ruhe, „für Stunden" bestehen und körperliche Anstrengungen keine eindeutige Rolle als auslösende Ursache spielen. Die Atemnot besteht in einem periodisch auftretenden Zwang, einmal tief aufzuatmen (ein Seufzer der Erleichterung, besonders häufig bei Frauen, im Klimakterium!); objektiv findet man manchmal eine frequentere, sehr unregelmäßige Atmung. Schlaflosigkeit, Neigung zum Schwitzen, Unruhe, Angstzustände, Unfähigkeit, sich zu konzentrieren, zu arbeiten, ergänzen das Bild. Nicht jeder Kranke macht einen Eindruck, den schon der Laie als „nervös" bezeichnet; die Patienten können eine große äußerliche Ruhe zur Schau tragen. Von Bedeutung ist die Tatsache, daß der Schmerz bei der Herzneurose fast nie ausstrahlt.

Für die richtige Diagnose ist eine sorgfältige Anamnese von ganz besonderer Bedeutung.

Die Untersuchung ergibt meist durchaus normale Befunde. Man kann aber auch eine übererregte Herztätigkeit, wie bei den Hyperthyreosen, finden; es kann eine Tachykardie bestehen, die 150 Schläge in der Minute übersteigt; der Puls kann sehr labil sein und bei den kleinsten Erregungen und Anstregungen stark in die Höhe gehen; auch leichte Blutdruckerhöhungen, besonders nach Anstrengung, sind nicht selten.

Manche Kranke dieser Art gehören zu jener Gruppe, die von englischen Autoren als „irritable heart“, „soldiers heart“ abgegrenzt wurde. Sie wurde besonders bei Kranken mit sitzender Lebensweise, die unfähig waren, körperliche Arbeit zu leisten, im Kriege gefunden.

Trotz dieser negativen Untersuchungsergebnisse ist die Abgrenzung der Herzneurosen von organischen Herzerkrankungen und auch von Erkrankungen anderer Organe manchmal sehr schwer. Die Erfahrung der letzten Jahre hat ja gezeigt, daß allerschwerste Myokarderkrankungen mit einem normalen Perkussions- und Auskultationsbefund einhergehen können (s. S. 123); dazu kommt noch, daß sehr oft auf eine organische Erkrankung ein neurotischer Symptomenkomplex aufgepfropft sein kann. Wie viele der Kranken, die lange Zeit als Neurosen angesehen wurden, haben eine Myokarditis, wie viele eine Koronarsklerose, eine beginnende Endokarditis! Auch Hyperthyreosen, beginnende Lungentuberkulosen, Hirntumoren werden oft lange Zeit als Neurosen geführt.

Die Zeit, da Extrasystolien, paroxysmale Tachykardien und Vorhofflimmern im Kapitel Neurosen des Herzens abgehandelt wurden, liegt noch nicht sehr weit zurück.

Eine häufige Gruppe von Patienten, bei denen noch bis in die letzte Zeit hinein eine Neurose angenommen wurde, bilden die Frauen mit ovarieller Insuffizienz (S. 176).

Patienten mit Herzneurosen, Neurosen überhaupt, sind *Kranke* und müssen als solche behandelt werden. Sie *leiden* unter ihren Beschwerden und ihre Umgebung leidet mit ihnen. Es ist deshalb vollkommen verfehlt, den Kranken zu sagen, ihre Beschwerden seien nur „eingebildet“, sie wären vollkommen gesund, alles wäre nur „nervös“. Der Patient *hat* nun einmal seine Beschwerden und empfindet es unangenehm, daß seine Umgebung ihm nunmehr, nachdem sie das Urteil des Arztes hörte, nichts mehr glaubt. Viel richtiger ist es, den Kranken und seine Umgebung, den Tatsachen entsprechend, darüber aufzuklären, daß wohl keine *organische* Erkrankung vorliegt, die gefährlich wäre oder zu Komplikationen führen könnte, daß aber eine Veränderung der Herznerven besteht, die viel Rücksichtnahme erfordert, die sorgfältig behandelt werden muß, die aber *bestimmt, ohne Folgen zu hinterlassen, heilbar ist.* Wie viele Neurosen verschwinden, sobald nur die Umgebung, veranlaßt durch den Arzt, sich anders zu den Kranken einstellt!

Es ist verfehlt, bei der Therapie das Hauptgewicht auf die medikamentöse Behandlung zu legen. Brom und Valeriana sind gute, wertvolle Unterstützungsmittel, sie allein helfen aber selten. Da Brom und Valeriana in Laienkreisen zu sehr bekannt sind und gerade bei den Neurosen eine gewisse suggestive Kraft der verwendeten Mittel wichtig ist, verschreibt man die beiden Medikamente am besten in Form eines Spezialpräparates, aus dessen Namen die Zusammensetzung nicht ohne weiteres ersichtlich ist.

Viel wichtiger ist aber die Psychotherapie, für die Erfahrung, auch ohne besondere spezielle Schulung, notwendig ist. Ein genaues Befragen, Eingehen auf die Beschwerden soll einen engeren Kontakt zwischen dem Kranken und dem Arzt herbeiführen. Sehr oft wird es dann gelingen, in häuslichen oder beruflichen Zwistigkeiten, in materiellen oder sexuellen Sorgen den Keim zur Neurose zu entdecken; eine entsprechende Beratung, Aufklärung, Ermutigung oder Trost helfen außerordentlich viel. Der Kranke muß das Gefühl haben, ernst genommen zu werden!

Bei Fällen mit starker, auch objektiv feststellbarer Übererregbarkeit des Herzens muß eine tonisierende Behandlung und eine allmählich ansteigende Übungstherapie durchgeführt werden.

Kaum je hat man so sehr das Gefühl, dem Kranken geholfen zu haben, kaum je erwirbt man sich so dankbare Patienten als bei dieser vielfach so vernachlässigten Krankheitsgruppe.

Wie bei den Neurosen anderer Organe, so wurden früher auch bei der Besprechung der Herzneurose zahlreiche Zustände angeführt, die heute schon abgetrennt werden können.

Die Hypotension.

Die Meinungen darüber, welche Blutdruckwerte noch als normal gelten dürfen, gehen auseinander. Die Variationsbreite des Blutdruckes des Gesunden ist so groß, daß noch keine Einigkeit darüber besteht, von welcher oberen Grenze der Blutdruck unbedingt als zu hoch und von welcher unteren Grenze er als zu niedrig angesehen werden muß. Einen systolischen Blutdruck unter 100 mm Hg darf man aber wohl als Zeichen einer Hypotension auffassen, besonders dann, wenn es sich um einen Erwachsenen oder gar um ein älteres Individuum handelt.

Die *symptomatische* Hypotension findet man im Verlaufe zahlreicher Erkrankungen. Sie ist bekannt beim Morbus

Addison, man findet sie beim Schock, Kollaps, beim Emphysem, bei der Tuberkulose, beim Ikterus, der Leberzirrhose, im Fieber, bei der Koronarthrombose und anderen Zuständen mehr.

Man findet eine Hypotension auch bei sonst vollkommen gesunden Menschen; sie scheint häufig auch familiär vorzukommen. Sie wird oft zufällig entdeckt, da sie keine Beschwerden macht; dann ist es, wie beim Hochdruck, ein grober Fehler, dem Kranken etwas von seinem niedrigen Druck zu erzählen. Der Laie ist dann gleich überzeugt, schwer krank zu sein, und in den letzten Jahren, seitdem die Hypotension besser bekannt ist, begegnet man gar nicht selten ängstlichen Patienten, die durch die Bemerkung ihres Arztes, sie hätten einen zu niedrigen Blutdruck, in Unruhe versetzt wurden. In Wirklichkeit kann eine essentielle Hypotension nie zu bedrohlichen Komplikationen führen, und auch dann, wenn sie Beschwerden macht, spricht man besser von einer Anomalie, als von einer Erkrankung. Nach großen Statistiken bleibt sogar die Mortalität der Kranken mit niedrigem Blutdruck weit hinter der errechneten Durchschnittsmortalität gleichaltriger Patienten mit normalem Blutdruck zurück. Die Prognose dieses Zustandes ist also durchaus günstig.

Sind überhaupt Beschwerden vorhanden, so bestehen sie meist in Mattigkeit, Schwindelgefühl, gelegentlichen Ohnmachtsanfällen, besonders bei brüskem Übergang von liegender zu aufrechter Haltung, Kopfschmerzen, rascher Ermüdbarkeit.

Eine medikamentöse Behandlung erübrigt sich in der Regel. Übungstherapie, Training, das Anlegen einer Leibbinde bei Enteroptose, entsprechende Beruhigung, reichen aus. Müssen aus irgendeinem Grunde doch Medikamente gegeben werden, dann wendet man ein Tonikum an, eventuell auch Strychnin.

Es ist ein großer, oft begangener Fehler, solchen Kranken Ephetonin, Sympatol und ähnliche Mittel zu geben. Man vergesse nie, daß es nicht gut möglich sein kann, den niedrigen Blutdruck dieser Kranken eventuell durch Jahrzehnte mit Medikamenten höher zu halten; das ist schließlich nach den vorausgegangenen Ausführungen auch nicht notwendig.

Vom längere Zeit anhaltenden Tiefdruck ist eine andere Form abzutrennen, bei der systolischer und diastolischer Blutdruck nur *vorübergehend* absinken. Es handelt sich um die Fälle von *paroxysmaler Hypotension* beim Übergang von der horizontalen Lage zur aufrechten Haltung.

Normalerweise ändert sich hierbei der Blutdruck nur wenig, gelegentlich wird ein leichter Anstieg gefunden. Bei manchen Kranken tritt aber eine so bedeutende Senkung der Druckwerte ein, daß eine Messung kaum möglich ist und der Patient bewußtlos zusammenstürzt. Man spricht von einer orthostatischen, arteriellen Anämie. Diese Anämie betrifft nicht nur das Cerebrum, sondern sicher auch die thorakalen Organe. Das Herz wird dabei meßbar kleiner, das Ekg wird durch die schlechtere Durchblutung des Muskels deutlich verändert; die obere Körperhälfte zeigt eine blasse Hautdecke. Man findet diese Störungen bei Erkrankungen der Hypophyse und des Zwischenhirns, man hat sie nicht selten bei der Tabes beobachtet, manchmal findet man keinerlei andere Krankheitszeichen. Das Zustandsbild dürfte durch ein Versagen der zentralen oder peripheren Kreislaufregulationen zustande kommen.

Die Therapie mit Hypophysen- und Nebennierenhormonen ist erst im Stadium der Erforschung.

Ohnmacht, Morgagni-Adams-Stokes-Anfälle.

Vielfach werden vom Laienpublikum Ohnmachtsanfälle auf eine organische Herzerkrankung zurückgeführt.

Sehr häufig trifft diese Annahme nicht zu. Auch bei Patienten ohne eine Kreislauf- oder Herzerkrankung können bei plötzlichen Erregungen Anfälle von Bewußtlosigkeit auftreten. Es gibt Patienten (zumeist Frauen), die in Ohnmacht fallen, sobald sie eine offene Wunde oder Blut sehen, die bewußtlos hinstürzen, wenn sie einem Leichenzug begegnen, wenn sie in einem überhitzten Raume verweilen.

Bei sonst gesunden Hypotonikern, bei „vasolabilen" Kranken, kann beim raschen Aufstehen nach längerem Liegen oder bei Erregungen, durch Versagen von Gefäßreflexen eine Überfüllung der Eingeweide mit Blut und eine Blutleere im Kopfe auftreten. Blässe, fast unfühlbarer, sehr frequenter (selten — durch Vagusreizung — langsamer) Puls, sehr niedriger Blutdruck im Anfalle, Schwitzen Seufzen, Gähnen und große Schwäche nach seinem Abklingen sind die wichtigsten Zeichen dieses Zustandes. Besonders häufig ist er nach Infektionskrankheiten, bei akuten Magen-Darmkatarrhen. Typisch ist diese Erscheinung bei gesunden, hochaufgeschossenen jungen Leuten, wenn sie längere Zeit ruhig stehen müssen; das Blut sammelt sich in den unteren Körperpartien, in den oberen Regionen (Schädel, nach elektrokardiographischen Untersuchungen auch im Herzen) tritt eine „arterielle Anämie" auf.

Auch bei plötzlich mit voller Gewalt einsetzenden, sehr

heftigen Schmerzen (Koronarthrombose, Nephrolithiasis) ist eine Ohnmacht nicht selten.

Bei Herzkranken, die durch einen kleinen, kaum fühlbaren Puls ausgezeichnet sind, z. B. Mitralstenosen und Aortenstenosen im Knopflochstadium, gibt es, wie S. 100 ausgeführt wurde, Anfälle von Bewußtlosigkeit.

Im Gegensatze zu den bisher aufgezählten Zuständen, bei denen die Anfälle durch eine abnorme *Blutverteilung* bei im allgemeinen regelrechter Herztätigkeit auftreten, handelt es sich bei echten Morgagni-Adams-Stokes-Anfällen um eine Stockung der Blutzufuhr zum Gehirne bei primär abnormer Herztätigkeit.

Dauert der Stillstand des Kreislaufes im Zerebrum nur einige Sekunden, so fühlen die Patienten keinerlei Störungen. Erst ein Stillstand, der länger dauert (etwa 8 Sekunden), ruft Schwindelgefühle hervor; nach ungefähr 10 Sekunden fällt der Kranke in Ohnmacht; dauert die Störung noch länger an, dann kommt es zu Zuckungen in den Armen und Beinen, schließlich treten tonisch-klonische Krämpfe auf. Harn und Stuhl gehen unwillkürlich ab. Ein Stillstand der Zirkulation, der länger dauert als 3—4 Minuten, hat den Tod zur Folge.

Diese Bilder können durch zwei voneinander prinzipiell verschiedene Vorgänge veranlaßt werden; ihre Unterscheidung ist schon mit Rücksicht auf die Therapie wichtig.

Bei *der ersten Hauptform*, die früher als seltene Ausnahme angesehen wurde, nach neueren Erfahrungen aber häufiger ist als jede andere, handelt es sich um Anfälle, die durch eine Tachykardie hervorgerufen werden. Je höher die Frequenz des Herzens, je kürzer die Diastole ist, desto kleiner wird das Schlagvolumen, desto kraftloser und unergiebiger werden die Kontraktionen des Herzens sein (s. S. 251). Überschreitet die Frequenz eine bestimmte Höhe, dann wird die Zeit, die zur Füllung der Kammer zur Verfügung steht, zu kurz werden, die Kammer wird sehr wenig Blut mit so geringer Kraft austreiben, daß der Kreislauf praktisch stillsteht oder auf ein Minimum eingeschränkt ist. Bei kräftigem Herzmuskel und bei den gesunden Gefäßen Jugendlicher wird auch eine sehr hohe Frequenz (um 300 Herzschläge pro Minute) auffallend gut vertragen. Bei älteren Patienten mit sklerotischen Gefäßen, bei Fällen mit einer Herzmuskelerkrankung, bei Klappenfehlern mit vorwiegender Stenose eines Ostiums und deshalb von vornherein kleinerem Schlagvolumen kann schon bei Tachykardien mit viel niedrigeren Herzfrequenzen ein Morgagni-Adams-

Stokes-Anfall zustande kommen; hier kann schon eine geringe Verkürzung der Diastole das Schlagvolumen so sehr herabsetzen, daß die Durchblutung des Zentralnervensystems ungenügend wird. So kann eine Tachykardie mit einer Frequenz von 180 bei einem durch eine Koronarthrombose schwer geschädigten Herzen schon Bewußtlosigkeit herbeiführen. Da bei solchen Fällen manchmal noch eine, wenn auch außerordentlich verminderte, Durchblutung des Zerebrums stattfindet, können diese Bewußtlosigkeitsanfälle stundenlang anhalten.

Sehr oft handelt es sich bei diesen Anfällen vom Tachykardietypus um paroxysmales Vorhofflimmern, erkennbar an der nicht nur frequenten, sondern auch arrhythmischen Herztätigkeit. Dieses Flimmern ist bei älteren Kranken mit einer Sklerose der peripheren Gefäße nicht selten.

Die zweite Hauptform des Morgagni-Adams-Stokes sieht man bei wirklichem Herzstillstand. Hier gibt es verschiedene Untergruppen.

Am häufigsten tritt ein Herz- oder besser ein Kammerstillstand bei Vorhofkammerleitungsstörungen auf, wenn die Leitung zur Kammer versagt. Normalerweise springen die tieferen Zentren sofort ein, wenn die Reizleitung zur Kammer ausbleibt. Sind aber diese Zentren miterkrankt, dann dauert es eine gewisse Zeit, bis sie ihre automatische Tätigkeit entwickeln und rettend einspringen. Von der Länge der „präautomatischen" Pause, dem Herzstillstand vor dem Beginn der Tätigkeit der tieferen Zentren hängen die klinischen Erscheinungen ab. Damit diese Morgagni-Adams-Stokes-Form auftritt, sind somit zwei Störungen notwendig: 1. das Versagen der Vorhofkammerleitung; 2. das Versagen, bzw. die verzögerte Entwicklung der Kammerautomatie. Da die Reizleitung sich immer wieder vorübergehend einstellt und wieder ausbleibt, kommt es immer wieder durch die präautomatischen Pausen zu den Anfällen. In der Anamnese von Herzblockfällen findet man häufig die Angabe, vor Monaten oder Jahren wären eine Zeitlang gehäufte Schwindel- oder Ohnmachtsanfälle aufgetreten. Man weiß dann, daß sich der Herzblock gerade zu dieser Zeit entwickelt hatte.

Ein Herzstillstand kann in seltenen Fällen auch durch Vagushemmung des Herzens zustande kommen. Solche Fälle wurden bei Erkrankungen (Tumoren) des Zentralnervensystems und Reizung des Vaguszentrums beobachtet. Häufiger kommt der Herzstillstand reflektorisch durch Tumoren am Halse, Drüsenpakete zustande, die auf den Sinus caroticus drücken.

Auch abnorm starke Vagushemmungen, vom Rachen und Schlund ausgehend, so etwa ein Herzstillstand, der durch Schlucken ausgelöst wird, konnten beobachtet werden (vago-vagaler Reflex).

Die klinische Unterscheidung zwischen den beiden Formen ist nicht immer leicht. Außerhalb der Anfälle kann die Untersuchung normale Resultate ergeben. Auch das Vorhandensein von abnormen Herzbefunden und sogar von Rhythmusstörungen erlaubt keine sichere Unterscheidung. Sie ist oft auch dann nicht möglich, wenn es gelingt, den Patienten im Anfalle zu sehen. Pulslosigkeit, Leichenblässe findet man bei beiden Formen. Herztöne können auch bei der Tachykardieform vermißt werden, wenn die Frequenz sehr hoch ist. So kommt es, daß für manche Fälle die Untersuchung eines Anfalles mit dem Ekg für die Diagnose unentbehrlich ist. Das ist unmöglich, wenn die Anfälle ganz unregelmäßig und ohne Vorboten auftreten und rasch wieder verschwinden.

Differentialdiagnostisch kommt vor allem die Epilepsie in Frage. Wenn ein Patient mitten im besten Wohlbefinden plötzlich hinstürzt, bewußtlos wird, Krämpfe auftreten, dann ist diese Fehldiagnose verständlich (s. S. 100). Es dauert oft lange, bis einem Arzt die starke Blässe im Anfalle, die starke plötzliche Rötung beim Wiedereintreten der normalen Zirkulation auffallen.

Die Behandlung der Ohnmachtsanfälle, die bei Gesunden, nach Infektionskrankheiten, bei der Hypotension auftreten, besteht — wenn man den Kranken während eines Anfalles sieht — darin, daß man den Patienten horizontal, mit tiefer gelagertem Kopfe liegen läßt und alle beengenden Kleidungsstücke öffnet. Die Prognose ist durchaus günstig, die Erholung kommt rasch. Zur Verhütung neuer Anfälle wird eine allgemein tonisierende Behandlung, eine Übungstherapie, das Tragen einer Bauchbinde, eventuell auch die Anwendung von Strychnin zu empfehlen sein.

Eine Therapie des Morgagni-Adams-Stokes-Syndroms ist erst erlaubt, wenn es gelungen ist, festzustellen, ob der Anfall durch eine Tachykardie oder durch einen Kammerstillstand hervorgerufen wurde. Eine Behandlung ohne endgültige Diagnose kann schweren Schaden stiften. Die eine Form des Syndroms erfordert Medikamente mit genau entgegengesetzter Wirkung als die andere. Besteht ein Herzstillstand, dann werden wir erregende Mittel geben müssen, die bei Tachykardien verderblich wären und streng zu vermeiden sind. Andererseits werden die bei der Tachykardieform so wirksamen lähmenden Mittel beim Anfall durch Herzstillstand schweren Schaden stiften können. Bei der Behandlung beider Formen des Syndroms muß zwischen Maßnahmen unterschieden werden, die im Anfalle zu ergreifen sind, und Maßnahmen zur Verhinderung neuer Anfälle.

Beim Morgagni-Adams-Stokes-Anfall *durch Tachykardie* wird man dann, wenn eine echte paroxysmale Tachykardie vorliegt, versuchen müssen, diese durch einen der S. 259 erwähnten Vagusreflexe zum Stillstand zu bringen. Gelingt dies nicht oder liegt Vorhofflimmern vor, wo diese Reflexe nicht wirken, dann gibt man am besten $^1/_4$ mg Strophanthin oder Ouabain intravenös. Dadurch kann man die Tachykardie beendigen, oder zumindest die Kammerfrequenz vermindern. Es ist aber klar, daß man mit dem Strophanthin keine *sofortige* Hilfe bringt, da es erst nach einigen Minuten wirkt; es kann auch begreiflicherweise nur dann zum Herzen gelangen, wenn noch ein ganz bescheidener Kreislauf besteht. Das ist allerdings bei Tachykardien häufig der Fall. Liegt aber eine Tachykardie vor, die sofort zum völligen Stillstand des zerebralen Kreislaufs führt, dann kommt man mit jeder Injektion zu spät.

Eine intravenöse Chinininjektion bei solchen Fällen wird besser vermieden, da sie durch Blutdrucksenkung und Verminderung der Kontraktionskraft des Herzens unangenehm wirken kann. Das Chinin ist aber immer dann vorzuziehen, wenn es gilt, das Auftreten neuer Anfälle zu verhindern. Man gibt dann 4—8mal täglich 0,25 Chinini bimuriatici oder Chinidini sulfurici; oft genug genügen auch kleinere Dosen.

Tritt ein Morgagni-Adams-Stokes-Anfall *durch Kammerstillstand* auf, und kommt man während eines Anfalles noch zurecht, dann muß man versuchen, die Kammerautomatie anzuregen. Das gelingt manchmal einfach und rasch durch kräftige Stöße und Schläge gegen die Herzgegend, also durch mechanische Reize. Im Tierversuche, bei bloßgelegtem Herzen, führt ein kurzer Schlag auf das Herz mit einem stumpfen Instrumente immer zum Ziel. Eine intrakardiale Adrenalininjektion regt die Kammertätigkeit wohl immer an, die Wirkung ist aber oft zu stark und die Gefahr, daß anstatt eines Kammerstillstandes Kammerflimmern auftritt, ist groß. Darum empfiehlt sich für die intrakardiale Injektion viel mehr das Koffein.

Adrenalinähnliche Präparate sind aber vorzuziehen, wenn

man das Auftreten neuer Anfälle verhindern will. Man gibt am besten Ephedrin- oder Ephetonintabletten (3mal täglich $^1/_2$ bis 1 Tablette). Bei einzelnen Fällen, so vor allem den durch eine Koronarsklerose verursachten Anfällen, können Theophyllinpräparate nützen.

Die früher viel geübte Anwendung von Atropin hat sich nur dann bewährt, wenn die Anfälle auf abnorm starke Vagusübererregbarkeit und Vagusreflexe zurückzuführen waren.

Auch das Bariumchlorid (Ba Cl$_2$) wurde zur Behandlung der Herzstillstandsanfälle empfohlen. Das Mittel steigert tatsächlich im Tierversuche die Erregbarkeit der tieferen Zentren ganz außerordentlich und ruft schon in kleinen Dosen Kammerflimmern hervor. Es wurde empfohlen, sehr kleine Mengen von Bariumchlorid per os zu geben, um auf diese Weise die Automatie der Kammer zu steigern. Man gibt dreimal täglich 40—50 mg Ba Cl$_2$, also etwa 20 Tropfen einer 5%igen Lösung. Diese Therapie bringt aber Gefahren, da das Barium jeweils in verschiedener Menge und in verschiedener Geschwindigkeit vom Darm resorbiert wird und da die Grenze zwischen eben wirksamer und toxischer Dosis ganz scharf ist. So sieht man gelegentlich keine Wirkung, bis plötzlich eine gefährliche heterotope Tachykardie auftritt. Die Meinungen über den Nutzen der Bariumtherapie sind deshalb geteilt. Von der gleichfalls empfohlenen Kombination von Barium mit Ephedrinpräparaten ist wegen der Gefahr des Kammerflimmerns zu warnen.

Da bei vielen Fällen von Herzstillstands-Morgagni-Adams-Stokes die Anfälle sehr bald auch ohne Therapie aufhören, kann man bei der Beurteilung eines medikamentösen Erfolges nicht vorsichtig genug sein.

Herzkrankheit und Schwangerschaft.

Nicht selten wird der Arzt von herzkranken Frauen befragt, ob sie, ohne Gefährdung ihrer Gesundheit, eine Gravidität riskieren dürfen, oder ob eine schon bestehende Schwangerschaft ohne Nachteile ausgetragen werden darf.

Eine Entscheidung darf nur nach genauer Untersuchung und reiflicher Überlegung getroffen werden; ein allzu schematisches Vorgehen ist nicht erlaubt.

Die Gravidität und die Geburtsarbeit, die für den Organismus einer gesunden Frau eine ansehnliche Kraftprobe bedeuten, bringen zweifellos bei herzkranken Frauen besondere Gefahren mit sich. Auch die nach der Geburt erfolgende Umstellung des Kreislaufs zur Norm kann bei Herzkranken, bei denen die Reservekraft des Herzens erschöpft ist und jede Mehrbeanspruchung Schaden bringt, zu schweren Störungen führen.

Sehr häufig wird gerade ein bestimmter Klappenfehler als Gegenanzeige gegen eine Schwangerschaft bezeichnet. So gelten bei uns Mitralstenosen als besonders gefährdet und wenige Frauenärzte zögern, bei dieser Diagnose eine Unterbrechung einzuleiten. Findet man aber einen anderen Klappenfehler, in einem weit mehr fortgeschrittenen Stadium, sogar an der Grenze der Dekompensation, so kostet es manchmal viel Mühe, die Ärzte von der Notwendigkeit eines Eingriffes zu überzeugen. In anderen Ländern kann man gerade entgegengesetzte Regeln finden. Da werden z. B. Aortenklappeninsuffizienzen als strenge Gegenanzeige gegen eine Schwangerschaft angesehen, Mitralstenosen werden viel günstiger beurteilt. Beides ist falsch. Nicht darauf kommt es an, *welcher* Klappenfehler vorliegt (es muß allerdings zugegeben werden, daß eine Schwangerschaft bei einer Mitralstenose besonders häufig zu Komplikationen führt), sondern darauf, wie hochgradig er ist, ob er gut kompensiert ist, vor allem aber, ob der Herzmuskel gesund und leistungsfähig ist.

Wir konnten eine Patientin beobachten, die mit einer mittelhochgradigen, stationären Mitralstenose, ohne ärztliche Kontrolle und Behandlung, 12 normale Geburten mitmachte und haben eine andere Kranke, die eine so leichte Mitralstenose hatte, daß sie von einer Herzerkrankung gar nichts wußte, unmittelbar nach der Entbindung an einem (gerade zu diesem Zeitpunkte sehr oft einsetzenden) Lungenödem sterben gesehen.

Findet man Zeichen einer Herzmuskelerkrankung oder einen Hochdruck, so ist eine Gravidität unbedingt abzulehnen. Dasselbe gilt für Klappenfehler, die dekompensiert sind, oder es noch vor kurzem waren, oder für höhergradige Klappenerkrankungen, für große Herzen mit verminderter Reservekraft und verminderter Leistungsfähigkeit.

Es muß besonders betont werden, daß das frühzeitige Erkennen einer Dekompensation bei Graviden sehr schwierig sein kann. Tachykardien, Ödeme treten, hauptsächlich am Ende der Schwangerschaft, auch ohne Kreislauferkrankung auf; eine zunehmende Atemnot ist nicht eindeutig, eine Vergrößerung der Leber schwer festzustellen. Auch wenn eine Gravidität erlaubt erscheint, muß die Kranke anfangs einmal wöchentlich, später täglich vom Arzt kontrolliert werden. Auch die ersten Stunden nach der Entbindung verlangen sorgfältige Kreislaufkontrolle. Eine nicht seltene, mit Recht sehr gefürchtete Komplikation nach der glücklich verlaufenen Entbindung sind die wieder aufflackernden Entzündungsprozesse an den Klappen, das Auftreten einer Endocarditis lenta.

Nach einer amerikanischen Statistik sterben 50% derjenigen Graviden bei der Entbindung, die Vorhofflimmern haben. Von den graviden Patientinnen, die schon einmal dekompensiert waren oder gerade dekompensiert sind, sterben 25%!

Auch dann, wenn die Schwangerschaft komplikationslos beendet wurde, ist das Herz durch sie oft genug für die Dauer geschädigt, die Leistungsfähigkeit der Kranken vermindert. „Es ist nicht mehr so, wie es früher war." Für den Gynäkologen ist die Sorge vorüber, wenn die Geburt normal verlief, Mutter und Kind leben; der Internist ist allzuoft dann erst vor die Aufgabe gestellt, die schweren Folgen der Schwangerschaft zu behandeln.

Überraschungen in der einen oder der anderen Richtung, also auffallend beschwerdefreier Verlauf der Gravidität bei einem Falle, bei dem es nicht erwartet wurde, oder andererseits sehr unangenehme Komplikationen bei einer Kranken, bei der sie nicht vermutet wurden, sind häufig. Der Mangel zuverlässiger Funktionsprüfungsmethoden des Kreislaufs, die Mannigfaltigkeit der in Frage kommenden Faktoren erklären solche Vorkommnisse. Der persönliche Standpunkt vieler Ärzte zu den eben besprochenen Problemen hängt leider oft nicht so sehr von allgemeinen Grundsätzen, Überlegungen, Erfahrungen ab, sondern von ihren letzten Erlebnissen auf diesem Gebiete.

Kommt eine Herzkranke, die sich ein Kind wünscht, deswegen zum Arzt um Rat, so muß sie zunächst gründlichst untersucht werden, damit festgestellt wird, ob keine absolute Gegenanzeige gegen eine Gravidität vorliegt. Ist dies nicht der Fall, so scheint es richtig, die Kranke und ihre Umgebung auf die Gefahren, die eine Schwangerschaft mit sich bringt — ohne auf Einzelheiten einzugehen — hinzuweisen; auch die häufige Verminderung der Leistungsfähigkeit der Kranken für die Dauer muß betont werden, ebenso die Notwendigkeit ständiger und sorgsamer ärztlicher Überwachung. Die Entscheidung wird, wenn keine ärztliche Gegenanzeige besteht, der Kranken bzw. ihrer Umgebung überlassen werden.

Besteht schon eine Gravidität, so muß sich der behandelnde

Arzt darüber im klaren sein, daß eine etwa notwendige Unterbrechung nur in den ersten Monaten für das Herz gefahrlos ist; vom 5. Monate ab ist eine Unterbrechung meist nicht weniger riskant als die normale Beendigung der Schwangerschaft.

Am Ende der Gravidität muß dafür gesorgt werden, daß die Geburtsarbeit auf ein Minimum reduziert wird; der Kreislauf, besonders das Herz, muß ausreichend gestützt werden. Die Entbindung durch den Kaiserschnitt in Narkose (die gewöhnlich sehr gut vertragen wird) hat große Vorteile. 1. Man erspart der Kranken die Geburtsarbeit. 2. Die sekundären Infektionen (Endokarditiden) treten seltener auf. 3. Man kann den günstigsten Zeitpunkt für die Beendigung der Schwangerschaft selbst bestimmen und ihn auf den Tag festsetzen, an dem das Herz durch die Behandlung in einen optimalen Zustand gebracht wurde. 4. Man kann, wenn es notwendig ist, die Schwangerschaftsdauer etwas abkürzen. 5. Man kann an die Operation eine Sterilisierung anschließen.

Die Verantwortung, die der Arzt bei jeder Entscheidung auf sich nimmt, ist sehr groß. Er darf sich dabei nie auf die — meist sehr unvollkommenen — Ergebnisse von Statistiken stützen, sondern muß jeden Fall nach gründlicher Untersuchung und Beobachtung für sich werten.

Herzerkrankungen und chirurgische Eingriffe.

Herzklappenfehler — sogar jene, bei denen es sich um fortgeschrittene Veränderungen handelt — vertragen, sobald sie kompensiert sind, auch schwere chirurgische Eingriffe in der Regel auffallend gut. Die Befürchtungen, denen man in dieser Frage oft begegnet, sind meist nicht berechtigt. Die bei jeder Operation vorhandene Gefahr ist bei Herzkranken natürlich größer; Klappenfehler dürfen aber keine Gegenanzeige gegen einen notwendigen Eingriff bilden. Bei Myokarderkrankungen ist die Gefahr zweifellos erhöht; aber auch solche Fälle (Hypertoniker, leichte Koronarsklerosen mit Angina-pectoris-Beschwerden) überstehen chirurgische Eingriffe gewöhnlich ganz ausgezeichnet.

Sehr wichtig ist die richtige Wahl der Narkoseart. Das auch für das Herz des Gesunden gefährliche Chloroform wird wohl kaum mehr angewendet. Bei älteren Herzkranken mit Emphysem wird wegen der Gefahr von Lungenkomplikationen der Äther besser vermieden. Dabei muß aber immer die Tatsache Berücksichtigung finden, daß auch die Anästhesie mit Novokainpräparaten Gefahren bringt, weil Novokain und die verwandten Anästhetika Herzmuskelgifte sind. Eine Lumbalanästhesie wirkt stark blutdrucksenkend.

Die Beimengung von Adrenalin zum Anästhetikum ist bei organisch Herzkranken zu unterlassen; man kann das Adrenalin durch Hypophysenpräparate ersetzen. Wenn keine Lungenstauung besteht, ist eine sachgemäß ausgeführte Inhalationsnarkose jedem anderen Anästhesieverfahren vorzuziehen.

Viel diskutiert wird noch die Frage über den Nutzen einer kardialen Vorbereitung (bei Herzkranken und auch Gesunden) vor einem Eingriff. Sichere Beweise für den Nutzen einer prophylaktischen Digitalisbehandlung sind noch nicht erbracht worden (s. S. 267). Da sie kaum Schaden bringen dürfte, wäre gegen ihre Anwendung nichts einzuwenden. Es muß aber bedacht werden, daß wir im Strophanthin ein Mittel haben, das imstande ist, den Zustand des Herzens in wenigen Minuten zu bessern, daß aber eine Strophanthininjektion nicht erlaubt ist, wenn der Kranke unter voller Digitaliswirkung steht (s. S. 278). Man wendet deshalb am besten keine vorbeugende Digitalisbehandlung an, sondern gibt dann, wenn eine Indikation dafür vorliegt, eine Strophanthininjektion. Da aber postoperativ meistens nicht eine Herz-, sondern eine Kreislaufschädigung in Frage kommt, werden die S. 288 erwähnten Kreislaufmittel wichtiger sein.

Die Behandlung des postoperativen Schocks, der nach größeren, besonders abdominellen Eingriffen mit stärkerer Gewebszerstörung auftreten kann und mit Pulslosigkeit, Tachykardie, Blässe, Angstzuständen verbunden ist, ist schwierig. Die sonst sehr wirksamen Kreislaufmittel (s. S. 288) versagen hier oft, da sie auf die toxisch und durch Schockgifte erweiterten Gefäße nicht einzuwirken vermögen. Herzmittel sind nicht indiziert (s. S. 287). Am wirksamsten scheint die Inhalation von CO_2 zu sein, da CO_2 das kräftigste Vasomotorenreizmittel ist. Das neue Veritol ist noch in klinischer Erprobung, es scheint aber für diese Fälle eine wertvolle Bereicherung unseres Arzneischatzes zu bedeuten.

Die Herzklappenentzündungen.

Man unterscheidet zwischen einer gutartigen, verrucösen
und einer bakteriellen, septischen, ulzerösen Form der Endokarditis; von dieser läßt sich als wohlumschriebenes Krankheitsbild die schleichend, subakut verlaufende „Endocarditis
lenta" abgrenzen.

Die *verrucöse Endokarditis*, früher auch oft rheumatische
Endokarditis genannt, ist häufig Begleiterscheinung eines
akuten Gelenkrheumatismus, einer Chorea, einer Tonsillitis.
Mehr als 30% der Erwachsenen mit einem akuten Gelenkrheumatismus erkranken an einer Endokarditis; bei Kindern
ist diese Zahl weit höher. Die Endokarditis wurde früher als
Komplikation des Gelenkrheumatismus aufgefaßt; heute wissen
wir, daß die Gelenkerkrankung *und* die Klappenentzündung Begleitsymptome einer allgemeinen Erkrankung
sind, die gleichzeitig immer den Herzmuskel, sehr oft auch
die Gelenke und die Lunge und manchmal auch andere Organe befällt. Man findet zuweilen sogar zuerst nur die Zeichen
einer Endo- oder einer Myokarditis und erst später tritt ein
Gelenkrheumatismus auf; so wird es auch verständlich, daß
eine Endokarditis nicht nur im Gefolge einer *schweren* Gelenkerkrankung auftritt, sondern oft auch auf ganz flüchtige, geringe Gelenkveränderungen folgt, oder mit ihnen
einhergeht. Oft fehlen die Gelenkerkrankungen, ebenso wie
die Temperatursteigerungen ganz, so daß die Bezeichnung
„rheumatic fever" irreführt. Es gibt noch keinen treffenden
Namen für die Erkrankung; „Rheumatismus" genügt nicht.

Man findet eine Endocarditis verrucosa auch nach einem
Typhus, nach einem Scharlach, nicht selten sieht man sie bei
schwer kachektischen Kranken (Karzinomfällen!). Sehr oft
fehlt jede bekannte Ätiologie.

Die Suche nach einem Erreger der Krankheit ist ergebnislos geblieben; er wurde weder im kreisenden Blute noch
in den Auflagerungen an den Klappen gefunden. Wiederholt
wurden Streptokokken vermutet. Die Bedeutung der neueren

Befunde über das häufige Vorkommen von Tuberkelbazillen im Blute von Kranken mit Gelenkrheumatismus und Endokarditis ist noch nicht sichergestellt. Es ist jedenfalls nach neueren Untersuchungen auch fraglich, ob man das Recht hat, von einer rheumatischen „Infektion" zu sprechen, da gewichtige Argumente zugunsten der Annahme vorliegen, daß die gutartige „rheumatische" Endokarditis nur Teilsymptom einer allergischen Reaktion des Organismus ist. Man ist heute in der Lage, durch Sensibilisierung von Tieren mit gewissen Eiweißstoffen, oder durch die Injektion von bestimmten, stark wirkenden Giften, Veränderungen am Herzen hervorzurufen, wie man sie bei der „rheumatischen" Myo- und Endokarditis findet. Diese neueren Befunde erklären das Vorkommen desselben anatomischen Bildes im Verlaufe verschiedener Erkrankungen und auch bei Fällen, die angeben, früher immer gesund gewesen zu sein. Es scheint also nur eine bestimmte abnorme Reaktionsweise der Gewebe vorzuliegen, veranlaßt durch die verschiedensten Ursachen.

Die *Diagnose* der verrucösen Endokarditisform ist relativ leicht, wenn nach Abklingen eines Rheumatismus, einer Tonsillitis, Temperaturen bestehen bleiben, eine Tachykardie auftritt, die Herzgröße zunimmt, diastolische Geräusche gehört werden.

Sehr häufig bereitet aber die Diagnose große Schwierigkeiten, nicht selten gelingt sie erst nach längerer Beobachtung. Es gibt kein sicheres Zeichen, das die Diagnose bei einer einzigen Untersuchung ermöglicht; das ist besonders dann der Fall, wenn keine „typische" Erkrankung (Gelenkentzündung, Tonsillitis usw.) vorausgegangen ist. Der Entzündungsprozeß an den Klappen kann noch lange Zeit nach Abklingen eines akuten Gelenkrheumatismus unerkannt, ohne deutliche Zeichen, fortschreiten. Beschwerden können fehlen, der Kranke kommt erst nach Jahren, wenn der Folgezustand nach der Endokarditis, der Klappenfehler, unangenehme Symptome auslöst, zum Arzt.

Sehr oft besteht während der Endokarditis Mattigkeit, Appetitlosigkeit; auch Herzklopfen, Herzstechen, flüchtige Gelenk- und Muskelschmerzen treten auf. Nasenbluten ist sehr häufig. Die Temperatursteigerung kann sehr gering sein oder sogar fehlen; eine Herzerweiterung tritt meist erst spät auf, oft fehlt sie; systolische Geräusche sind nicht verwertbar, da sie uncharakteristisch sind, der Wechsel der Geräusche ist von geringem Nutzen, da er selten gefunden wird und auch andere Gründe haben kann; diastolische Geräusche treten erst im späteren Verlaufe der Erkrankung auf, wenn schon Verwachsungen der Klappen miteinander zustande kommen, die anatomischen Veränderungen mehr fortschreiten; der quantitative und der qualitative Blutbefund sind nicht typisch verändert, Leukozytosen (10,000—12,000) kommen aber vor; die Blutkulturen sind negativ; eine Milzvergrößerung fehlt, der Harnbefund ist normal. Man muß immer nach den kleinen „rheumatischen Knötchen" in der Haut suchen, die sehr typisch sind; sie finden sich besonders in der Nähe der Gelenke und können schon in wenigen Tagen verschwinden.

Die Senkungsgeschwindigkeit der roten Blutkörperchen ist, solange ein aktiver Prozeß vorliegt, stark erhöht. Dieser Befund kann natürlich auch andere Ursachen haben, er spricht aber doch dagegen, daß ein harmloses „vegetatives Syndrom" vorliegt, wie es mancherorts, besonders in Wien, so häufig ist. Eine normale Senkung schließt aber das Vorliegen einer floriden Endokarditis nicht aus, wie uns autoptisch kontrollierte Fälle bewiesen. Es ist möglich, daß die Senkungsbeschleunigung Folge einer *Miterkrankung* des Myokards oder anderer Organe ist.

Die Schwierigkeiten, die sich einer Diagnose entgegenstellen, werden dadurch erhöht, daß bei einer larvierten Tuberkulose, bei leichten Hyperthyreosen, bei „vegetativ stigmatisierten" Kranken ganz ähnliche Bilder gefunden werden. Die subjektiven Beschwerden (Herzklopfen, Herzstechen, eventuell eine größere Ermüdbarkeit und Mattigkeit) haben alle erwähnten Erkrankungen mit der Endokarditis gemeinsam. Auch bei ihnen findet man Temperatursteigerungen, eine Tachykardie und nahezu immer ein systolisches Geräusch über der Herzspitze oder der Pulmonalis. Je lauter dieses ist, um so mehr drängt sich dem behandelnden Arzte die Diagnose Endokarditis auf, und alljährlich sehen wir eine Anzahl von Fällen, die wochen- und monatelang grundlos als Endokarditiden behandelt wurden. Die Tonsillen werden entfernt, alle verdächtigen Zähne werden gezogen, ängstlich wird jede Temperaturzacke aufgezeichnet, bis, oft erst nach Monaten, die Diagnose Endokarditis fallen gelassen wird.

Sehr voreilig wird die Diagnose Endokarditis besonders dann gestellt, wenn bei Kranken, die schon einen Klappenfehler haben, ein sonst unerklärliches Fieber auftritt. Daß man bei solchen Fällen immer auch an eine Endokarditis *denkt,* ist richtig. Fieber und der Befund eines Klappenfehlers reichen aber nicht aus, um eine Herzklappenentzündung mit Sicherheit zu *diagnostizieren.*

Deshalb wird man, um keine Endokarditis zu übersehen und um sie auch nicht dort anzunehmen, wo sie nicht vorhanden ist, erst nach längerer Beobachtung und erst nach dem Auftreten *sicherer* Zeichen eine Entscheidung treffen. Als sicheres Zeichen darf das Hörbarwerden eines diastolischen Geräusches angesehen werden; auch die Erweiterung einzelner Abschnitte des Herzens während unserer Beobachtung sichert die Diagnose. Von großer Wichtigkeit ist auch der Nachweis von Myokardveränderungen im Elektrokardiogramm, der bei der Endokarditis außerordentlich häufig gelingt, wenn man den Patienten nur oft genug untersucht. Diese Veränderungen sind flüchtig und wohl nur für eine Myokarditis, nicht für eine Endokarditis beweisend, sie zeigen aber mit Sicherheit an, daß ein aktiver Prozeß im Herzen besteht. Das Auftreten eines *systolischen* Geräusches ist weniger entscheidend, da es ja auch ein harmloses akzidentelles Geräusch sein kann. Auch der in diesem Zusammenhange immer wieder genannte Wechsel der Geräusche ist diagnostisch wenig verwendbar, da er selten vorkommt und nur auffällige Änderungen des Geräuschcharakters verwertbar sind.

Eine verruköse Endokarditis kann ausheilen, ohne wesentliche Veränderungen an den Klappen zu hinterlassen.

Die rheumatischen Erkrankungen spielen in Mitteleuropa bei weitem nicht dieselbe große Rolle, wie in England und in einigen Gebieten der Vereinigten Staaten Nordamerikas.

Die *septische (ulceröse) Endokarditis* ist in ihrer akuten Form vom bekannten Bilde einer Sepsis nicht zu unterscheiden. Schüttelfröste, hohe Temperaturen mit tiefen Remissionen, eine große Abgeschlagenheit, Kopfschmerz und Appetitlosigkeit beherrschen das Bild. Sehr oft wird die Mitbeteiligung des Herzens nicht erkannt, da der Herzbefund (eine uncharakteristische Tachykardie, ein systolisches Geräusch) gegenüber den Zeichen der Septikämie in den Hintergrund tritt. Durch den stürmischen Verlauf der Erkrankung ist oft keine Zeit zur Ausbildung von Klappenveränderungen vorhanden, die diastolische Geräusche hervorrufen könnten.

Die Erreger sind Staphylokokken, Pneumo- und Gonokokken, der Influenzaerreger und andere mehr. Die septische Endokarditis ist eine gefürchtete Komplikation der

Pneumonie, einer Wundinfektion, des Wochenbettes. Sie kommt auch bei Kranken vor, die schon einen Klappenfehler haben. Die ulzerösen Klappenveränderungen finden sich bei dieser Endokarditisform manchmal auch am rechten Herzen. So sahen wir eine endokarditische Pulmonalklappeninsuffizienz nach Sepsis durch einen Skorpionstich, eine isolierte Endokarditis der Trikuspidalklappe nach Masern.

Blut- und Organbefunde, Verlauf, Komplikationen und Prognose sind von anderen septischen Zuständen nicht verschieden. Die Heilung mit Hinterlassung eines Klappendefektes ist nicht häufig; die Krankheitsdauer kann wenige Tage bis Monate betragen.

Die subakute Form der septischen, bakteriellen Endokarditis, die *Endocarditis lenta*, ist häufiger. Sie tritt meistens bei Kranken mit einem alten Klappenfehler (zumeist bei Aortenfehlern) auf. Sehr häufig bestehen Klappenanomalien, z. B. nur zwei Aortenklappen. Der Erreger ist fast immer ein nicht hämolytischer Streptokokkus (Streptococcus viridans). Auch andere Erreger können dasselbe Krankheitsbild hervorrufen. Nicht der Erreger, sondern eine gewisse Reaktionslage des Organismus dürfte für den charakteristischen Verlauf des Krankheitsbildes von Bedeutung sein. Der Streptococcus viridans wird zuweilen auch im Blut normaler Menschen gefunden.

Auch Enterokokken rufen manchmal ein Krankheitsbild hervor, das in allen Einzelheiten der Endokarditis bei Streptococcus viridans gleicht.

Die ersten, völlig uncharakteristischen Symptome der Erkrankung sind Schweiße, Müdigkeit und Abgeschlagenheit, Appetitlosigkeit. Der Arzt wird spät, oft erst nach Monaten um Rat gefragt. Er findet einen voll ausgebildeten Klappenfehler und Temperaturen. Die übrigen Befunde können normal sein, so daß die Diagnose Endokarditis noch nicht mit Sicherheit zu stellen ist. Allmählich, in Wochen oder Monaten, entwickelt sich aber das typische Bild, das dann später eine sofortige Diagnose erlaubt.

Die Haut des Kranken zeigt dann ein fahlgelbliches Kolorit (café au lait), es besteht eine zunehmende sekundäre Anämie. Die Untersuchung des Herzens ergibt den typischen Befund eines Aorten- seltener eines Mitralvitiums; die systolischen Geräusche sind meistens sehr rauh und laut. Es gibt aber auch Fälle von Endocarditis lenta, bei denen Perkussions- und Auskultationsbefund dauernd normal sind. Die Herzfrequenz ist hoch, die Milz ist vergrößert, manchmal sogar auffallend groß und relativ hart. Der Harnbefund ergibt alsbald reichliche Erythrozyten im Sedimente, manchmal sogar in sehr großen Mengen, veranlaßt durch die sogenannte embolische Herdnephritis, die ohne Blutdrucksteigerungen einhergeht. Die Blutkultur ergibt den Streptococcus viridans; fällt sie negativ aus, dann muß sie immer wieder von neuem kontrolliert werden. Im Blute kann die Leukozytenzahl vermehrt sein, ist aber meistens normal; manchmal besteht eine relative Polynukleose, aber auch Monozytosen und normale Befunde kommen vor.

Sehr charakteristisch sind Veränderungen an der Hautdecke, die durch kleine Emboli hervorgerufen werden. Man findet kleine rote Stippchen, besonders oft am Halse, im Bereiche der oberen Brustapertur, häufig auch an der Konjunktiva und am weichen oder harten Gaumen. Sehr ähnlich können kleine Petechien sein, die uncharakteristisch sind und durch Hautblutungen entstehen. Die durch eine Hautembolie verursachten Stippchen weisen in ihrer Mitte eine gelbliche, punktförmige nekrotische Stelle auf, die sehr charakteristisch ist. Auch in den tieferen Hautpartien treten Embolien auf, die sehr schmerzhaft sind; man sieht sie besonders oft an den Fingern und an den Zehen. Die Haut ist an der betreffenden Stelle gerötet oder man sieht eine Rötung aus der Tiefe durchschimmern. Der Schmerz vergeht nach ein paar Tagen, die Rötung verschwindet spurlos; zu einer Vereiterung kommt es fast nie. Auch erhabene, deutlich palpable, schmerzhafte Knötchen, ähnlich jenen, die beim Rheumatismus gefunden werden, kommen vor.

Auch in inneren Organen, besonders der Milz, Leber, den Nieren, treten immer wieder Embolien auf. Sie werden an plötzlich auftretenden Schmerzen, einer starken Hyperästhesie des betreffenden Hautsegmentes, manchmal auch an einem perisplenitischem Reiben, bzw. einer Nierenblutung erkannt. Die Embolien stammen von den Auflagerungen auf den Klappen. Sie erreichen oft eine beträchtliche Größe.

Langsam entstehen Trommelschlegelfinger, die bei fiebernden Herzkranken immer an eine subakute Endokarditis denken lassen sollen, sofern kein kongenitales Vitium vorliegt.

Eine Myokarditis begleitet die Endocarditis lenta viel seltener als die rheumatischen Endokarditiden.

Abgesehen von den flüchtig auftretenden, zuweilen sehr

heftigen Schmerzen nach Embolien sind die Patienten relativ beschwerdefrei, da der Krankheit meist eine sehr segensreiche Euphorie eigen ist. „Wenn das Fieber nicht wäre, wäre ich gesund“, hört man häufig. Eine Dekompensation (Lungenödem, Dyspnoe, Leberschwellung mit Ödemen) tritt relativ selten auf. Meistens erliegen die Kranken einer Embolie; auch apoplektische Insulte durch Ruptur eines kleinen mykotischen Aneurysmas einer Zerebralarterie sind nicht selten. Solche mykotische Aneurysmen können überall auftreten.

Die Krankheitsdauer ist in jedem Falle verschieden. Das Anfangsstadium entwickelt sich im Verlaufe von Monaten. Nicht selten geht die Endocarditis lenta aus einer anfangs anscheinend unkomplizierten, abakteriellen E. verrucosa hervor. Die für die „rheumatische“ Endokarditis typischen ASCHOFFschen Knoten werden auch bei der Endocarditis lenta vom Histologen regelmäßig gefunden. Immer wieder treten fieberfreie Perioden von mitunter mehrwöchiger Dauer auf. Die Erkrankung schreitet aber doch fort, bis eine der erwähnten Komplikationen den Tod herbeiführt. Eine Heilung mit Zurückbleiben eines Klappenfehlers ist eine ganz große Seltenheit.

Die Therapie der verschiedenen Formen der Endokarditis ist ein wenig erfreuliches Kapitel. Wir haben leider bei keiner Herzklappenentzündung die Möglichkeit, den Verlauf der Erkrankung entscheidend günstig zu beeinflussen. Gerade da ist es notwendig, die Grenzen unseres Könnens zu betonen, weil wohl bei wenigen Erkrankungen durch eine überflüssige Vielgeschäftigkeit soviel geschadet wird, wie bei der Endokarditis.

Der Kranke wird ruhiggestellt, Bettruhe wird angeordnet; sie ist auch wegen der begleitenden Myokarditis notwendig. Durch genaueste Beobachtung, durch wiederholte Untersuchungen wird die Diagnose sichergestellt. Eine rationelle medikamentöse Therapie mit einigermaßen zuverlässiger Wirkung kennen wir nicht. Man gibt wohl bei der verrucösen Endokarditis große Salizyldosen, bei den septischen Endokarditiden werden Farbstoffmedikamente, wie etwa Argochrom und Trypaflavin, es werden Kollargol, Salvarsan injiziert; Bluttransfusionen, Röntgen- und Kurzwellenbestrahlungen werden gemacht; die durch diese Behandlung erzielten Erfolge sind aber problematisch. Das Salizyl wirkt symptomatisch gegen die Gelenkschmerzen, ändert aber nicht den Verlauf der Erkrankung, verhindert nicht Komplikationen. Der in Laien- und Ärztekreisen verbreitete Glaube, große Salizyldosen schaden dem Herzen, entbehrt jeder sicheren Grundlage. Die verrucöse Endokarditis klingt „trotz jeder Therapie" allmählich ab. Bei den bakteriellen Endokarditiden läßt sich der traurige Verlauf nicht aufhalten.

Großes Gewicht ist auf die Entfernung kranker Tonsillen oder schadhafter Zähne mit Wurzeleiterungen und Granulomen zu legen. Die Durchführung dieser operativen Maßnahmen während einer floriden Klappenentzündung kann aber zu einer unangenehmen Verschlimmerung der Erkrankung, zum Auftreten septischer Erscheinungen führen. Die Entscheidung, ob man nachgewiesene Eiterherde, deren Schädlichkeit sicher ist, im Körper lassen soll, bis die gerade vorhandene Endokarditis abklingt, oder ob man sie sofort entfernen soll, ist oft schwierig.

Eine außerordentlich günstige Wirkung auf den Allgemeinzustand der Endokarditisfälle übt das Pyramidon aus. Durch die Darreichung von 1,5—2,0 g täglich (in Form von wäßriger Lösung, Tabletten, oder — am besten — von Suppositorien à 0,5 g) werden die Temperatursteigerungen ganz beseitigt, oder, wenn sie septischen Charakter haben, stark gesenkt, Kopf- und Gliederschmerzen verschwinden und die Hoffnung des Kranken auf Gesundung wird neu geweckt. Gerade diese Wirkung ist von großer Bedeutung, da die Patienten bald einsehen, daß alle anderen therapeutischen Bemühungen der Ärzte ergebnislos sind und die Temperaturen andauernd unverändert hoch bleiben. Idiosynkrasie gegen Pyramidon, Unverträglichkeit des Mittels infolge von Übelkeiten sind selten.

Bei Fällen mit Lungenstauung, Ödemen, ist Vorsicht geboten, da Pyramidon eine beträchtliche Wasserretention hervorruft. Pyramidon kann die Wirkung der stärksten Diuretika vollständig aufheben. Eine Kontrolle der weißen Blutkörperchen während der Therapie ist notwendig, da in seltenen Fällen auch nach kleinen Pyramidondosen eine Agranulozytose auftreten kann. Da das Pyramidon als vielgebrauchtes Mittel auch in Laienkreisen sehr bekannt ist und die suggestive Wirkung bei der Therapie sehr wichtig ist, schreibt man besser statt Pyramidon eine der abgekürzten chemischen Bezeichnungen (Amidopyrin, Dimopyran usw.) auf.

Die temperatursenkende Wirkung des Pyramidons kann

auch zu diagnostischen Zwecken verwendet werden. Die
Schwierigkeit, zwischen einer beginnenden Endokarditis,
einer larvierten Tuberkulose, einer leichten Hyperthyreose,
dem Symptomenkomplex der „vegetativ Stigmatisierten" zu
unterscheiden, wurde schon hervorgehoben. Diese Tatsache
hat vor Jahren Lungenfachärzte veranlaßt, die Pyramidon-
wirkung auf das Fieber zur Differentialdiagnose heranzuziehen, da das Pyramidon (in der Tagesmenge von 1,5 g)
wohl die Temperatursteigerung beseitigt, die etwa bei einer
Drüsentuberkulose auftritt, die Temperaturen der Hyperthyreosen oder vegetativen Neurosen aber unbeeinflußt läßt;
diese sollen durch Opiate gesenkt werden. Wir haben diese
Probe auch zur Differentialdiagnose zwischen einer Endokarditis und einer Hyperthyreose, einer vegetativen Neurose
mit Nutzen angewendet. Auch bei einer Endokarditis wird die
Temperatur durch das Pyramidon gesenkt oder beseitigt; das
Pyramidon ist nur bei schweren Septikämien ohne Wirkung
auf das Fieber.

Die Herzbeutelentzündungen.

Die Perikarditis ist gewöhnlich Begleiterscheinung eines
Rheumatismus, oder tuberkulöser Natur. Auch andere Entstehungsursachen, wie etwa die Perikarditiden bei Pneumonien, bei septischen Infektionen, die urämische Perikarditis, die Perikarditis bei der Koronarthrombose sind bekannt.

Man unterscheidet zwischen der trockenen Perikarditis,
der Perikarditis mit Erguß und den Folgezuständen nach der
Perikarditis, die man unter dem nicht sehr gut gewählten
Namen Pericarditis adhäsiva zusammenfaßt.

Die *Pericarditis sicca* kann unter hohem Fieber und
schwerem Krankheitsgefühl verlaufen, sie kann sich aber
auch ganz allmählich, ohne jedes stürmische Zeichen, entwickeln und bei der Untersuchung nur zufällig entdeckt
werden. Daß die Erkrankung beschwerdefrei verlaufen kann,
zeigt der nicht seltene autoptische Befund von Perikardial-
verwachsungen bei Fällen, die intra vitam nie über Herzbeschwerden geklagt hatten.

Meist empfindet der Kranke Herzklopfen und Schmerzen.
Diese sind wahrscheinlich hauptsächlich Folge der begleitenden Myokarditis. Manche Perikarditiden — so nicht
selten die urämische Form — verlaufen schmerzlos. Die Haut
in der Herzgegend ist sukkulent, oft leicht ödematös. Man hört,

besonders in der Gegend der absoluten Herzdämpfung, das dreiteilige typische schabende Reibegeräusch. Es wird meistens am
lautesten im tiefsten Exspirium gehört, es gibt aber auch häufig
Fälle, bei denen man das Geräusch nur, oder am besten, auf
der Höhe des Inspiriums wahrnimmt. Es ist manchmal palpabel. In den Anfangsstadien fehlt das dreiteilige „Loko-
motiv"geräusch, man hört nur ein diastolisches oder systolisches Schaben, so daß Verwechslungen mit endokardialen
Geräuschen vorkommen. Die Klangfarbe des Geräusches, das
Fehlen einer Bindung an Töne, an Systole oder Diastole ermöglicht dem Erfahrenen die Unterscheidung. Auch nach
Abklingen der Entzündung können Adhäsionen und Rauhigkeiten am Perikard lange Zeit ein gut hörbares Reiben veranlassen. Ähnliche Geräusche können manchmal durch Reiben
des *gesunden* Perikards mit dem Epikard zustande kommen;
besonders häufig werden diese „akzidentellen" Reibegeräusche
bei vergrößerten Herzen gefunden.

Bei nahezu 50% der Fälle von akuter Perikarditis fehlt
das Reiben dauernd.

Jeder Arzt sollte sich bemühen während seiner Studienzeit
mindestens einmal das perikardiale Reiben zu hören. Er wird
es dann immer erkennen und es sehr charakteristisch finden.
Es ist erstaunlich, wie oft das Reiben von jenen Ärzten nicht
gehört wird, die nie gelernt haben, darauf zu achten.

Man stellt den Kranken ruhig, ein Eisbeutel oder ein
Kühlschlauch am Herzen wird wohltuend empfunden; man
gibt schmerzstillende Mittel, wie Kodein, Cibalgin, Phen-
azetin. Eine spezielle Therapie der Perikarditis kennen wir
nicht. Sehr oft tritt später ein Exsudat auf.

Die *Pericarditis exsudativa* kann sich aus der Pericarditis
sicca rasch oder im langsamen Übergange entwickeln. Auch
hier können die Erscheinungen manchmal sehr stürmisch sein,
oft fehlt aber jedes Zeichen, das direkt auf eine Herzerkrankung hinweist, und erst die Folgeerscheinungen des Perikardialergusses führen die Patienten zum Arzt. Die Erkrankung
kann hochfieberhaft oder subfebril verlaufen.

Die Symptomatologie hängt weitgehend von der Geschwindigkeit ab, mit der sich ein Erguß entwickelt. Das
normale Perikard ist nicht dehnbar. Es hält einen hohen
Druck aus und kann (im Experimente) schließlich einreißen;
es gibt aber nicht nach. Bei rascher Entwicklung eines Ergusses wird das Perikard so stark angespannt, daß die zahlreichen sensiblen Nervenfasern an der Umschlagstelle des

Pericardium viscerale in das Pericardium parietale gereizt werden; heftige Schmerzen mit den Ausstrahlungen der Angina pectoris treten auf. Durch den hohen intraperikardialen Druck werden die dünnwandigen, nachgiebigeren Teile des Herzens eingedrückt. So kommt es zu einer Kompression des rechten Vorhofes und der dünnwandigen großen Venen, wodurch das Einströmen des Blutes in das Herz behindert wird. Die Halsvenen schwellen an und sind als harte Stränge palpabel, die Leber wird groß und hart; das wird auch dadurch begünstigt, daß die großen, weiten Lebervenen häufig infolge ihrer supradiaphragmalen Einmündung in die Vena cava inferior durch den Perikardialerguß direkt verengt werden können. — Da die Blutzufuhr zum Herzen vermindert ist, sinkt das Schlagvolumen, der Puls wird klein, der Blutdruck nimmt ab, die Patienten zeigen eine sehr typische Blässe.

Zuweilen muß rasch eine Punktion durchgeführt werden, um das Herz zu entlasten; sie wirkt manchmal lebensrettend (Herztamponade).

Bei langsamer Entwicklung des Ergusses wird das Perikard durch den Entzündungsprozeß allmählich geschädigt und gedehnt. Der Erguß kann ganz ungewöhnliche Ausmaße erreichen (bis über 2000 ccm) ohne die stürmischen Erscheinungen hervorzurufen, die wir von der raschen Ergußentwicklung kennen. Die Venenstauung am Halse, die große Leber, fallen auch hier sofort auf. Die Herzdämpfung ist stark nach rechts und links verbreitert und sehr intensiv; man findet immer, daß das Gebiet der absoluten Herzdämpfung sich jenem, das durch die Orthoperkussion ermittelt wurde, weitgehend nähert. Das früher als „typisch" hervorgehobene Verstreichen des Herzleberwinkels fehlt ebenso, wie das Auftreten einer Dreieckform der Herzdämpfung. Die Herzform ähnelt, auch bei der röntgenologischen Untersuchung, weitgehend den nach allen Richtungen erweiterten, „aus dem Leim gegangenen" Herzen der Myokarderkrankungen oder mancher kombinierter Klappenfehler (Mitral-Aorten-Trikuspidalfehler). Bei mächtigen Ergüssen findet man links hinten unten eine intensive Lungendämpfung, die bis an den angulus scapulae heranreicht. Die Perikardergüsse können bis rückwärts an die Thoraxwand reichen; die Lunge wird weggedrängt, oder atelektatisch komprimiert. Manchmal besteht gleichzeitig auch ein linksseitiger Pleuraerguß. Der Spitzenstoß ist verlagert und oft in ganz charakteristischer Weise *innerhalb* der Herzdämpfung zu finden.

Die Herztöne sind bei typischen Fällen leiser; ein Reiben kann aber noch bei einem ziemlich großen Erguß gehört werden, da das Herz nicht selten vorne durch kleine Adhäsionszacken an der Brustwand anliegt oder durch den Erguß nach vorne gedrängt wird. Das kann auch zur Folge haben, daß kräftige Herzpulsationen getastet werden, Töne und Geräusche laut sind, also nicht das „stumme" Herz vorliegt, das bei den klassischen Fällen beschrieben wird. Diese Befunde sind häufig Anlaß für Verwechslungen mit Myokarderkrankungen. Bei mächtigen Ergüssen, welche auf das Herz einen Druck ausüben, ist der systolische Druck erniedrigt, der Pulsdruck sehr klein.

Man muß zugeben, daß die Differentialdiagnose oft schwierig ist. Eine Perikarditis wird richtig erkannt, wenn der Erguß sich während der Beobachtung entwickelt, wenn zeitweise Reiben gehört wird, wenn die Diagnose tuberkulöse Polyserositis mit Beteiligung der Pleuren und des Peritoneums sicher ist. In jenen Fällen aber, bei denen der Erguß ganz allmählich, im Verlaufe von Monaten oder sogar Jahren entsteht, subjektive Beschwerden lange Zeit vollständig fehlen oder gering sind, wird die Diagnose oft verfehlt. Nicht selten kommen die Kranken nur wegen eines durch die große Leber hervorgerufenen Druckes im Oberbauch zum Arzte; auch eine durch die Stauung im Gebiete der Cava superior verursachte Beengung im Halse und eine leichte Dyspnoe veranlassen die Kranken, ärztliche Hilfe zu beanspruchen. Man ist dann manchmal über die ungeheueren Ausmaße der Herzgröße überrascht. Gerade das Mißverhältnis zwischen der enormen Herzgröße und den geringen Beschwerden der Kranken ist auffallend.

Neuere klinische und elektrokardiographische Beobachtungen sprechen dafür, daß auch das große „Myxödemherz" auf einen Perikardialerguß zurückzuführen sein kann.

Entscheidend ist bei solchen Fällen oft das röntgenologisch feststellbare vollständige Fehlen von Pulsationen der Herzränder. Man vermißt die Pulsationen allerdings in seltenen Fällen auch bei ganz schweren Myokardschädigungen; dann handelt es sich aber meist um Kranke mit weit fortgeschrittenen Dekompensationserscheinungen. Die „stummen" Herzränder sind von auffallend hellen Lungenfeldern umgeben, da die Stauung *vor* dem Herzen liegt und der Lungenkreislauf ungestaut bleibt.

Nach manchen Klinikern sind Ergüsse unter 500 ccm klinisch kaum feststellbar; andere geben 150 ccm als untere Grenze an.

Die Diagnose wird durch die Probepunktion des Herzbeutels sichergestellt. Über die dazu am besten geeignete Stelle gibt es Meinungsverschiedenheiten. Wie bei Pleurapunktionen, ist es auch hier empfehlenswert, sich nicht allzustreng an feste Regeln zu halten. Die besonderen Verhältnisse des Falles entscheiden. Parasternal ist die Punktion zu vermeiden, da man sonst die A. mammaria verletzen kann. Man punktiert am besten im 5. oder 6. Interkostalraum, 6—7 cm von dem linken Sternalrand entfernt. Bei größeren Ergüssen kann die Punktionsstelle mehr nach außen und unten von diesem Punkte gewählt werden. Auch die Punktion von rückwärts (besonders empfehlenswert bei gleichzeitigem Pleuraerguß) und von unten, zwischen Processus xyphoideus und linkem Rippenbogen, wurde mehrfach angewendet. Es empfiehlt sich, die Spritze nach Durchstechung der Haut und der Muskulatur von der Nadel abzunehmen, um Widerstände leichter zu fühlen und an den Bewegungen der immer wieder freigelassenen Nadel zu erkennen, ob man sich dem Herzmuskel in bedrohlicher Weise nähert. Eine Punktion des Kammermuskels wird ohne Folgen bleiben, ein Anstechen der Vorhöfe ist gefährlich, da unangenehme Nachblutungen auftreten können. Darum soll eine Punktion rechts vom Sternum vermieden werden.

Die Ergüsse können serös oder serofibrinös sein, sehr oft sind sie hämorrhagisch; manchmal, besonders bei Perikarditiden nach Pneumonien, sind sie eitrig. Die Pericarditis purulenta führt in der Regel zum Tode. Das Perikard und das Epikard können nur leichte fibrinöse Beläge und Trübungen zeigen, manchmal bestehen aber mächtige Auflagerungen, die eine Dicke von 1 cm erreichen; das ist besonders bei tuberkulösen Perikarditiden nicht selten.

Mitunter fehlen aber alle Zeichen von Entzündung. Das Epikard ist glatt und glänzend, die Untersuchung des Ergusses ergibt Eigenschaften, die die Mitte zwischen Exsudat und Transsudat halten, wie man sie bei alten Pleuraergüssen findet. Gewöhnlich besteht eine Myokarderkrankung, oder ein Klappenfehler. Die Entstehung dieser Ergüsse ist unklar. Sie können sehr lange bestehen, bis sie sich bemerkbar machen; diese Fälle werden oft lange Zeit als Myokarderkrankungen geführt. Zur Unterscheidung zwischen den blanden und den entzündlichen Ergüssen kann die Senkungsreaktion herangezogen werden.

Die *Therapie der Perikardialergüsse* muß bei akut entstehenden Ergüssen mit Zeichen starker Drucksteigerung im Perikardialraum und mit mächtiger Einflußstauung, wie erwähnt, in rascher Punktion und Entleerung des Exsudats bestehen. Bei großen chronischen Ergüssen ist eine konservative Therapie mehr zu empfehlen. Es gelingt manchmal, durch Hg-Diuretika im Verein mit Gelamon, mitunter sogar mit Theophyllinstößen (s. S. 301) die Ergüsse zur Resorption zu bringen. Bei der überwiegenden Mehrzahl der Fälle führen aber diese Maßnahmen nicht zum Ziele. Die Entleerung durch Punktion muß dann mit größter Vorsicht geschehen, da größere Punktionen häufig sehr gefährlich sein können. Stand nämlich das Herz lange unter dem Druck des Ergusses und ist das Myokard durch eine begleitende Myokarditis und durch den Druck des Ergusses geschädigt, dann wird eine rasche Druckentlastung, die akute Mehrbeanspruchung des Herzens durch die erhöhte Blutzufuhr zu akuten Herzerweiterungen und zu schweren Insuffizienzerscheinungen führen können; diese können manchmal letal ausgehen. Das überdehnte Perikard kann nämlich nicht, wie das normale, eine starke und rasche Dilatation des Herzens verhindern. Auch zur Entleerung größerer Perikardialergüsse bedient man sich der 20-ccm-Spritze und saugt langsam den Erguß ab. Nach Beendigung der Punktion führt man mit derselben Spritze Luft in die Perikardhöhle ein, um eine zu akute Entlastung zu verhindern. Die injizierte Luftmenge soll (in Kubikzentimeter) halb so groß sein wie die entleerte Ergußmenge.

Die Entlastung durch die Punktion ist auch sehr häufig nur vorübergehend, da die Ergüsse sich rasch wieder bilden. Mitunter kommen sie erst nach Jahren zur Resorption und es entwickelt sich langsam das klinische Bild der perikardialen Adhäsionen. Sehr oft führt die andauernde Schädigung des Myokards und des Kreislaufes zu zunehmender Herzmuskelschwäche. Versuche, bei Fällen dieser Art auf chirurgischem Wege durch Resektion von Perikardteilen, durch Schaffung von Kommunikationen vom Perikard in die Pleura, eine Besserung herbeizuführen, waren nicht von Erfolg begleitet.

Concretio und Accretio cordis.

Als Folge einer akuten oder chronischen, trockenen oder exsudativen Perikarditis, meistens als Begleiterscheinung einer rheumatischen Erkrankung oder einer Tuberkulose treten Verwachsungen zwischen beiden Perikardblättern und der Umgebung auf; man spricht von einer Pericarditis adhaesiva oder Mediastinoperikarditis, obwohl der Endzustand nach einer Entzündung, nicht aber ein richtiger Entzündungsprozeß vorliegt. Man unterscheidet besser zwischen der Concretio cordis, bei der das Epikard mit dem Perikard verwächst, und der Accretio cordis, bei der es außerdem zu Verwachsungen mit der vorderen oder seitlichen Thoraxwand und zu festen strangförmigen Adhäsionen im vorderen und hinteren Mediastinum, um die großen Gefäße herum, kommt.

Eine *Concretio cordis* kann nur partiell sein; so findet man nicht selten nach Koronarthrombosen bloß im Bereiche der seinerzeit geschädigten Muskelpartie einen Adhäsionsstrang. Diese Adhäsionen sind sogar vorteilhaft, weil sie die Festigkeit der Narbe im Herzmuskel steigern. Eine vollständige Verwachsung des Epikards mit dem Perikard ist häufig ein Zufallsbefund bei der Autopsie eines Kranken, der sich immer herzgesund fühlte und auch ein anatomisch gesundes Herz hatte. Ebenso wie ein dünner Handschuh die Beweglichkeit der Hand und der Finger nicht hemmt, wird auch eine Verwachsung des Herzens mit dem zarten, dünnen Perikard ohne Folgen bleiben.

Die Verhältnisse liegen aber ganz anders, wenn das Perikard verdickt, sekundär verkalkt ist und das Bindegewebe eine Tendenz zur Schrumpfung zeigt. Dann wird das Herz umklammert, Systole und Diastole werden behindert und die dünnwandigen Vorhöfe werden, ganz ähnlich wie bei der Pericarditis exsudativa, durch den Druck des Panzers am stärksten zusammengepreßt. Das muß zu einer gleichmäßigen Störung des Blutzuflusses zum Herzen im Gebiete der Vena cava superior und inferior führen. Sehr oft kommen außerdem noch Adhäsionen im Bereiche der Vena cava superior oder inferior hinzu, so daß die klinischen Symptome sehr wechseln. Durch Verwachsungen des Perikards mit dem Zwerchfell, mit der Thoraxwand, wird auch die Atmung schwer behindert. Auch durch die Verwachsungen des Herzens mit der Umgebung (Accretio) werden je nach

ihrem Ausmaß und ihrer Lage, verschiedene Folgezustände
und klinische Zeichen auftreten, so daß man wohl sagen
kann, daß die Symptomatologie sehr vielgestaltig und kaum
ein Krankheitszeichen obligat ist. Nicht das Vorhandensein
des einen oder des anderen Symptoms ist für die Diagnose
bedeutungsvoll, wichtig ist das gesamte klinische Bild. Gleichzeitig kann ein Klappenfehler oder eine Herzmuskelerkrankung vorliegen.

Nur die Minderzahl der Kranken kommt wegen Herzbeschwerden zum Arzte. Sehr oft ruft die geschwollene Leber
lästige Symptome hervor. Die Leberschwellung tritt ganz
allmählich auf, so daß Schmerzen wohl fehlen; da die Schwellung aber einen ungewöhnlichen Grad erreicht, ruft sie einen
steten Druck, ein starkes Völlegefühl im Bauche hervor; der
Patient kann sich nicht bücken. Häufig besteht morgens nach
dem Aufwachen ein Ödem im Gesichte, das die Fehldiagnose
Nephritis veranlaßt; es treten auch Ödeme an den Knöcheln
auf. Der Kranke klagt über Appetitlosigkeit und über eine
verminderte Leistungsfähigkeit.

Schon die Inspektion zeigt eine Reihe charakteristischer
Befunde. Es besteht eine Zyanose des etwas gedunsenen Gesichtes, die am Halse scharf abschneidet. Die Halsvenen sind
gestaut, sie schwellen auch im Inspirium nicht ab, die Palpation ergibt, daß sie unter hohem Drucke stehen, prall gefüllt sind. Der Oberbauch ist durch die mächtige Leberschwellung vorgewölbt. Je nach den Verhältnissen des
Falles kann die Stauung im Bereiche der oberen oder der
unteren Hohlvene mehr hervortreten.

Die vielzitierten systolischen Einziehungen in der Herzgegend sind relativ selten. Das gilt vor allem vom Broadbent-
schen Zeichen, einer durch Adhäsionen bewirkten Einziehung
links axillar in der Gegend der 11. oder 12. Rippe. Systolische Einziehungen in der Gegend des Spitzenstoßes oder an
der Herzvorderwand sind aber auch ohne Perikardadhäsionen häufig (s. S. 45) und deshalb in keiner Weise charakteristisch; ähnlich verhält es sich mit dem diastolischen Vor-
schleudern der Thoraxwand in der Herzgegend. Bei entsprechend gelegenen Adhäsionen ist das untere Sternum bei
der Atmung unbeweglich fixiert. Die subkutane Venenzeich-
nung am Thorax kann vermehrt sein. Der Puls ist klein
und oft von normaler Frequenz, so daß die starke Venenstauung am Halse um so mehr auffallen muß. Der Pulsdruck
ist niedrig.

Das Herz kann normal groß und geformt sein; besonders das Fehlen einer Rechtsverbreiterung ist in einem gewissen Kontrast zur mächtigen Leber- und Venenstauung. Dieser Befund allein führt oft zur Diagnose. Manchmal besteht eine Mitralisation, da die Pulmonalarterie durch die Drucksteigerung im kleinen Kreislauf infolge der Adhäsionen und der Atmungsbehinderung erweitert ist; die Herztaille kann auch durch leichte Drehungen des Herzens um seine Achse verstreichen. Spitzenstoß und Herzdämpfung verschieben sich im Gegensatz zur Norm bei Lagewechsel nicht. Sehr oft verhindern auch Pleuraadhäsionen, besonders auf der rechten Seite, eine respiratorische Verschieblichkeit der Lunge.

Die Auskultation ergibt meistens reine Töne; häufig sind sie dumpf, gleich stark akzentuiert, so daß man von einem Pendelrhythmus spricht. Der 2. Ton ist in der überwiegenden Zahl der Fälle über der Pulmonalis verdoppelt; in manchen Fällen ist auch eine Verdoppelung des 1. Tones (am besten an der Herzspitze) zu hören.

Alle diese Krankheitszeichen können durch das gleichzeitige Vorhandensein von Klappenfehlern verändert sein, was die Diagnose erschwert. Die mitrale Konfiguration, der kleine Puls, die Unreinheit des 1., die Verdoppelung des 2. Tones veranlassen zuweilen die Fehldiagnose „stumme Mitralstenose".

Die sehr große Leber ist hart, nicht druckempfindlich und pulsiert nicht, solange keine Trikuspidalinsuffizienz dazukommt. Sehr früh besteht ein Aszites.

Die Röntgenuntersuchung ergibt oft, ähnlich wie die Perkussion, ein unverschiebliches, manchmal normal großes und geformtes Herz. In manchen Fällen sind Pleura- und Perikardadhäsionen sichtbar, das Herz, das Zwerchfell sind mitunter durch schattengebende Stränge verzogen, manchmal sind Verkalkungen im schwer verändertem Perikard zu sehen. Sehr oft findet man keines dieser Zeichen.

Bei manchen Fällen kann man bei der Palpation des Pulses finden, daß trotz rhythmischer Herztätigkeit der Puls periodisch, abhängig von der Atmung, kleiner wird („Pulsus paradoxus"). Dieses Zeichen wird noch leichter bei der auskultatorischen Blutdruckmessung gefunden, da sich die Druckwerte bei der Atmung entsprechend ändern. Ein ähnliches Phänomen kann bei den verschiedensten Erkrankungen und auch bei Gesunden gefunden werden. Bei Perikardverwachsungen ist aber, im Gegensatz zu anderen Zuständen,

der kleinste Puls im tiefsten Inspirium, der größte in der
Atempause, am Ende des Exspiriums, zu finden.

Der Krankheitsverlauf ist verschieden; es gibt Fälle, die
rasch fortschreitend zum Tode führen. Es gibt aber auch
Kranke, bei denen ein jahrelanger Gleichgewichtszustand besteht, und endlich Fälle, bei denen allmählich, z. B. durch
Ausbildung von Kollateralen zwischen dem System der oberen
und dem der unteren Hohlvene ein Rückgang der Beschwerden und der Krankheitszeichen eintritt; dieses Ereignis wird
allerdings nur dann möglich sein, wenn die Vena cava
superior *oder* inferior von der Umklammerung weniger betroffen ist. Früher oder später wird die chronische Leberstauung zu einer Stauungszirrhose führen. Die Leber wird
hart, ihre Oberfläche wird höckrig, die Milz wird größer.

Seitdem wir über die kräftigen Hg-Diuretika und das
Gelamon verfügen, gelingt es oft jahrelang, einen sehr erträglichen Gleichgewichtszustand zu erhalten. Aszitespunk-
tionen können fast ganz vermieden werden, wenn die Hg-In-
jektionstherapie sachgemäß durchgeführt wird; früher haben
die in rascher Folge notwendigen Punktionen durch den Ei-
weißverlust sehr bald zu schwerer Kachexie geführt. Eine
Behandlung des Herzens selbst erübrigt sich meistens, weil
ja das Herz nicht primär erkrankt und kaum je dekompensiert ist. Die Erkrankung liegt extrakardial.

Als sehr rationelle Therapie muß die Kardiolyse, die
Resektion der 3., 4. und 5. Rippe im Bereiche des
Herzens gelten; daran kann eine vorsichtige Ausschälung
des Herzens aus den Schwielen, eine Durchschneidung
größerer Verwachsungen des Herzens mit der Umgebung an-
geschlossen werden. Der Erfolg kann zauberhaft sein und
zu vollständiger Gesundung führen. Leider ist die Mortalität hoch. Sind die großen Venen selbst umklammert, so ist
der Nutzen der Operation nicht sehr groß, da im Bereiche
dieser Adhäsionsstränge, wegen der Gefahr, eine Vene an-
zuschneiden, nicht operiert werden darf.

Die angeborenen Herzfehler.

Die überwiegende Mehrzahl der kongenitalen Vitien entsteht durch Fehlbildungen. Eine fötale Endokarditis mit sekundären Klappenveränderungen (die sehr oft im rechten Herzen liegen) ist selten.

Einzelne, für sich allein auftretende Defekte, sind seltener als Kombinationen mehrerer Störungen; diese bereiten allerdings der Diagnose große Schwierigkeiten. Da aber immerhin annähernd 5% der herzkranken Kinder ein angeborenes Herzleiden haben, ist die Kenntnis einiger wichtiger Grundtatsachen aus diesem Kapitel auch für den Praktiker wichtig. Eine genauere Beschreibung der Krankheitsbilder mit ihren zahlreichen Variationen würde den Rahmen dieses Buches sprengen.

1. *Offenes interaurikuläres Septum.* Diese Anomalie ist außerordentlich häufig. Sie findet sich bei annähernd 30% der Autopsien. Allerdings ist die Verbindung zwischen beiden Vorhöfen oft sehr klein und gerade für eine dünne Sonde durchgängig. Da in beiden Vorhöfen annähernd dieselben Druckverhältnisse herrschen, hat das „offene foramen ovale" keine Folgen. Nur dann, wenn etwa durch ein Mitralvitium der Druck im linken Vorhof ansteigt oder ein Emphysem eine Druckerhöhung im rechten Vorhof hervorruft, kann es zu Kurzschlüssen zwischen kleinem und großem Kreislauf und, je nach ihrem Ausmaße, zu größeren Störungen kommen.

Eine gar nicht seltene Folge des offenen interaurikulären Septums sind die „paradoxen Embolien"; durch den Kurzschluß in den Vorhöfen kann nach einer Thrombose der Venen an den unteren Extremitäten eine Embolie im großen Kreislauf auftreten.

Erreicht der interaurikuläre Septumdefekt nicht sehr ungewöhnliche Ausmaße, dann ist er mit einem langen Leben vereinbar. Er ist, solange er unkompliziert auftritt, klinisch nicht zu erkennen.

2. Beim *offenen interventrikulären Septum*, kurz Septumdefekt genannt, besteht eine angeborene Verbindung zwischen beiden Kammern in der Gegend des Septum membranaceum, ganz oben, unmittelbar unterhalb der Aortenklappen. Diese Störung wird bei mehr als $^1/_3$ der kongenitalen Vitien gefunden. Auch diese Lücke ist oft sehr klein. Bei größeren Septumdefekten fehlt auch ein großer Teil des muskulären Septums. Da der Druck in der linken Kammer um vieles höher ist als in der rechten, wird während der ganzen Systole das Blut durch diese Öffnung in die rechte Kammer getrieben.

Das führt zu einem sehr charakteristischen, langgezogenen, fast immer mit einem Schwirren verbundenen Geräusch, das am besten im Bereiche des unteren Sternumdrittels und etwas nach links von dieser Stelle gehört wird. Die Mehrbelastung der rechten Kammer führt zu ihrer Hypertrophie und Erweiterung; der rechte Herzrand zeigt bei der Röntgendurchleuchtung sehr starke Pulsationen. Der 2. Pulmonalton wird lauter, der 2. Aortenton ist leiser, der Puls wird bei größeren Defekten, sobald eine größere Blutmenge durch das offene Septum verlorengeht, kleiner. Eine Zyanose fehlt, da arterielles Blut in die rechte Kammer und zum zweitenmal in den Lungenkreislauf gepreßt wird, nicht aber venöses Blut in den großen Kreislauf kommt.

Meistens bestehen Komplikationen, sehr oft eine Pulmonalstenose. Diese führt zu einer starken Drucksteigerung in der rechten Kammer. Dadurch kann der Druck dort höher werden als in der linken, so daß venöses Blut in die linke Kammer einströmt. Sobald mehr als ein Drittel des Blutes kurzgeschlossen wird, tritt eine Zyanose auf.

Nicht selten besteht gleichzeitig ein vollständiger Herzblock. Das Hissche Bündel liegt unmittelbar hinter dem septum membranaceum und kann deshalb bei einem Kammerseptumdefekt auch unterbrochen sein; dann werden die Vorhofreize nicht zur Kammer geleitet. Diese Störung ist harmlos und führt zu keinen Komplikationen.

In den letzten Jahren seit der Zunahme der Koronarthrombosen sieht man nicht selten Septumdefekte, die durch myomalazische Erweichung eines Kammerseptumabschnittes nach einer Koronarthrombose entstanden sind. Die Diagnose kann klinisch gestellt werden, wenn einige Tage nach der Thrombose das charakteristische Geräusch an der typischen Stelle auftritt. Diese Septumdefekte liegen zum Unterschiede von den angeborenen, gewöhnlich im untersten Septumdrittel.

Patienten mit nicht sehr hochgradigen Kammerseptumdefekten können alt werden.

3. Der *offen gebliebene Ductus arteriosus* ist in typischen Fällen leicht zu erkennen. Bleibt im postfötalen Leben diese Verbindung zwischen Pulmonalarterie und Aorta offen, dann führt sie Blut aus der Aorta in die unter geringerem Druck stehende Pulmonalarterie. Da also auch hier arterielles Blut in den Lungenkreislauf kommt, fehlt bei unkomplizierten Fällen eine Zyanose. Subjektive Beschwerden fehlen oft; anginöse Schmerzen — wie bei Aortenklappeninsuffizienzen — wurden beobachtet.

Man findet bei vollausgebildeten Fällen in den peripheren Arterien die Zeichen eines Pulsus celer und altus, wie bei der Insuffizienz der Aortenklappen. Das Herz kann normal groß sein oder eine mäßige Erweiterung der rechten und linken Kammer zeigen. Die Pulmonalarterie ist erweitert. Man fühlt ein Schwirren über der Pulmonalis und hört ein Geräusch an dieser Stelle, das manchmal kontinuierlich von der Systole in die Diastole übergeht und nur systolisch verstärkt ist. Der Druck in der Aorta ist ja auch in der Diastole höher als in der Pulmonalis; das diastolische Geräusch kann aber auch fehlen. Der 2. Pulmonalton ist verstärkt.

Patienten mit einem offenen Ductus Botalli können 50 bis 60 Jahre alt werden.

4. Zu den interessantesten kongenitalen Anomalien gehört die *Isthmusstenose*. Sie besteht in einer mehr oder minder hochgradigen Verengerung oder in einem Verschluß der Aorta nach dem Abgang der A. subclavia sinistra. Durch diese Verengerung (gleich nach dem Abgang der drei großen Gefäße) steigt der Druck im Gebiete vor der Stenose sehr hoch an. Man findet Blutdruckwerte um 200 und darüber. Die Aorta ist stark erweitert, man hört ein systolisches Aortengeräusch und einen lauten 2. Aortenton. Das systolische Geräusch wird um so leiser, je hochgradiger die Stenose ist.

Durch Verbindungen mit der A. mammaria interna, den Aa. intercostales und der A. epigastrica gelangt das Blut in die Körperteile, die von der Bauchaorta versorgt werden und in die unteren Extremitäten. Dort ist der Druck weit niedriger, er kann 50 bis 60 mm Hg betragen. Infolge der Erweiterung der Verbindungswege tastet man häufig stark pulsierende große Arterienstämme in den Interkostalräumen

und an anderen ungewohnten Stellen. Durch die verstärkten
Pulsationen der vergrößerten Interkostalarterien treten
Usuren an den entsprechenden Stellen des unteren Randes
der Rippen auf, die röntgenologisch gut darstellbar und sehr
charakteristisch sind. Auch eine abnorme Konfiguration des
Aortenbogens kann röntgenologisch gefunden werden. Durch
Überdehnung des Anfangsteiles der Aorta können die Aortenklappen schlußunfähig werden, man hört ein diastolisches
Aortenklappeninsuffizienz-Geräusch. Die Herzgröße kann auffallend lange unverändert bleiben. Merkwürdig ist das Ausbleiben einer Sklerose der kleinen peripheren Arterien, obwohl
der Blutdruck in der oberen Körperhälfte jahrzehntelang sehr
hoch ist.

Durch die schlechtere Blutversorgung der unteren Körperhälfte kann sie gegenüber der oberen in der Entwicklung
etwas zurückbleiben und der Körper so schlechte Proportio-
nen zeigen. Der Puls wird in den unteren Extremitäten (an
der Femoralis) deutlich später getastet als an der Radialis.
Schon in früher Jugend kann es zum Bilde des intermittieren-
den Hinkens kommen.

Die Diagnose wird häufig verfehlt, die Patienten werden als Hypertoniker behandelt. Sie würde aber auch intra
vitam immer gelingen, wenn man es sich zur Regel machte,
bei Jugendlichen mit hohem Blutdruck, ohne hereditäre Belastung, auch den Puls an der Femoralis zu tasten und den
Blutdruck an den unteren Extremitäten zu messen! Bei
Hypertensionen aus anderen Ursachen ist der Blutdruck an
den Beinen gleich hoch oder höher als am Arm.

Der älteste Patient, der mit einer Isthmusstenose beobachtet wurde, erreichte ein Alter von 92 Jahren.

5. Eine häufige, selten allerdings isoliert vorkommende
kongenitale Anomalie ist die Stenose des Pulmonalostiums.
Bei unvollständigem Verschluß des Ostiums (des Infundi-
bulums) ist die Pulmonalarterie erweitert, es besteht ein
systolisches Geräusch über der Pulmonalis, verbunden mit
Schwirren, der 2. Pulmonalton ist leise und kann verschwinden. Bei vollständigem Verschluß des Ostiums fehlt
jedes Geräusch. Eine Lungentuberkulose wurde früher als
häufige Komplikation der Pulmonalstenose beschrieben; sie
fehlt oft.

Es gibt auch kongenitale Stenosen der Aortenklappen,
die aber sehr schwer von erworbenen unterschieden werden

können. Eine in vielen Variationen vorkommende Anomalie ist die Transposition der großen Gefäße, bei der die Aorta aus der rechten Kamer, die A. pulmonalis aus der linken entspringt. Diese Störung führt zu einer vollständigen Trennung des großen und kleinen Kreislaufes und ist mit dem Leben nur vereinbar, wenn gleichzeitig ein mächtiger Kammerseptumdefekt eine Durchmischung des Blutes ermöglicht. Auch hier fehlen Geräusche oft vollständig. Die Aorta kann auch mitunter aus beiden Kammern entspringen („reitende Aorta"). Der Situs inversus, die Dextrokardie, die hohe Rechtslage der Aorta gehören zu den harmlosen, für die Lebensdauer bedeutungslosen Anomalien.

Daß sehr oft eine Kombination mehrerer kongenitaler Fehlbildungen vorliegt, wurde schon erwähnt. Die *weitaus häufigste* Kombination bei Kranken, die mit Zyanose und Trommelschlegelfingern zu uns kommen (85% dieser Fälle!), ist die sogenannte *Tetralogie* von Fallot. Sie besteht in einer hochgradigen, oft vollständigen Pulmonalstenose, einer reitenden Aorta, einem großen Septumdefekt, einer sehr mächtigen Hypertrophie des rechten Herzens, das den großen *und* den kleinen Kreislauf betreiben kann. Auch diese Patienten können das sechste Lebensjahrzehnt erreichen.

Die Zyanose wird bei angeborenen Herzfehlern sehr häufig durch eine hochgradige Polyglobulie verstärkt. Die gasanalytische Untersuchung des Blutes ergibt manchmal Verhältnisse, die dann, wenn sie bei anderen Zuständen auftreten, mit dem Leben nicht vereinbar sind. Bei den angeborenen Herzfehlern aber hat sich der Organismus allmählich an den abnormalen Zustand anpassen können.

Sehr viele Fälle mit Mißbildungen des Herzens, welche die Pubertät überleben, beginnen eines Tages zu fiebern und allmählich die Symptome einer subakuten bakteriellen Endokarditis zu zeigen. Bei der Autopsie findet man dann gewöhnlich keine Veränderungen an den Klappen, sondern ganz abnorm gelegene thrombotische Auflagerungen und Entzündungsherde an der Kammerwand, oder in der Aorta, in der Pulmonalis. Diese Herde finden sich dann, wenn Blut durch eine enge Öffnung gepreßt wird, an der Öffnung selbst oder an der Stelle, wo es an der gegenüberliegenden Wand anprallt, also bei Kammerseptumdefekten in der Wand der rechten oder der linken Kammer, bei einer Isthmusstenose vor und nach der Stenose, beim Ductus Botalli apertus in der Wand der Pulmonalarterie. Diese Beobachtungen zeigen die

Wichtigkeit des mechanischen Momentes bei der Entstehung der bakteriellen Endokarditiden.

Die Wandendokarditis und Wandarteriitis gehören zu den wichtigsten und häufigsten Komplikationen der kongenitalen Vitien.

Bei den schwer zyanotischen Fällen von kongenitalen Vitien, bei denen eine starke Polyglobulie durch die erhöhte Viskosität des Blutes und durch das langsame Strömen in der Peripherie zu Ohnmachtsanfällen und zu epileptiformen Anfällen führen kann, sind oft kleine, aber wiederholte Aderlässe erfolgreich.

Erkrankungen peripherer Gefäße.

Allgemeines; Beschwerden der Kranken.

Die peripheren Gefäßerkrankungen können ihren Sitz in den Arterien, Kapillaren oder Venen haben. Es können nur „funktionelle Störungen" vorliegen, bei denen einzelne Gefäßabschnitte abnorm weit oder eng sind, die anatomische Untersuchung aber normale Verhältnisse ergibt. Das Gefäßlumen kann aber auch durch verschiedene Vorgänge, so etwa durch entzündliche oder degenerative Prozesse verengt oder verschlossen sein. Es gibt viele Übergänge und Kombinationen. Viele der in Frage kommenden Krankheiten zeigen alle Grade zwischen geringen, eben noch feststellbaren Veränderungen und schwersten, zu Extremitätengangrän führenden Prozessen.

Dementsprechend sind auch die Beschwerden mannigfach. Manchmal kommt der Kranke nur wegen abnormer Verfärbungen der Extremitäten zum Arzt. Häufiger klagt er über ein Kältegefühl, das besonders dann auffällt, wenn es einseitig ist. Er empfindet die verschiedensten Parästhesien, so Einschlafen des erkrankten Körperteils mit Prickeln, Kribbeln, Ameisenlaufen und Bamstigsein. Auch Unempfindlichkeit, das Gefühl der Schwere in den Gliedmaßen wird oft beklagt. Sehr oft werden Schmerzen empfunden. Sie können in Ruhe auftreten oder nach Bewegung; sie kommen nur nachts, in Anfällen, die den Kranken aus dem Schlafe wecken, und beim Gehen auf der Gasse, wo sie ihn zum Stehenbleiben zwingen. Sie können dauernd bestehen. Es gibt alle Übergänge zwischen leichtem „Ziehen" und schwerstem, unerträglichem Schmerz.

Der Wadenschmerz, der bei Belastung (Gehen) auftritt, ist als „Claudicatio intermittens" seit Jahrzehnten bekannt. Er wurde bis in die neueste Zeit hinein als Krankheit angesehen und auch heute noch wird das „intermittierende Hinken" vielerorts als Diagnose angeführt. Ebenso wie die in manchem ähnliche Angina pectoris ist aber auch der Wadenschmerz nur ein *Krankheitszeichen*, das bei den verschiedensten

Zuständen vorkommt. Er wird auch (wie die Angina pectoris) ohne Gefäßerkrankung, z. B. bei schweren Anämien, bei paroxysmalen Tachykardien, bei Mitralstenosen gefunden, wenn zwischen Blutbedürfnis und Blutzufuhr zur Beinmuskulatur ein Mißverhältnis auftritt.

Der Ruheschmerz ist im allgemeinen prognostisch ungünstiger zu beurteilen als der Schmerz nach Bewegung. Wenn die Schmerzen in Ruhe fehlen, so zeigt das an, daß dann die Durchblutung des Beines ausreicht und nur gestört ist, wenn das Bein belastet wird. Die Durchblutung des Beines wird um so besser sein, je mehr sich der Kranke bewegen kann, ohne Schmerzen zu empfinden. Neuere Untersuchungen haben erwiesen, daß der „Claudicatio-intermittens“-Schmerz, ebenso wie der Angina-pectoris-Schmerz, Folge der verminderten Blutzufuhr zur Muskulatur ist; er entsteht wahrscheinlich durch Anhäufung abnormer Stoffwechselprodukte im Gewebe.

Gang der Untersuchung und Deutung der Befunde.

Durch die Inspektion der erkrankten Gliedmaßen ist oft eine abnorme Verfärbung festzustellen. Wenn der subpapilläre Venenplexus sehr weit ist, wenn das Blut durch Erweiterung des peripheren Strombettes zu langsam fließt, kann Zyanose auftreten. Eine beschleunigte Blutströmung — so etwa durch eine Erweiterung der präkapillaren Arterien —, aber auch eine Stauung in den Arterien kann zu einer roten Verfärbung der Haut führen. Unterbrechung der Blutzufuhr und Fehlen eines Kollateralkreislaufs kann eine abnorme Blässe, sogar Leichenblässe herbeiführen. Diese Verfärbungen können an ganzen Gliedmaßen, an Zehen oder Fingern oder an kleinen Hautpartien gefunden werden.

Die Haut selbst kann ödematös geschwollen, verdickt oder verdünnt und atrophisch sein. Auf Nekrosen und Gangrän großer Abschnitte oder kleiner oberflächlicher Hautpartien ist zu achten.

Die Untersuchung der Nägel ergibt oft trophische Störungen. Die normalen Längsrillen sind verstärkt, es treten Querrillen, Verfärbungen auf, der Nagel löst sich von seinem Bette.

Palpiert man gleichmäßig am rechten *und* linken Bein (oder Arm) eine abnorm kühle Haut, so ist dieser Befund nur zu verwerten, wenn er extrem hohe Grade erreicht. Waren beide Seiten gleichmäßig bedeckt, dann sind schon kleine Temperatur*unterschiede* bedeutungsvoll. Von Wichtigkeit ist die Feststellung, wie hoch der Temperaturunterschied hinaufreicht.

Anämisiert man eine umschriebene Hautstelle (etwa an dem Ballen der großen Zehe) durch einen Fingerdruck, dann wird nach Aufhören des Druckes diese anämisierte Stelle sehr rasch wieder normal durchblutet werden. Die Rückkehr der Rötung kann im Erkrankungsfalle verzögert oder beschleunigt erfolgen. Auch hier sind Seitenunterschiede besonders wertvoll. Eine Verlangsamung der Strömung wird durch einen verminderten Zufluß verursacht sein, eine Beschleunigung kann Folge einer rascheren Blutströmung, aber auch Folge einer Drucksteigerung in den Gefäßen durch eine Behinderung des Abflusses sein.

An den unteren Extremitäten, deren Arterien viel häufiger erkrankt sind als die der Arme, müssen die arteriellen Pulsationen an vier Stellen untersucht werden. Man tastet zunächst die Arteria femoralis leicht an der typischen Stelle in der Inguinalgegend. Schwieriger ist die Palpation der A. poplitea in der Kniekehle. Sie ist bei manchen Normalen (Fettleibigen) unmöglich oder nur bei bestimmter Lagerung (Beugung des Beins im Knie) durchführbar. Sodann untersucht man die Pulsationen der Arteria tibialis posterior hinter und unterhalb des inneren Malleolus sowie die Arteria dorsalis pedis am Fußrücken, meistens zwischen den proximalen Enden des 1. und 2. Metatarsalknochens und lateral von der Sehne des Musc. extensor hallucis longus gelegen. Pulsationen der beiden letztgenannten Arterien werden gelegentlich auch beim Normalen ein- oder beiderseitig vermißt. Die Lage der Gefäße zeigt auch Variationen. Manchmal können diese Gefäße auch bei schweren Gefäßverengerungen in der Planta pedis mit Gangrän kräftig pulsieren. Die Pulsationen sind zuweilen im warmen Bade besser zu tasten; der Befund kann von Untersuchung zu Untersuchung wechseln (spastische Komponente). Auch dann, wenn eine Arterie nicht pulsiert, kann reichlich Blut durch sie fließen. Man darf deshalb aus dem Fehlen der Pulsation nie auf einen Verschluß des betreffenden Gefäßes schließen.

Will man die Weite der Gefäße beider Seiten miteinander vergleichen, dann muß darauf geachtet werden, daß dieselbe Außentemperatur auf beide Extremitäten einwirkt und nicht etwa ein Bein lange unbedeckt lag, das andere aber nur zur Untersuchung freigelegt wurde. Einseitige anatomische Anomalien müssen berücksichtigt werden.

Zugleich mit der Palpation der Pulsation bemüht man sich um die Feststellung der Wandbeschaffenheit der oberflächlich liegenden Arterien.

Findet man eine deutliche Pulsation in der A. dorsalis pedis, überzeugt man sich, daß man nicht einer Täuschung erliegt, indem man seinen eigenen Puls in den Fingerkuppen tastet, dann untersucht man, ob die Pulsation beim Erheben des Beins von der horizontalen zur vertikalen verschwindet. Normalerweise soll sie mindestens bis zu einem Winkel von 45° bestehen bleiben; oft findet man sie in jeder Lage. Verschwindet sie schon beim Erheben des Beins unter 45°, dann bedeutet das praktisch immer eine Erkrankung der Arterien im Bereiche der unteren Extremität.

Der Palpationsbefund kann durch die Blutdruckmessung ergänzt werden. Legt man die Blutdruckmanschette an den Oberschenkel an und palpiert man die Pulsationen an der A. dorsalis pedis, dann findet man normalerweise an den unteren Extremitäten einen Blutdruck, der zumindest gleich hoch, meist höher ist als am Arm. Bei Erkrankungsprozessen an den Arterien der unteren Extremität kann er einseitig viel niedriger sein.

Von größter Wichtigkeit ist die Untersuchung der Farbänderungen der Hautdecke bei *Lageänderungen des Beines.*

Der Kranke, der am Rücken liegt, erhebt beide Beine möglichst senkrecht und verharrt einige Minuten in dieser Stellung; da diese Lage beschwerlich ist, kann der Untersucher die Beine des Kranken stützen. Leichter durchführbar, aber weniger wirksam ist Bauchlage des Kranken und Beugen beider Unterschenkel im Knie, so daß sie vertikal gestellt sind. Bestehen endarteriitische oder arteriosklerotische Prozesse mit hochgradiger Einengung des Gefäßlumens, dann tritt alsbald eine fahle Blässe der Haut in größeren oder kleineren Abschnitten am Dorsum oder an der Planta pedis auf. Bleibt der Kranke einige Zeit in dieser Stellung, kann es zum Auftreten hellroter Flecken inmitten der Stellen mit Leichenblässe kommen; subjektive Beschwerden fehlen gewöhnlich. Setzt sich dann der Kranke auf und läßt die Beine herunterhängen, dann tritt in wenigen Sekunden oder Minuten in den früher leichenblassen Stellen eine helle Rötung auf, die oft bis ins Rosa hinüberspielt. Anämisiert man nunmehr eine solche Hautstelle durch Fingerdruck, so rötet sich diese Stelle — wie ein Vergleich mit der gesunden Seite zeigt — außerordentlich rasch wieder. Aus der hellroten Farbe und dem raschen Verschwinden der durch Druck erzeugten Blutleere muß auf eine enorme Beschleunigung der Blutströmung geschlossen werden.

Das Auftreten der Anämie beim Erheben der Beine wird

durch Plantar- und Dorsalflexion des Fußes, also durch Arbeit, beschleunigt und verstärkt. Die beschriebenen Veränderungen der Hautfarbe bei Lagewechsel sind das sicherste Zeichen einer organischen Gefäßerkrankung mit Verengerung (Verschluß) des Lumens einzelner Arterien. Sie fehlen bei anderen Störungen.

Diese Untersuchung wird ergänzt durch die Bestimmung der *reaktiven Hyperämie*. Unterbindet man durch eine Binde, die rasch am Oberschenkel angelegt werden muß, durch 10 Minuten die arterielle Blutzufuhr zum Bein, dann tritt eine starke Anämisierung auf. Löst man die Stauung, dann schießt in wenigen Sekunden das Blut wieder in das Bein ein, es tritt eine deutliche, gleichmäßig auf das ganze Bein verteilte Hyperämie auf, die in spätestens 10 Sekunden ihren Höhepunkt erreicht. Bei Erkrankungen der Arterien der unteren Extremität tritt die reaktive Hyperämie 1. verspätet auf (bis zu 2 Minuten). 2. Es finden sich nur fleckförmige Rötungen und keine gleichmäßige Verteilung der Hyperämie. Die Verzögerung spricht für ein Hindernis in den großen Arterien, das fleckförmige Auftreten der reaktiven Hyperämie spricht für eine Erkrankung der kleinen Gefäße.

Bei stärkerer Verminderung der Hautdurchblutung sind Sensibilitätsstörungen häufig.

Schon die bisher erwähnten, von jedem praktischen Arzt durchführbaren Untersuchungen können das Vorhandensein und den Grad von Durchblutungsstörungen der Extremitäten aufdecken. Die Befunde können dann durch eine Reihe anderer Untersuchungen ergänzt werden.

In vielen Fällen leistet die *Oszillometrie* wertvolle Hilfe. Dabei werden die Pulsationen der unter der Manschette liegenden Arterie auf ein Instrument übertragen und rufen, je nach dem Druck in der Manschette, entsprechende Bewegungen eines Zeigers hervor. Diese Bewegungen bleiben aus, wenn das darunterliegende Gefäß nicht mehr pulsiert, wenn seine Wand verstopft oder starr ist. Man kann mit dieser Methode den Sitz eines Gefäßverschlusses durch einen Embolus oder eine Wucherung der Intima genau bestimmen. Der Kollateralkreislauf wird aber nicht erfaßt. Die Pulsation eines Gefäßes kann auch fehlen, obwohl es durchgängig ist. So können trotz fehlender Oszillationen am Oberschenkel noch warme Füße gefunden werden. Aus der absoluten Größe der Oszillationen sind kaum Schlüsse zulässig, da sie nicht nur vom Zustand der Gefäßwand und der Durchblutungsgröße, sondern auch von zahlreichen anderen Faktoren abhängen. Auch Seitenunterschiede sind wegen der häufigen Variationen im Gefäßverlauf nur dann zu verwerten, wenn sie hochgradig sind. Die Methode wird deshalb auch zur Beurteilung des Fortschreitens oder der Rückbildung von Durchblutungsstörungen nur mit Vorsicht verwertet werden dürfen. Sie wird oft recht kritiklos angewendet.

Einen wertvollen Hinweis auf die Prognose einer peripheren Gefäßerkrankung ergibt die Messung der *Hauttemperatur* unter verschiedenen Bedingungen, so vor allem vor und nach Blockierung der entsprechenden Nerven (Ischiadicus, Medianus, Ulnaris) durch 1%ige Novokainlösung. Die Vasokonstriktoren verlaufen in den peripheren Nerven; tritt nach ihrer Ausschaltung durch Novokain eine deutliche Erwärmung der zugehörigen Hautpartien auf, so spricht dieser Befund für eine spastische Komponente bei der Durchblutungsstörung und läßt auf einen Erfolg bei entsprechender Therapie hoffen.

Eine andere Probe, die zur Entscheidung der Frage dient, wieweit Vasospasmen an einer Durchblutungsstörung mitbeteiligt sind, ist die Messung der Hauttemperatur vor und während eines künstlich hervorgerufenen Fieberanfalles. Zu diesem Zwecke injiziert man Typhusvakzine (5—10 Millionen Keime) intravenös. Wird die Hauttemperatur an Finger- oder Zehenspitzen während des Fiebers mit der Temperatur im fieberfreien Stadium mit Hilfe von Thermoelementen verglichen, so ist der Unterschied normalerweise größer als der Temperaturunterschied, der bei der üblichen Messung im Munde gefunden wurde. Bei schweren organischen Verschlüssen, ohne Mitbeteiligung von Spasmen, fehlt auch im Fieber jede Temperaturerhöhung der Haut der erkrankten Extremität. Die Dosierung der Typhusvakzine muß mit einiger Vorsicht erfolgen, da bei manchen Krankheitszuständen (z. B. der Thromboangiitis obliterans) neue Gefäßthrombosen im Anschluß an den Fieberanfall beobachtet wurden. Die Typhusvakzine wird auch zu therapeutischen Zwecken verwendet (s. S. 229).

Einfacher kann die Erweiterungsfähigkeit der Gefäße auch im Schwitzkasten geprüft werden.

Eine *Röntgenaufnahme* der Beine kann durch das Aufdecken von Kalkeinlagerungen in der Arterienwand die Diagnose einer arteriosklerotischen Gefäßerkrankung sicherstellen. Oft ist der Befund trotz sicherer schwerer Sklerose dauernd negativ. Nicht selten sind röntgenologisch die schwersten Veränderungen nachweisbar, während die klinischen Zeichen jahrelang sehr geringgradig sind oder sogar fehlen! Starke

Kalkeinlagerungen in die Wand der Gefäße bedeuten ja nicht immer eine Verengerung des Lumens. Kalkeinlagerungen in die Wand größerer Arterien führen nur zu geringgradigen Störungen der peripheren Zirkulation und werden zumeist beschwerdefrei ertragen.

Auch die Röntgenphotographie der Gefäße nach intraarterieller Injektion von Abrodil- oder (besser) Thoriumpräparaten kann wertvolle Aufklärungen bringen.

Die Untersuchung der *Hautkapillaren* unter dem Mikroskope ergänzt die Befunde. Das Vorhandensein einer Kapillarströmung, ihr Wiederauftreten bei künstlich erzeugtem Fieber, nach Novokainblockierung der Nerven, erlaubt auch bei beginnenden trophischen Störungen eine günstigere Beurteilung des Falles.

In neuerer Zeit wird auch die *Histaminquaddel* zur Beurteilung der Blutzirkulation in den Extremitäten verwendet. Erzeugt man durch die intrakutane Injektion von 0,1 cm³ einer Histaminlösung 1 : 1000 eine weiße Quaddel, dann tritt in wenigen Minuten ein breiter roter Hof auf, der sie kreisförmig umschließt. Im krankhaften Gewebe kann dieser Hof sehr klein sein oder fehlen, sobald die Arteriolen erkrankt sind, oder wenn der Abfluß des Histamins behindert ist, oder wenn die sensorischen Nerven zerstört sind.

Thromboangiitis obliterans.

Die Thromboangiitis obliterans ist eine Erkrankung, welche meist junge Männer, zwischen 20 und 30, befällt. Frauen erkranken ungefähr 100mal seltener als Männer. Zumeist sind die unteren Extremitäten betroffen. Bevorzugung bestimmter Völker (Juden, Türken, Ungarn, Chinesen) wurde wiederholt behauptet, scheint aber nicht zuzutreffen. In der Anamnese wird oft über Kälteschaden berichtet. In der Regel handelt es sich um Raucher; oft besteht Nikotinabusus.

Die ersten Krankheitserscheinungen können lange zurückliegen und sind nur durch eine sorgfältige Befragung zu erfahren. Sehr häufig treten zunächst entzündliche Venenthrombosen auf (20% der Fälle). Man muß nach roten, schmerzhaften Stellen im Bereiche des Fußrückens, in der Knöchelgegend oder am Unterschenkel fragen. Gewöhnlich werden nicht varikös veränderte Hautvenen befallen. Die Erscheinungen schwinden rasch und stören den Kranken nicht sehr. Früher oder später treten Beschwerden auf, die eine Mitbeteiligung der Arterien zur Voraussetzung haben. Der Kranke klagt über Schmerzen nach Bewegung (Claudicatio intermittens) oder auch in Ruhe, über Parästhesien verschiedener Art, über Schwäche und Schwere in den Beinen, Kältegefühl usw. Die Beschwerden sind sehr vielgestaltig; sie betreffen oft nur den Vorderfuß, ein andermal das ganze Bein. Fehldiagnosen, wie Senkfuß, Neuritis, Ischias, Varikositäten, Rheumatismus, Gicht, sind häufig. Zumeist ist zunächst nur das linke Bein betroffen.

Die Untersuchung der Venen der unteren Extremität ergibt nichts Abnormes, wenn nicht gerade eine frische Thrombophlebitis besteht. Sehr deutlich findet man aber die im vorangegangenen Abschnitte beschriebenen Zeichen einer Miterkrankung der Arterien. Das Fehlen eines Arterienpulses ist weniger bedeutungsvoll als Temperaturverschiedenheiten, Verfärbungen bei Lagewechsel, abnormer Ausfall der reaktiven Hyperämie usw.

Die Krankheit kann chronisch oder stürmisch verlaufen. Es gibt Fälle, bei denen nur die rezidivierenden Thrombophlebitiden Beschwerden machen und die Arterienerkrankung erst bei genauer Untersuchung entdeckt wird, Fälle, bei denen zwischen den einzelnen Schüben Jahre verstreichen. Es ist aber auch möglich, daß sich in wenigen Tagen eine schwere Gangrän (juvenile Gangrän) entwickelt. Ein Stillstand der Erkrankung ist in jedem Stadium möglich. Häufig ist auch der jähe Wechsel im Krankheitsbilde. Auch dann, wenn schon sehr fortgeschrittene Ernährungsstörungen bestehen und eine Amputation unvermeidlich schien, kann es zu wunderbaren Besserungen kommen. Andererseits gibt es auch unerwartete, sprunghafte Verschlechterungen. Diese Beobachtungen müssen jedenfalls zu einem streng konservativen Vorgehen veranlassen; sie mahnen auch zur Vorsicht bei der Beurteilung therapeutischer Maßnahmen.

Eine Mitbeteiligung der oberen Extremitäten kommt vor; durch annähernd symmetrische Gangränbildung kann es zu Raynaud-artigen Bildern kommen. Auch innere Organe (Gehirn, Herz, Mesenterialgefäße) können befallen sein. Koronarerkrankungen bei Patienten mit Thromboangiitis sind nicht selten. Ein Milztumor wird fast immer gefunden. Leichte Temperaturen sind häufig. Bestehen schon Nekrosen, dann ist die Senkung der roten Blutkörperchen beschleunigt.

Wenn die ersten Krankheitserscheinungen erst im höheren Alter manifest werden, ist die Abgrenzung von den arteriosklerotischen Gefäßveränderungen nicht leicht. Sie ist wichtig,

weil die Prognose der arteriosklerotischen Gefäßerkrankungen
schlechter ist.

Bei der anatomischen Untersuchung fällt oft das Mißver-
hältnis zwischen dem Verschluß großer Hauptarterien durch
Füllgewebe und den geringgradigen Ernährungsstörungen in
der Peripherie auf. Die histologische Untersuchung ergibt
Intimawucherungen mit Riesenzelleinlagerungen und mächtige
Thrombosen in den Arterien. Diese Thromben können dann
von einem reich vaskularisierten Füllgewebe ersetzt werden.
Die Veränderungen, die an den großen Arterien auftreten, sind
manchmal schwer von jenen abzugrenzen, die man beim
Rheumatismus findet; in den kleinsten Arterien entstehen
manchmal Bilder wie bei der Periarteriitis nodosa. Da entzündliche Veränderungen mit Thrombosen an Arterien *und*
Venen bestehen, ist die Bezeichnung Thromboangiitis obliterans
berechtigt. Der Entzündungsprozeß kann auch auf die Nerven
übergreifen, welche Arterien und Venen begleiten. Von Bedeutung ist die Tatsache, daß Ausheilungen unter dem Bilde
der Arteriosklerose erfolgen können. Da gleichartige Veränderungen auch in Gefäßen innerer Organe gefunden wurden,
nimmt man eine abnorme Reaktionsweise der Intima des gesamten Gefäßsystems an. Ob diese abnorme Reaktion bei einem
bestimmten, noch unbekannten Erreger auftritt oder ob nur eine
abnorme Einstellung des Endothels auf toxische Einwirkungen
abakterieller Art vorliegt, ist noch nicht entschieden (Endarteriitis hyperergica? Endarteriitis rheumatica?). Eine hereditäre Disposition, eine „gewisse Minderwertigkeit des Gefäßsystems", erworben oder ererbt, scheint vorzuliegen. Die Bedeutung des Rauchens scheint sehr groß zu sein, wenn sie auch
verschieden eingeschätzt wird.

Eine sichere ätiologische *Behandlung* der Thromboangiitis
obliterans kennen wir nicht. Sobald wir die Krankheit an den
Störungen der peripheren Durchblutung erkannt haben, muß
unser Bestreben darauf gerichtet sein:

1. das Fortschreiten des Erkrankungsprozesses zu verhindern;

2. die periphere Durchblutung zu bessern, die Entwicklung von Kollateralen zu fördern.

Solange wir über die Entstehungsursache der Krankheit
noch so wenig unterrichtet sind, kann ein Auftreten neuer
Schübe nicht mit voller Sicherheit verhindert werden. Die Erfahrung zeigt aber, daß man durch *strengstes Rauchverbot*,
Fernhalten von Traumen, von stärkeren Belastungen der er-

krankten Extremität sehr viel erreichen kann. Eine eiweißarme Kost ist geboten.

Hier ist — wie bei allen peripheren Gefäßerkrankungen —
die Beachtung allgemeiner Ratschläge sehr wichtig. Die Fußbekleidung muß sorgfältig gewählt werden, die Schuhe dürfen
nicht zu eng sein, wollene Socken sind, insbesondere in der
kalten Jahreszeit empfehlenswert. Komprimierende Strumpf-
bänder sind zu verbieten. Die Nägel sind sorgfältig und nur
bei guter Beleuchtung unter Vermeidung jeder Verletzung zu
schneiden. Operative Entfernung von Hühneraugen ist zu verbieten. Der Patient darf nie mit gekreuzten Beinen sitzen.

Starke Wärme, Diathermie wird besser nicht angewendet.
Wattepackungen können die Schmerzen vorübergehend steigern,
wirken aber auf die Dauer günstig. Möglichste Schonung des
Beines durch Ruhigstellung vermindert den O_2-Bedarf des Gewebes und fördert den Heilungsprozeß.

Man verwendet sodann gefäßerweiternde Mittel, etwa Papa-
verin- oder Eupaverininjektionen (0,04 pro dosi). Viel wirksamer sind die Theophyllinpräparate, am besten 0,3—0,5 Theophyllin. natr. acetici, täglich in Form einer i. v. Injektion. Die
verschiedenen Muskelextrakte und Kreislaufhormone (Lacarnol,
Padutin, Angioxyl, Myoston) haben wenig befriedigende Resultate gebracht. Dasselbe gilt von den Cholinpräparaten.

Erwärmung des ganzen Körpers oder gesunder Körper-
abschnitte, ist ein außerordentlich guter Weg, die Blutgefäße
im kranken Bein zu erweitern.

Von zahlreichen Untersuchern wurde auch eine mechanische Behandlung der Erkrankung empfohlen. So wurden Erfolge von „Turnübungen der Gefäße" beschrieben, die so durchgeführt werden, daß die Beine abwechselnd hoch- und dann
tiefgelagert werden; andere konstruierten Apparate, welche die
kranke Extremität abwechselnd unter Über- und Unterdruck
stellen, um auf diese Art die periphere Zirkulation anzuregen.
Begeisterten Schilderungen der Erfolge, die mit diesen Behandlungsmethoden erzielt wurden, stehen durchaus ablehnende Be-
richte gegenüber.

Die Zahl der sonst empfohlenen Behandlungsmethoden ist
Legion. Allmonatlich kommen neue hinzu. Die Injektion von
großen Mengen (150—300 ccm) 10%iger NaCl-Lösung, die
mehrmals (2—3mal) wöchentlich durch viele Monate wiederholt
wird, scheint am meisten zu nützen. Gefahren bringt die Injektion, die ambulatorisch durchgeführt werden darf, nicht.
Vorübergehende Gelbsucht, deren Entstehung ungeklärt ist,

wurde beschrieben. Bei Kranken mit einem schlechten Myokard, bei Kranken über 60 Jahren, bei schlechter Nierenfunktion sind die Injektionen verboten. Ihre Wirkungsweise ist ungeklärt.

Gute Erfolge wurden auch mit der Typhusvakzine erzielt, die intravenös in ansteigenden Dosen gegeben wird. Einer anfänglichen, typischen Verschlimmerung der peripheren Durchblutung soll dann eine dauernde Besserung folgen.

Sind sehr heftige Schmerzen vorhanden, dann ist eine Alkohol-Novokain-Injektion in die peripheren Nerven von sofortiger Wirkung. Chirurgische Maßnahmen, wie Resektion der entsprechenden Sympathikusganglien, die Leriche-Operation, bringen leider oft nur vorübergehende Erfolge. *Die besten Resultate bringt die Entfernung der letzten Lumbalganglien (Sympathektomie).* Eine Amputation nekrotischer Gliedmaßen ist manchmal nicht zu vermeiden. Sie darf erst nach deutlicher Absetzung vom gesunden Gewebe erfolgen.

Die arteriosklerotischen peripheren Gefäßerkrankungen.

Die arteriosklerotischen peripheren Gefäßerkrankungen werden vielfach von den Gefäßerkrankungen beim Diabetes unterschieden. Es handelt sich jedoch um den prinzipiell gleichen pathologisch-anatomischen Vorgang und um dieselben klinischen Erscheinungsformen. Die Tatsache, daß die Erkrankung einen Diabetiker befällt, ist nur Anlaß für einige Unterschiede, so für ihr Auftreten in jüngeren Jahren, für die schlechtere Heilungstendenz von ulzerösen und gangränösen Prozessen.

In der Regel handelt es sich um Kranke über 50 Jahre; nur bei Diabetikern tritt die Erkrankung schon früher auf. Das weibliche Geschlecht, mit Ausnahme von Patientinnen mit einem Diabetes, ist weniger häufig befallen.

Die Beschwerden bestehen in einer Claudicatio intermittens, die meistens zunächst einseitig auftritt, in heftigen Ruheschmerzen, die besonders nachts in Bettruhe sich steigern. Die betroffene Extremität ist kalt, gefühllos, Anästhesien und Parästhesien treten auf. Leichte Ermüdbarkeit und Schwere in den Beinen sind ein Frühsymptom. Venenerkrankungen, die bei der Thromboangiitis obliterans so häufig sind, fehlen hier vollständig.

Die Untersuchung ergibt Zeichen von Störungen der arteriellen Blutzufuhr. Dabei sei nochmals betont, daß der röntgenologische Nachweis von Mediaverkalkungen trotz schwerer trophischer Störungen manchmal nicht gelingt, während in anderen Fällen auch bei schweren Mediaverkalkungen jedes Zeichen einer gestörten Blutzirkulation fehlt. So lassen sich bei mehr als der Hälfte aller Menschen, die über 65 Jahre alt sind, Mediaverkalkungen in den Beingefäßen röntgenologisch nachweisen. Wohl bewirkt schon die Mediaverkalkung allein eine gewisse Störung des peripheren Kreislaufs, wesentlicher sind aber die in späterer Folge auftretenden Intimawucherungen und sekundären Thrombosen. Sie sind Anlaß für die plötzlich auftretenden Verschlimmerungen, ganz unvermutet auftretende Schmerzen und Nekrosen, die zunächst oft die große Zehe betreffen. Wohl gibt es auch hier manchmal außerordentliche Besserungen, die auch ohne jede Therapie auftreten. Früher oder später treten Rezidive auf, die eine Amputation unvermeidlich machen. Jahrelanges Wohlbefinden, Verschwinden schon eingetretener Verfärbungen, ja sogar Schmerzfreiheit sind möglich. Die Hoffnung, die Krankheit zum Stillstand zu bringen, erfüllt sich viel seltener als bei der Thromboangiitis obliterans.

Intimawucherung, Verfettungen und atheromatöse Geschwüre sind bei der Arteriosklerose der peripheren Gefäße häufige Befunde. Kalkeinlagerungen sind im Gegensatze zu der Thromboangiitis obliterans die Regel, *Entzündungsprozesse* fehlen dagegen immer. Nur in den kleinen Gefäßen können bei beiden Prozessen ähnliche histologische Bilder gefunden werden.

Von Wichtigkeit ist die Erfahrung, daß die Periarteriitis nodosa, die Thromboangiitis obliterans und die rheumatischen Gefäßveränderungen unter dem anatomischen Bilde der Arteriosklerose heilen können.

Die Gangränbildung kündigt sich durch unerträgliche Schmerzen, Verfärbungen der Haut und durch Blasenbildungen an. Wie bei der Thromboangiitis obliterans, wird auch sie zuweilen durch kleine Verletzungen ausgelöst. Oft treten die ersten Beschwerden nach einem Trauma (unzweckmäßiges Nägel- oder Hühneraugenschneiden) auf. Die diabetische Stoffwechsellage ist für die Entwicklung der Gangrän von Bedeutung. Sekundäre Infektionen (Lymphangitiden und Phlegmonen) sind beim Vorhandensein eines Diabetes häufiger.

Die Behandlung muß in allgemeiner Hygiene (sachgemäße Fußbekleidung), Vermeiden von Kälteschaden und Nässe, Vermeiden von Tabak- und Alkoholmißbrauch, von Überanstrengung des Beines, bestehen. Eine eventuelle Hyperglykämie muß sachgemäß behandelt werden, wobei eine rein diätetische Therapie einer Insulinanwendung — wenn möglich — vorzuziehen ist. Ganz vorsichtige Wärmeanwendung, die schon bei der Thromboangiitis obliterans besprochenen gefäßerweiternden Theophyllinpräparate (Euphyllin, Corphyllamin, Theophyllin. natr. acet., Phylliran usw.) können Besserungen bringen. Die Organextraktstoffe, Herzhormone versagen hier wie bei der Thromboangiitis obliterans. Auch der Wert der Saug- und Druckapparate bei den arteriosklerotischen Gefäßerkrankungen ist umstritten. Perabrodil und Uroselektan, die zwei Stoffe, die zur Arterienfüllung und -photographie verwendet werden, rufen nach der intraarteriellen Injektion manchmal Besserungen hervor; sie werden auf eine Erweiterung der Kapillaren und eine bessere Sauerstoffausnützung im Gewebe zurückgeführt.

Von der periarteriellen Sympathektomie werden nur gelegentlich ganz vorübergehende Besserungen gesehen. Nur die Ganglionektomie bringt manchmal Erfolge. Vor jedem Eingriff muß mit allen zur Verfügung stehenden Methoden geprüft werden, ob noch erweiterungsfähige Gefäße bestehen. Am verläßlichsten ist dazu der Vergleich der Hauttemperatur der erkrankten Extremität vor und nach Novokainblockade des N. ischiadicus.

Besteht ein nächtlicher (Ruhe-) Schmerz, so nützt eine *Tieflagerung* des Beines. Der Kranke kommt oft von selbst darauf, daß Aufsetzen am Bettrand mit herunterhängenden Beinen oder Stehen und Herumgehen diesen Schmerz beseitigen.

Embolien in den Extremitätenarterien.

Embolien in den Arm- oder Beinarterien sind bei Herzkranken nicht selten. Bei Klappenfehlern stammen sie oft von Thromben im linken Vorhofe, bei Myokarderkrankungen (Myokarditiden und Koronarsklerosen) stammen sie von den „globulösen Vegetationen", den thrombotischen Auflagerungen an der Kammerinnenwand. Besonders häufig sind sie bei der Koronarthrombose. Beim Offenbleiben des Foramen ovale können Embolien im großen Kreislauf durch Thromben ausgelöst werden, die von den Beckenvenen, oder den Venen der unteren Extremitäten stammen („paradoxe Embolie"). Die kleinen Hautembolien bei der septischen Endokarditis wurden schon besprochen (s. S. 200).

Embolien an den unteren Extremitäten können auch symmetrisch sein (Aufsplitterung an der Teilungsstelle der Aorta abdominalis). Die Emboli bleiben meistens an der Teilungsstelle der Gefäße stecken.

Durch die plötzliche Unterbrechung der Blutströmung, durch Gefäßspasmen (s. u.), tritt rasch ein außerordentlich heftiger Schmerz auf. Das Versorgungsgebiet der verstopften Arterie ist leichenblaß, kalt, Pulse fehlen, am Oszillometer sieht man keine Ausschläge; es tritt eine Anästhesie, eine motorische Lähmung auf, die Reflexe sind herabgesetzt oder verschwinden. Es besteht eine Tachykardie und eine große Unruhe des Kranken.

Die Schmerzen zwingen oft zur Anwendung von Alkaloiden. Manchmal läßt der Schmerz auch ohne therapeutische Maßnahmen in kurzer Zeit nach. Er kann auch fehlen! Die Embolie wird — ohne daß der Patient über Beschwerden klagt — vom untersuchenden Arzt zufällig gefunden.

In der Mehrzahl der Fälle gelingt es durch intensiven Gebrauch gefäßerweiternder Mittel (Papaverin- und Euphyllinpräparate alle 2 Stunden), die Erscheinungen zum Rückgang zu bringen. Die rasche Besserung rührt vermutlich davon her, daß der embolische Verschluß einer Arterie von Spasmen benachbarter Gefäße begleitet ist. Diese sind die Hauptursache für das anfangs alarmierende Bild.

Für die Beteiligung von Gefäßspasmen bei peripheren Embolien spricht auch die Erfahrung, daß Verschluß einer Arterie durch Druck von außen keine Schmerzen hervorzurufen pflegt, solange der Patient ruhig bleibt.

Es gibt leider Fälle, bei denen durch eine konservative Therapie eine Gangrän nicht aufzuhalten ist. Es besteht jedoch vorläufig keine Möglichkeit, den Verlauf abzuschätzen, was von Bedeutung wäre, um die Fälle rechtzeitig dem Chirurgen zur Embolektomie zuzuweisen. Es empfiehlt sich, die Embolektomie ausführen zu lassen, wenn die konservative Therapie innerhalb von 6 Stunden keine Besserung bringt. Ein Zuwarten ist erlaubt, wenn die kapillarmikroskopische Untersuchung das Vorhandensein einer Strömung aufdeckt.

Es muß ausdrücklich betont werden, daß auch die Embolie einer Hauptarterie nicht immer zu deutlichen Erscheinungen führen muß. In der Literatur sind zahlreiche Fälle von Embolien der Aorta abdominalis mit völligem Verschluß der Gefäße beschrieben, bei denen die Patienten gar keine Ernährungsstörungen aufwiesen und sogar beschwerdefrei blieben. Wir werden so zur unwahrscheinlich anmutenden Erklärung gedrängt, daß der Kapillarkreislauf allein die Ernährung der unteren Extremität besorgen kann.

Leichenfinger; Morbus Raynaud.

Die sogenannten *Leichenfinger* sind bei sonst Gesunden beiderlei Geschlechts häufig. Man findet sie bei jugendlichen und älteren Individuen mit sonst normalem Kreislauf. Sie können allerdings auch bei Hochdruckkranken, bei Fällen mit Angina pectoris gefunden werden. Die Kranken berichten, daß plötzlich ein, seltener mehrere Finger leichenblaß werden und ein Gefühl der Taubheit auftritt. Später kann auch Zyanose auftreten. Nach einiger Zeit löst sich der „Krampf" spontan oder durch Reiben, Erwärmung; dabei kann ein Kribbeln empfunden werden. Manchmal treten die Veränderungen annähernd symmetrisch an beiden Händen auf. Selten sind auch die Zehen betroffen.

Kälte (so z. B. Schwimmen im kalten Wasser), selten auch Erregungen wirken als auslösende Ursache. Manchmal gibt es keinen ersichtlichen Grund. Eine familiäre Disposition ist häufig. Eine Übererregbarkeit der peripheren Gefäße (Gefäßnerven?) gilt als Ursache der Erscheinung.

Von den Leichenfingern führen fließende Übergänge zum *Morbus* Raynaud. Man findet diese Erkrankung zumeist bei jugendlichen Frauen; sehr oft handelt es sich um Neuropathen. Die Veränderungen treten in der überwiegenden Mehrzahl der Fälle symmetrisch auf. Meist unter dem Einfluß von Kälte, und zwar von Temperaturen unter 15^0 sieht man die Fingerspitzen plötzlich weiß werden. Auch Aufregungen können Anfälle auslösen; doch scheint dabei immer auch die kältere Außentemperatur mit eine Grundbedingung zu sein. Die Zehen sind viel seltener betroffen. Dieses „Stadium der Synkope" ist mit einem Taubsein der Finger verbunden und mit einem Unvermögen, feinere Bewegungen durchzuführen. Nach einer verschieden langen Zeit (Minuten bis Stunden) löst sich der Gefäßkrampf; es tritt ein Prickeln auf; später, in schweren Fällen, tritt auch ein „Stadium der Asphyxie" auf, bei dem die Finger graublau bis schwarz werden und unerträglich schmerzen. Bald findet man eine Schwellung der Haut, es bilden sich trophische Störungen der Hautdecke und der Nägel. Schon vorher kann man manchmal röntgenologisch trophische Veränderungen an den Endphalangen nachweisen. Später kommt es zum Auftreten von sklerodermieartigen Hautstörungen und zum Absterben der Endphalangen (symmetrische Gangrän). Bei manchen Fällen bestehen zuerst sklerodermieartige Veränderungen der Haut und später treten erst Zirkulationsstörungen auf. Manchmal findet man auch Zirkulationsstörungen an den Zehen, Ohren und an der Nase. Das Synkopestadium kann fehlen, es besteht dann nur die Asphyxie.

Das Wesentliche scheint eine abnorme Erregbarkeit der peripheren Gefäße zu sein, eine Hypersensitivität gegen niedrige Temperaturen. Ob daneben auch eine „Vasoneurose" vorliegt, wieweit eine nervöse Komponente mitspielt, ist noch nicht erwiesen. Jedenfalls können auch Aufregungen, Schmerzen anfallsauslösend wirken. Anatomische Veränderungen im Zentralnervensystem und in den peripheren Ganglien sind beschrieben. Die anatomischen Veränderungen, die an den kleinen Digitalarterien gefunden wurden, scheinen sekundär zu entstehen und Folge der längerdauernden Spasmen zu sein; sie sind wohl der Anlaß für das Endstadium, die gangränösen Veränderungen.

Für die Differentialdiagnose ist das anfallsweise Auftreten wichtig, die Chronizität des Leidens, die Tatsache, daß zwischen den Anfällen die peripheren Gefäße ganz normal pulsieren und endlich die Möglichkeit, den Anfall durch Eintauchen der Finger in kaltes Wasser von einer Temperatur zwischen 12 und 15⁰ auslösen zu können. Dabei entscheidet jedoch nur der positive Ausfall der Probe, da sie bei ungefähr 25% der Fälle negativ verläuft. Die ersten Veränderungen treten erst nach 10—15 Minuten auf; bis zum Auftreten des Stadiums der Synkope müssen die Hände sogar länger in kaltes Wasser getaucht bleiben.

Raynaud-ähnliche Bilder kann man bei einer Reihe anderer Zustände beobachten. Auf S. 40 wurde schon erwähnt, daß man bei Kugelthromben im linken Vorhofe, die manchmal eine Mitralstenose begleiten, eine symmetrische Gangrän der Finger-, Zehenspitzen, eventuell auch der Nasenspitzen finden kann. Der Ergotismus (Mutterkornvergiftung) kann ebenfalls zu symmetrischer Gangrän führen. Für sie ist das besonders starke Hervortreten von Kribbeln in den Fingern kennzeichnend. Auch andere Gifte (Karbolsäure) kommen in Frage, ebenso akute Infekte verschiedener Art (Scharlach, Pneumonie) und Erkrankungen des Zentralnervensystems.

Die Thromboangiitis obliterans ruft in seltenen Fällen eine symmetrische Gangrän hervor. Hier sind aber meistens nicht nur die Endphalangen betroffen; man findet keine Pulsationen in den größeren Arterien und findet oft Erkrankungen in den Venen. Die meist erst im Senium vorkommende arteriosklerotische Gangrän kann bei aufmerksamer Untersuchung erkannt werden. Symmetrische Gangrän kann auch durch Halsrippen entstehen (Druck auf die Gefäße und Druck auf die Gefäßnerven). Auch bei Arbeitern mit Vibrationsapparaten, bei der Kältehämoglobinurie wurde sie beobachtet.

Vom Raynaud und anderen Angioneurosen gibt es Beziehungen zum Quincke-Ödem.

Die interne Behandlung versagt vollständig. Fiebertherapie, Kreislaufhormone, Cholinpräparate haben keinen Erfolg gebracht. Auch die chirurgischen Maßnahmen (Ganglionektomie) bringen keine oder nur vorübergehende Besserungen. Wegen der unerträglichen Schmerzen ist oft die Blockade der entsprechenden Nerven notwendig.

Die Akrozyanose.

Die Erkrankung tritt fast ausschließlich bei Frauen auf. Die Finger, viel seltener auch die Zehen, Ohren, zeigen eine starke Zyanose; sie fühlen sich kalt an, sind teigig geschwollen und feucht. Die Patientin klagt über starkes Schwitzen in den Fingern. Hautrhagaden, Nagelveränderungen leichteren Grades kommen vor.

Die Blutströmung in den Kapillaren ist verlangsamt, ob daneben noch eine Störung in den Venen besteht, ist umstritten. Schmerzen fehlen. Kälte steigert die Symptome, Wärme wird aber auch nicht gut vertragen. Oft ist die Akrozyanose nur ein Symptom, z. B. einer Thromboangiitis obliterans. Für diese Diagnose spricht das Vorhandensein von Zeichen, die auf eine Störung der Durchblutung der großen Arterien hinweisen.

Es handelt sich zumeist um Asthenikerinnen, mit Zeichen von Unterfunktion der Ovarien. Die Behandlung besteht in Zufuhr von Ovarial-, Schilddrüsen- und Hypophysenpräparaten. Sehr wirksam ist Follikelhormon. Manchmal helfen Kurzwellen.

Eine Akrozyanose kann auch nach starken Erfrierungen dauernd bestehen bleiben.

Die Erythromelalgie.

Bei der Erythromelalgie besteht eine schmerzhafte Rötung und Schwellung einer Gliedmaße, am häufigsten der Unterschenkel. Die Hauttemperatur ist erhöht. Wärme ebenso wie Bewegung steigern die Beschwerden. Die Erkrankung ist meist symmetrisch. Die Ätiologie ist unbekannt. Eine Störung in den Vasomotorenzentren, eine Erkrankung der Vasodilatatoren wurde angenommen. Der abnorme Zustand der Haut soll Folge einer Blutstauung in den Arterien sein. Ähnliche Zustände kommen bei der Polycythaemia vera vor.

Von manchen Untersuchern wurde die Abgrenzung der Erythromelalgie als selbständiges Krankheitsbild bestritten. Es ist jedenfalls nicht zu leugnen, daß auch bei der Thromboangiitis obliterans ähnliche Bilder auftreten können.

Die Erythromelalgie wurde auch bei Erkrankungen des Zentralnervensystems beschrieben.

Die Periarteriitis nodosa.

Die Periarteriitis nodosa ist eine Erkrankung der kleinen Arterien vom muskulären Typus; sie befällt meistens Gefäße von der Größenordnung der Arteria hepatica nach abwärts. An der Grenze zwischen Adventitia und Muscularis treten kleine Entzündungsherde auf. Es kommt zu einem leukozytären Infiltrat und Exsudat, später tritt Granulationsgewebe auf. Die Gefäßwand wird durch Übergreifen der Entzündung auf die anderen Schichten zerstört, es treten aneurysmatische Erweiterungen auf, die oft eng nebeneinander liegen („Knoten"). Der Erkrankungsprozeß kann auch bis zur Intima vordringen und zum Verschluß des Gefäßes führen. Die Aneurysmen können rupturieren.

Ein Erreger wurde nicht gefunden. Übertragungsversuche ergaben kein eindeutiges Resultat. Es wird deshalb angenommen, daß die Erkrankung auf eine unspezifische Entzündung zurückzuführen ist, die durch eine abnorme Reaktionsweise der Gefäßwand veranlaßt wird. Da häufig vor dem Erkrankungsbeginn Infekte bestanden, die das Gefäßsystem schädigen (Lues, Scharlach, Pneumonien), wird an eine Widerstandsherabsetzung der Gefäßwand gegen unbekannte Schäden gedacht. Es gibt anatomische Beziehungen zur Thromboangiitis obliterans und zu den „rheumatischen" Gefäßerkrankungen.

Das Krankheitsbild ist außerordentlich vielgestaltig, da die Arterien praktisch aller Körperteile betroffen sein können, aber nicht immer in gleichem Maße erkranken; auch tritt die Erkrankung nicht überall gleich ausgebreitet, gleich rasch auf, sie führt auch nicht überall zum Verschluß der Gefäße, zu gleich schweren Störungen der Blutzufuhr zu den Organen.

Man findet die Periarteriitis nodosa in jedem Lebensalter; meistens befällt sie aber Jugendliche; in der Mehrzahl der Fälle handelt es sich um Männer.

Als Allgemeinsymptome treten Temperatursteigerungen in den verschiedensten Formen auf. Es gibt auch temperaturfreie Intervalle, Temperaturschübe. Es besteht eine große Abgeschlagenheit und Appetitlosigkeit. Ein Milztumor wird meistens gefunden. Rasch tritt eine beträchtliche Anämie, eine Leukozytose mit starker Polynukleose und Eosinophilie auf.

Die Organsymptomatologie ist in jedem Falle verschieden. Man spricht von einem kardialen, neuromuskulären, abdominalen, renalen Typus der Krankheit. Sehr häufig treten Nierensymptome auf. Es besteht eine Albuminurie, Zylindrurie und Hämaturie, der Blutdruck ist erhöht; es kann zum Bilde einer Urämie kommen. In der überwiegenden Mehrzahl der Fälle ist auch das Herz befallen. Es besteht eine beträchtliche Tachykardie, Schmerzen treten auf, die bis zum allerschwersten Angina-pectoris-Anfall führen können. Das Ekg ist häufig verändert. Die Veränderungen in den Mesenterialarterien lösen schwere Koliken aus, es kann eine Cholelithiasis, eine Appendizitis vorgetäuscht werden; Obstipation, Meteorismus, Durchfälle, peritoneale Reizsymptome treten auf. Befallensein der Pankreasarterien führt zu einem Diabetes, sind die zerebralen Gefäße betroffen, dann treten epileptische Anfälle oder Bilder eines Hirntumors auf. Veränderungen der Lungengefäße führen zu Dyspnoe und Zyanose, zu pneumonie- oder tuberkuloseartigen Bildern. Die häufige Erkrankung der Muskelgefäße ruft das Bild einer Myositis und Polyneuritis hervor. Schwere Sehstörungen können auftreten, wenn die Augenarterien erkrankt sind.

Die Erkrankung kann Tage bis Monate dauern. Es kann zu einer weitgehenden Rückbildung der Beschwerden kommen. Auch Heilungen sind beobachtet worden. In der Regel führt die Erkrankung zum Tode (Urämie, Herzinsuffizienz, Ruptur von Aneurysmen).

Die klinische Diagnose ist in den letzten Jahren leichter geworden. Sie wird sichergestellt, wenn auch Hautgefäße erkranken, so daß man kleine Knötchen tastet, die exzidiert und histologisch untersucht werden können. Auch die Exzision kleiner Muskelstückchen ermöglicht oft die Diagnose am Lebenden, da die Muskelgefäße in der Mehrzahl der Fälle erkrankt sind. Aber auch ohne diese sicheren Beweise kann die Krankheit aus der häufigen Trias: Schwäche und Anämie, Polyneuritis und Myositis, sowie Magen-Darmerscheinungen erkannt werden.

Eine Therapie ist nicht bekannt.

Bemerkungen über Venenerkrankungen.

Bei den krankhaften Venenerweiterungen unterscheidet man hauptsächlich zwischen den einfachen, gleichmäßigen Erweiterungen des Venenrohres (Phlebektasien) und den ungleichmäßigen, umschriebenen Erweiterungen (Varikositäten). Das Wesentlichste am histologischen Bilde ist eine Durchsetzung aller Schichten der Venenwand mit Bindegewebe. Die Bindegewebswucherung ist aber sicher sekundär; über ihre Ursache ist noch nichts Sicheres bekannt. Man kennt einige auslösende Faktoren, aber noch nicht den genauen Entstehungsmechanismus. Es war im Tierexperiment noch nicht möglich, die Frage zu studieren. Die Häufigkeit der Erkrankung bei bestimmten Berufen, mit besonderer Belastung der Beine, ist erwiesen; das familiäre Vorkommen, das Auftreten bei Mitgliedern mancher Familien schon in frühester Jugend beweisen die Bedeutung der Heredität und Konstitution; das Auftreten in Frühstadien der Schwangerschaft zu einer Zeit, da ein mechanischer Faktor noch nicht in Frage kommt, spricht für endokrine Einflüsse. Jedenfalls scheinen die zwei Hauptfaktoren: Venenwandveränderungen und Stauung, eine wesentliche Bedeutung zu haben.

Die Beschwerden bestehen in Müdigkeit, einem uncharakteristischen Ziehen und Schmerzen. Diese können schon frühzeitig auftreten und zu Fehldiagnosen Anlaß geben. Sie treten manchmal bei tiefen Varizen auf, ohne daß man bei der Untersuchung außen eine Venenveränderung sieht, können aber bei anderen Fällen fehlen, obwohl die schwersten schon durch bloße Inspektion feststellbaren Venenveränderungen vorliegen.

Wichtiger als diese Beschwerden sind die Komplikationen der Venenerweiterungen. Da ist an erster Stelle die Thrombose und Thrombophlebitis zu nennen; es können Periphlebitiden mit Eiterungen, Erysipel auftreten. Es kommt zu einer Hautatrophie, zu Dermatitiden, Ödemen und Elephantiasis, Ruptur eines Varixknotens nach außen oder ins Gewebe; das berüchtigte Ulcus cruris tritt auf. Die Hautveränderungen sind nicht Folge der veränderten Zusammensetzung des Varikositätenblutes, sondern Folge der Gefäßveränderungen.

Bei einer Thrombophlebitis können durch periphere Gefäßreflexe Spasmen im Bereiche der kleinen Arterien und Durchblutungsstörungen auftreten.

Wichtig ist der Befund, daß das Blut in den erweiterten Venen bei aufrechter Haltung des Kranken (Gehen, Stehen, Sitzen) zentrifugal fließt. *Lungenembolien treten im Liegen auf!*

Thrombosen können bei Allgemeinerkrankungen auftreten und Folge lokaler Erkrankungen der Gefäßwand sein. Für ihr Auftreten werden drei Faktoren in Frage kommen. 1. Störungen der Blutströmung. 2. Chemische und physikalische Veränderungen des Blutes. 3. Schädigungen der Gefäßwand. Die bekanntesten Formen der Venenthrombose sind die postoperativen, die Thrombosen bei Bettlägerigen (Kreislaufkranken!), die Thrombosen nach Traumen und großen Anstrengungen. Sie kündigen sich durch Spannung, Ziehen und Schmerzen an. Die traumatischen Thrombosen können erst 10—14 Tage nach dem Trauma auftreten.

Entzündliche Thrombosen (Thrombophlebitiden) gehen mit hohen Temperaturen einher, deren Ursache beim Fehlen von Schmerzen und lokalen Zeichen nicht immer leicht zu finden ist. Thrombosen und Thrombophlebitiden im Bereiche der unteren Extremität können als erstes subjektives Symptom einen Schmerz an der Planta pedis hervorrufen. Die Thrombose beginnt nicht selten im Rete plantare. Die Feststellung einer Vergrößerung des Wadenumfanges mit dem Meßband kann die Frühdiagnose ermöglichen. Die Temperaturen können septisch werden, Infarkte, Pleuritiden und Infarktpneumonien können als primäre Lungenerkrankungen aufgefaßt werden, der wahre Zusammenhang wird nicht erkannt. Die Thrombophlebitiden treten oft nach Infektionskrankheiten auf; in vielen Fällen sollen kleinste Rhagaden und Verletzungen der Hautdecke sie veranlassen.

Bei der akuten Thrombose und Thrombophlebitis werden die Schmerzen durch das Anlegen von Blutegeln in der Nähe der thrombosierten Vene oft rasch gebessert. Auch die graue Salbe ist nützlich. Die früher vielfach geübte Hochlagerung ist zu vermeiden! Bettruhe wird von manchen Ärzten nur bis zum Abklingen der akuten Entzündungserscheinungen empfohlen. Nachher wird durch Anlegen eines Druckverbandes (Zinkleim) der Patient beweglich gemacht. Bei hoch hinaufreichenden (Beckenvenen-) Thrombosen ist eine mindestens 4 bis 5 wöchige Bettruhe notwendig. Ein einheitliches Vorgehen gibt es nicht, da längeres Liegen ebenso Gefahren bringt wie zu frühes Aufstehen. Beide Verfahren (frühes Aufstehen bei Anwendung eines Druckverbandes oder vielwöchige Bettruhe) fordern Opfer. Es gibt leider noch keine Möglichkeit, beim gegebenen Fall zu entscheiden, welche Art des Vorgehens vorzuziehen wäre.

Die Behandlung der Varizen geschieht bei leichten Fällen durch die zahlreich empfohlenen Binden, Gummistrümpfe. Bei Fällen, bei denen der Kranke berufsunfähig wird, wurden früher mehrere chirurgische Verfahren angewendet. Sie sind gegenwärtig durch die Verödungsmethoden verdrängt, da die Mortalität bei diesen viel geringer ist. Das Prinzip beruht darauf, daß durch eine intravenöse Injektion bestimmter Substanzen eine Gefäßwandschädigung hervorgerufen wird, welche zur Thrombose der Vene führt. Als Injektionsflüssigkeit hat sich am besten eine 20%ige Kochsalzlösung und eine 50—60%ige Traubenzuckerlösung bewährt. Die Injektion muß unter Beachtung bestimmter Regeln vorsichtig erfolgen, insbesondere muß eine Injektion in das paravenöse Gewebe vermieden werden. Die Injektion muß zur Vermeidung von Embolien immer ambulatorisch durchgeführt werden. Eine schwere Kachexie, hohes Alter, eine Thrombophlebitis migrans, Tuberkulose, Claudicatio intermittens sind Gegenanzeigen.

Bei der *Thrombophlebitis migrans* oder der „springenden Thrombose" treten schubweise schmerzhafte entzündliche Thrombosierungen kurzer, etwa 8—10 cm langer Venenstrecken auf. Meistens sind die oberflächlichen Venen betroffen, mitunter werden aber auch die tiefen Venen befallen. Jeder neue Schub geht mit Temperatursteigerungen und Störungen des Allgemeinbefindens einher. Die oberflächlichen Venen sind oft als harte, zunächst hellrote, dann livide und schließlich als dunkel pigmentierte Stränge zu tasten und durch die Hautdecke erkennbar.

Am häufigsten werden die Hautvenen der unteren und oberen Extremität befallen. Heute tritt eine schmerzhafte Thrombosierung einer Vene am Fußrücken, morgen in der Ellbeuge, dann nach einigen Tagen an der Innenseite des Unterarmes, in der Kniekehle auf usw. Die Venen der inneren Organe sind viel seltener befallen. Bei den meisten als Lungen- oder Koronarvenenthrombose mit Angina pectoris beschriebenen Fällen handelte es sich um Lungenembolien, welche mit allen ihren Erscheinungen und Komplikationen bei der Phlebitis migrans nicht selten sind.

Zahlreiche Fälle werden als Pneumonien und Pleuritiden behandelt; diese sind Folge der Phlebitiden und der Lungenembolien, werden aber — wenn der richtige Zusammenhang nicht erkannt wird — als Krankheiten für sich angesehen.

Die Krankheit kann sehr stürmisch und akut verlaufen. In wenigen Wochen führt die Häufung der Venenthrombosen und der Lungenembolien zum Tode. Es gibt aber auch mehr chronische Bilder, wo jahrelang immer wieder nach monatelangen Pausen neue Thrombosen auftreten. Sie können dann einmal auch ganz ausbleiben. Die Thrombosen können auch nur in umschriebenen Venengebieten, z. B. nur *einer* Extremität auftreten. Dann gibt es fließende Übergänge zum Bilde der rezidivierenden Phlebitis; auch die Beziehungen zur Thromboangiitis obliterans sind enge.

Die Prognose ist immer zweifelhaft. Auffallend häufig findet man bei der Thrombophlebitis migrans schwere Zahngranulome. Ihre Operation, Behandlung bessert manchmal das Krankheitsbild in ganz auffallender Weise. Der Prozeß kann zum Stillstand kommen. In einer sehr großen Zahl von Fällen ist die wandernde Thrombophlebitis eine Begleiterscheinung eines Karzinoms; in mehreren Fällen wurde sie beim Pankreaskarzinom gefunden; sie kommt aber auch bei Ovarialkarzinomen, Magen-, Bronchuskarzinomen usw. vor. Der Zusammenhang ist noch dunkel; es sei jedoch an die endokarditischen Wärzchenauflagerungen an den Herzklappen bei Karzinomen erinnert. In den letzten Jahren gewinnt die Vorstellung Raum, daß eine allergische Reaktion der Gefäßwand Ursache des Krankheitsbildes ist.

Die Therapie ist ziemlich machtlos. Sie beschränkt sich auf die Sanierung der Zähne, auf eine allgemeine unspezifische Umstimmungsbehandlung des Körpers und auf die Behandlung der einzelnen Symptome.

Störungen des Herzrhythmus.

Die Klinik der Extrasystolen.

Hört man bei der Auskultation des Herzens, daß der bestehende Rhythmus durch vorzeitige Schläge unterbrochen wird, die von einer längeren Pause gefolgt sind, dann wird man, auch ohne Ekg, in den meisten Fällen die richtige Diagnose: *Extrasystolie* stellen.

Die Extrasystole wird durch den ihr vorausgehenden Schlag auf eine in den feineren Einzelheiten noch nicht bekannte Weise ausgelöst, sie tritt deshalb in fester, meist auch kurzer Bindung an den vorausgehenden Schlag auf. Grundbedingung für ihr Erscheinen ist jedenfalls ein abnormer Zustand einer Faser (oder Fasergruppe) des spezifischen Gewebes (Extrasystolenzentrum). Je nach dem Sitze dieses Zentrums unterscheidet man zwischen Vorhof- und Kammerextrasystolen. Für praktisch-klinische Zwecke ist es — von seltenen Ausnahmen abgesehen — gleichgültig, ob Vorhof- oder Kammerextrasystolen vorliegen und in welchem Vorhof- oder Kammerabschnitte die Extrasystolen entspringen.

Die Extrasystolen können vereinzelt oder gehäuft auftreten; findet man nach jedem Normalschlag *eine* Extrasystole, dann spricht man von einer Bigeminie, treten nach jedem Normalschlag *zwei* Extrasystolen auf, dann besteht eine Trigeminie.

Jede Extrasystole ruft eine beträchtliche Störung der Dynamik des Herzens hervor. Die Extrasystolen treten so früh in der Diastole auf, daß keine nennenswerte Füllung der Kammer zustande kommt. Das Schlagvolumen des extrasystolischen Schlages ist um so kleiner, je vorzeitiger die Extrasystole einfällt. Dementsprechend ist auch die Pulswelle des extrasystolischen Schlages sehr klein; bei sehr vorzeitigen Extrasystolen wird manchmal gar kein Puls in der peripheren Arterie gefühlt; die Extrakontraktion war „frustran“. Die Extrasystole fördert also weniger Blut in das arterielle System, es tritt sofort eine Stauung vor dem Herzen, im venösen Schenkel auf. Da aber die postextrasystolische Pause in der Regel viel länger ist als die

normale Herzpause des betreffenden Falles, ist das Schlagvolumen des ersten auf die Extrasystole folgenden Normal-
schlages viel größer und die betreffende Pulswelle stärker.
Wenn also die Extrasystole auch zu wenig Blut in das arterielle System gebracht hat, so wird alles durch den ersten
Normalschlag *nach* der Extrasystole ausgeglichen und jede
Kreislaufstörung vermieden. So kommt es, daß auch Patienten,
die viele Jahre lang an Extrasystolen leiden, keine Kreislaufstörungen zeigen. Wenn auch die einzelne extrasystolische
Kontraktion weniger Blut fördert, bleibt doch das Minutenvolumen, auf das es allein ankommt, normal.

Je früher die Extrasystole einfällt, je ungenügender die
Füllung der Kammer ist, um so lauter wird der 1. Herzton
sein (er ist „paukend", wie bei der Mitralstenose). Durch die
geringe Kammerfüllung wird auch der 2. Herzton leise werden;
er kann bei sehr früh einfallenden Extrasystolen sogar fehlen,
da dann die Aortenklappen bei der Systole nicht einmal geöffnet werden.

Nicht selten fehlen die Extrasystolen gerade bei der Untersuchung. Sie verschwinden oft bei Erregungen, bei Anstrengungen. Da sie aber einige Zeit *nach* einer Anstrengung häufiger auftreten, empfiehlt es sich, den Kranken nach einigen
Kniebeugen zu untersuchen. Wenn die Arbeitstachykardie abklingt und das Herz sich wieder beruhigt, treten Extrasystolen
auf. Auch durch einen Karotisdruck (s. S. 259) lassen sie sich
oft auslösen.

Die Mehrzahl der Extrasystolen ruft keine unangenehmen
Empfindungen hervor; immer wieder sieht man gehäufte Extrasystolen, monate- und jahrelang anhaltende Bigeminien, die den
Patienten nicht belästigen und symptomlos bleiben. Viele Patienten werden durch einen Zufall, durch das Hörbarwerden
des Herzrhythmus in der nächtlichen Stille, wenn ein Ohr auf
dem Polster liegt, durch das Betasten des Pulses, leider manchmal auch durch den behandelnden Arzt, zum erstenmal auf die
Störung aufmerksam gemacht.

Zuweilen rufen aber die Extrasystolen gleich vom Anfang
an erhebliche Beschwerden hervor. Die Klagen sind verschieden. Selten werden die Extrasystolen selbst als unangenehme
Stöße empfunden. Der Kranke gibt eine sehr bezeichnende
Schilderung seiner Beschwerden, so daß die Diagnose zumeist
schon auf Grund seiner Angaben gestellt werden kann. Er hat
die Empfindung eines plötzlichen Stoßes, einer plötzlichen,
kurzen, ruckweise auftretenden Sensation im Brustkorb, die

er je nach Phantasie und Bildung verschieden beschreibt. Häufiger werden aber die *Pausen nach* den Extrasystolen unangenehm empfunden, der Kranke hat plötzlich das Gefühl, als ob das Herz stillstehen würde. Er wartet ängstlich, „ob es wieder zu schlagen beginne". Am häufigsten jedoch wird der nach der Extrasystole kommende Normalschlag als heftiger Stoß empfunden. Das ist verständlich, da ja der erste Normalschlag nach der Extrasystole ein sehr großes Schlagvolumen fördert. Bei Aortenklappeninsuffizienzen und Hypertensionen mit großem linkem Ventrikel, bei denen schon bei regelmäßiger Herztätigkeit ein großes Schlagvolumen gefunden wird, werden die Schläge nach den Extrasystolen besonders unangenehm empfunden.

Extrasystolen kommen in jedem Alter vor. Wiederholt wurden schon bei der Auskultation fötaler Herztöne Extrasystolen gehört. Sie sind nicht immer das Zeichen einer organischen Herzerkrankung und sind auch bei Gesunden häufig.

Bei manchen Fällen ist es möglich, die auslösende Ursache festzustellen. So gibt es Gifte, deren Einnahme Extrasystolen auslöst. In der Klinik sind drei Gruppen von Stoffen zu berücksichtigen. 1. Die Digitalis und verwandte Präparate (s. S. 269). 2. Das Adrenalin und ähnliche Stoffe (Ephedrin, Ephetonin, Sympatol). 3. Das Nikotin.

Es gibt außerdem Fälle, die genau angeben, die Extrasystolen nur bei Erregungen, nur *nach* größeren Anstrengungen, nur bei rechter oder nur bei linker Seitenlage, nur bei tiefem Ein- oder Ausatmen, nur bei schwerer Obstipation, Meteorismus vor oder während der Menses zu empfinden. Bei der übergroßen Mehrzahl der Fälle aber treten sie auf und verschwinden sie, ohne daß wir dafür einen Grund angeben könnten.

Die Extrasystolen entstehen durch einen abnormen Reizbildungsvorgang. Es ist aber sicher, daß wir nicht das Recht haben, allein auf Grund der Tatsache, daß Extrasystolen bestehen, eine Krankheit des Herzens anzunehmen. Die Zahl der spezifischen Fasern im Vorhof und in der Kammer ist sehr groß. Wie leicht ist es möglich, daß *eine* dieser Fasern eine leichte Anomalie zeigt, etwa eine leichte Strukturänderung ihrer Zellmembran, die bewirkt, daß sie auf äußere Reize verändert anspricht und, unmittelbar nach dem über das Herz ablaufenden Normalreiz, selbständig einen oder mehrere Reize bildet. Ein Herz aber, in dem *eine* Zelle oder Zellgruppe abnorm ist, muß nicht notwendig krank sein.

Es wird sich wohl häufig auch in anderen großen Zellverbänden des Organismus die eine oder die andere abnorme Zelle finden, ohne daß das Organ, dem diese Zelle angehört, darum als krank zu bezeichnen wäre. Eine solche Anomalie wird aber in anderen Organen kaum erkannt werden können. Am Herzen aber, wo ein vom abnormen Zentrum gebildeter Reiz, wenn er nur überschwellig ist, die benachbarten Fasern und dann den ganzen Muskel erregt und so zu einer deutlich erkennbaren Störung führt, können wir mit der Beobachtung der Extrasystolen sehr wohl das Verhalten *einer* Zelle studieren.

Treten bei einem Patienten Extrasystolen auf, so werden wir daraus zunächst nur auf eine Störung an eng umgrenzter Stelle schließen dürfen. Ist das übrige Herz gesund, dann ist die Extrasystole bedeutungslos. Es wird dann auch für die Beurteilung des Falles im allgemeinen gleichgültig sein, ob wenige oder viele Extrasystolen zu finden sind.

Es können aber auch außer der einen spezifischen Faser, welche die Extrasystolen erzeugt, noch viele andere Fasern, z. B. auch der Arbeitsmuskulatur, abnorm sein, so daß wir schon von einer Herzerkrankung sprechen müssen. Die Extrasystolen sind dann ein Zeichen, oft ein Frühzeichen eines Erkrankungsprozesses im Myokard. Man wird deshalb jeden Fall, bei dem Extrasystolen auftreten, genau untersuchen und, bei negativem Untersuchungsergebnis, auch eine Zeitlang beobachten. Wir werden dies ganz besonders dann tun müssen, wenn die Extrasystolen bei Krankheiten auftreten, die erfahrungsgemäß den Herzmuskel häufig schädigen, wie bei einer Diphtherie, einer Pneumonie, einer Koronarsklerose usw. Dabei wird sich in manchen Fällen nur nach längerer Beobachtung entscheiden lassen, ob eine rein lokale Veränderung vorliegt, die vernachlässigt werden darf, oder ob die Extrasystolen ein Zeichen dafür sind, daß sich eine Krankheit im Herzen entwickelt, die unserer Beobachtung sonst entgangen wäre.

Sucht uns aber ein Kranker auf, der angibt, seine Extrasystolen schon *seit Jahren* zu haben, dann wird schon bei negativem Ergebnis einer einzigen gründlichen Untersuchung, ohne Beobachtung, angenommen werden dürfen, daß eine harmlose Störung bei einem Gesunden vorliegt.

Die *Prognose* der Extrasystolen ist deshalb recht verschieden. Die Extrasystolen sind in der Mehrzahl der Fälle eine harmlose Erscheinung, sie können aber, wie wir sahen, eine Herzmuskelerkrankung begleiten. Die Beurteilung solcher Fälle hängt davon ab, was für eine Herzmuskelerkrankung durch die klinische Untersuchung gefunden wurde.

Die *Behandlung* der Extrasystolen wird je nach dem Gesundheitszustande des Herzens und der Ursache ihres Auftretens verschieden sein. Fühlt ein Patient seine Extrasystolen nicht und ergibt die Untersuchung und Beobachtung ein gesundes Herz, dann bedeutet es einen schweren Fehler, den Kranken auf die Herzunregelmäßigkeit aufmerksam zu machen. Der Laie ist leicht geneigt, jede Unregelmäßigkeit im immer gleichen Rhythmus des Pulses als Zeichen einer ernsten Erkrankung zu werten. Man behandelt diese Extrasystolen nicht.

Sucht uns ein sonst gesunder Mensch auf, der seine Extrasystolen *fühlt* und ergibt die Untersuchung keinen Anhaltspunkt für eine Herzerkrankung, dann wird man den Patienten über die Harmlosigkeit der Störung aufklären und sich bemühen, ihn zu überzeugen, daß er ein vollständig normales Leben führen kann. Der Arzt wird dabei durch die Tatsache unterstützt, daß die Extrasystolen gerade in Ruhe auftreten, während körperliche Anstrengung, die ja bei organischen Herzerkrankungen sonst immer Beschwerden macht, ohne weiteres möglich ist und die Extrasystolen zum Verschwinden bringt.

Unterläßt der Arzt diese Aufklärung, fehlt ihm die nötige Sachkenntnis und Sicherheit dazu, spricht er sogar — was leider noch immer geschieht — von einer „leichten" Herzmuskelerkrankung und veranlaßt Schonung und Enthaltsamkeit, so sieht der Kranke seine Annahme nur zu sehr bestätigt, beobachtet sich mehr und in größerer Angst, und bald ist eine schwere Neurose entwickelt, die nur mit größter Mühe beeinflußt werden kann. So kann aus einer harmlosen Erscheinung ein quälender Zustand entstehen. Gelingt es aber, den Patienten zu überzeugen, daß seine Extrasystolen nichts bedeuten, so wird er bald lernen, die Extrasystolen und die durch sie ausgelösten Beschwerden zu übersehen.

Der Arzt soll aber auch mit seiner ganzen Autorität den Kranken veranlassen, als Gesunder das Leben eines Gesunden zu führen. Nichts wird dem Kranken so sehr und so rasch die Überzeugung von der Ungefährlichkeit der Herzunregelmäßigkeit verschaffen, wie der Mangel an Verboten und Einschränkungen. Der Kranke muß angehalten werden, sich nicht mehr den Puls zu zählen, nicht auf den Ausfall eines Pulses zu *warten*, nicht zu beobachten, wie häufig sich dieses Ereignis in der Minute wiederholt.

Der Erfolg der Therapie hängt hauptsächlich davon ab, ob es gelingt, den Kranken zu *überzeugen*, daß die Extrasystolen nichts bedeuten, ob man ihn veranlassen kann, sich um die Extrasystolen nicht zu kümmern.

Treten die Extrasystolen bei einer organischen Herzerkrankung auf, so brauchen sie für sich allein keine Behandlung. Wohl wird man aber die Grundkrankheit (Koronarsklerose, Myokarditis), so weit es möglich ist, zu beeinflussen versuchen.

Findet man bestimmte, die Extrasystolen auslösende Ursachen, so wird man versuchen, sie zu beheben. Oft hat die Beseitigung eines höhergradigen Meteorismus, eines Zwerchfellhochstandes, einer schweren Obstipation, eines übermäßigen Rauchens die Extrasystolen für immer weggebracht.

Wir wenden eine *medikamentöse Therapie* auch darum nicht gerne an, weil sie nur für die Zeit ihrer Durchführung hilft. Sobald der Kranke keine Medikamente mehr nimmt, kommen die Extrasystolen wieder und der Kranke ist noch mehr beunruhigt als zuvor. Man kann ihm schließlich nicht jahrelang Pulver geben.

Eine Indikation für eine medikamentöse Therapie sind nur jene seltenen Fälle, bei denen sich die Extrasystolen bedrohlich häufen oder so viel Beschwerden machen, daß es gut scheint, sie wenigstens vorübergehend zu beseitigen, um dem Kranken die Überzeugung beizubringen, daß wir Mittel besitzen, die ihm helfen können. Es wird aber auch dann gut sein, dem Kranken noch vor dem Beginn der Behandlung zu sagen, daß die Extrasystolen nach dem Aufhören der Behandlung wieder kommen können.

Als wirksamstes Mittel gilt, seit WENCKEBACHS Empfehlung, das Chinin, ein die Reizbildung und die Erregbarkeit des Herzens herabsetzender Stoff. Dadurch werden, wenn man nur entsprechende Dosen verabreicht, die Extrasystolen fast immer beseitigt.

Wie jede Herztherapie, so darf auch die Therapie der Extrasystolen nicht rein schematisch, bei jedem Kranken mit denselben Dosen, erfolgen. Sie soll vielmehr immer den Erfordernissen des Falles angepaßt sein, was sehr leicht durchführbar ist, da man durch die Palpation des Pulses oder Auskultation den Erfolg der Therapie sehr leicht kontrollieren kann. Man verschreibt Pulver oder Pillen zu 0,1 g Chinin (oder das bei peroraler Darreichung etwas wirksamere Chinidin) und läßt 4—5mal täglich eine Pille nehmen, wobei immer darauf zu achten ist, daß die erste Pille möglichst frühmorgens, die letzte spätabends gegeben wird. Reicht diese — sicherlich sehr kleine

— Dosis nicht aus, dann läßt man täglich 0,1 g mehr nehmen, bis man die kleinste Menge herausgefunden hat, die genügt, um die Extrasystolen nicht mehr hervortreten zu lassen. Findet man beispielsweise bei der Darreichung von 7 × 0,1 Chinin, auf den Tag verteilt, noch Extrasystolen, bei 8 × 0,1 nicht mehr, dann gibt man eine Zeitlang acht Pulver und versucht dann langsam abzubauen; es gelingt dann manchmal, mit kleineren Dosen auszukommen.

Ein zweites, die Extrasystolen beseitigendes Medikament ist die Digitalis. Es scheint zunächst widerspruchsvoll, daß das Mittel, das sehr häufig Extrasystolen hervorruft, auch zur Bekämpfung dieser Störung herangezogen wird. Die Digitalis-Extrasystolen entstehen aber — wie S. 270 ausgeführt wird — nur unter bestimmten Bedingungen. Sie treten bei gesundem Myokard auch nach den größten Digitalismengen nicht auf. Extrasystolen, die nicht Folge einer Digitalistherapie sind, verschwinden in der Regel bei Digitalisdarreichung. Es genügen oft sehr kleine Digitalisdosen, um die Extrasystolen zu unterdrücken; nur in manchen Fällen, bei gehäuften Extrasystolen, sind größere Dosen notwendig. Ein Nachteil der Digitalisbehandlung besteht oft darin, daß die Patienten die Digitalis als Mittel gegen Herzschwäche kennen und durch die Anwendung dieser Droge erschreckt werden. Es empfiehlt sich deshalb, nur Digitalispräparate aufzuschreiben, aus deren Namen der Patient über die Art der Droge nicht sofort orientiert ist (Verodigen, Cardin usw.). Die Digitalis wird besonders dort verschrieben werden müssen, wo das Chinin schlecht vertragen wird.

Gut wirksam und weit verbreitet ist die Kombination kleiner Chinin- mit kleinen Digitalisdosen, etwa in Form der Wenckebachschen Pillen, die auch etwas Strychnin als Tonikum enthalten:

Chinin muriat. 4,0.
Pulv. fol. digit. titr. 2,0.
Strychnin. nitr. 0,06.
Mass. pil. q. s. f. pill. Nr. C.
S. 3—6 Pillen täglich.

Diese Zusammensetzung kann, entsprechend den Verhältnissen des Falles, geändert werden. Bei hartnäckigen Extrasystolien empfiehlt es sich, die Chinindosis zu erhöhen, zuweilen ist aber — auch ohne daß eine Herzinsuffizienz besteht — eine Vergrößerung der Digitalismenge vorteilhaft.

Die Klinik des Vorhofflimmerns (Vorhofflattern).

Das Vorhofflimmern gehört zu den häufigsten Rhythmusstörungen. Man findet es bei nahezu 50°/₀ der Fälle, die das Krankenhaus wegen eines Herzleidens aufsuchen. Ganz besonders bei Mitralstenosen, bei Hyperthyreosen und bei Koronarsklerosen ist es eine so typische Begleiterscheinung, daß vorgeschrittene Fälle dieser Erkrankungen, die kein Flimmern aufweisen, in steter Gefahr sind, es zu bekommen. Aber auch bei allen anderen Herzerkrankungen kann Flimmern gefunden werden. Es kann bei den verschiedenen anderen Klappen- und bei den Myokarderkrankungen vorkommen; auch bei Krankheiten, die häufig mit Myokarditiden einhergehen (Pneumonien, Typhus, Scharlach) ist das Flimmern keine seltene Komplikation. Es kommt in jedem Lebensalter vor.

Manchmal findet man das Vorhofflimmern auch bei Kranken, die bei jahrzehntelanger Beobachtung ein vollständig normales Herz aufweisen. Es ist möglich, daß seinerzeit eine — sonst unbemerkt gebliebene — leichte Myokarditis bestand, die rasch abklang, während die Begleiterscheinung, das Flimmern, bestehen blieb. Da das Flimmern auf einen abnormen *funktionellen* Zustand zurückzuführen ist, kann es auch bei stets gesunden Herzen vorkommen.

Die Ursache des Vorhofflimmerns ist noch nicht sichergestellt. Es gibt zwei Gruppen von Erklärungsversuchen. *Für* jede dieser Erklärungen spricht eine Anzahl gewichtiger Beobachtungen, jede ist durch eine große Zahl von Tierversuchen gestützt. *Gegen* beide Erklärungsversuche lassen sich jedoch einige, vorläufig nicht zu entkräftende Argumente beibringen, so daß eine Entscheidung nicht möglich ist.

Nach der einen Hypothese ist das Vorhofflimmern auf eine sehr frequente abnorme Reizbildung in einem Zentrum zurückzuführen. Danach wäre das Flimmern die höchste Steigerung einer Reizbildungsstörung. Wird nur *ein* Reiz oder werden nur einige abnorme Reize von den spezifischen Fasern gebildet, so treten Extrasystolen auf. Werden 150—200 und mehr abnorme Reize in der Minute gebildet, so sprechen wir von paroxysmalen Tachykardien. Bei annähernd 300 Reizen pro Minute tritt das später erwähnte Flattern auf. Werden jedoch über 400 Reize in der Minute gebildet, dann führen die Vorhöfe keine koordinierten Bewegungen mehr aus, man sieht nur feinste hochfrequente Zuckungen der einzelnen Muskelbündel. Diese „flimmernden" Bewegungen haben dem Zustand den Namen gegeben.

Nach der Ansicht anderer Forscher ist das Vorhofflimmern
darauf zurückzuführen, daß in einem der im Vorhofe zahlreich
vorhandenen Muskelringe eine Erregungswelle viele hundert-
mal in der Minute herumkreist, ohne zur Ruhe zu kommen.
Von dieser „Mutterwelle‟ werden dauernd Reize zum übrigen
Vorhofe und zur Kammer gesendet (Kreisbewegungstheorie).
Diese Anschauung stützt sich auf zahlreiche Untersuchungen
am Menschen und an Tieren, deren Besprechung an dieser
Stelle unmöglich ist.

Von den Vorhöfen gelangt nur ein Teil der Reize ganz
unregelmäßig zur Kammer. Die vollständige Arrhythmie der
Kammern, die keine Gesetzmäßigkeit erkennen läßt, das „De-
lirium cordis‟, erlaubt die klinische Diagnose, auch ohne Ekg,
praktisch immer. Ist die Herztätigkeit langsam, dann tritt die
Arrhythmie oft nicht deutlich hervor. Nach leichter körperlicher Anstrengung wird dann die Kammerfrequenz ansteigen
und damit auch die Arrhythmie leicht erkennbar. Auch die
Unterscheidung zwischen gehäuften, unregelmäßig auftretenden
Extrasystolen und Vorhofflimmern kann schwierig sein. Auch
dann bringt ein Arbeitsversuch die Entscheidung, *da die Extrasystolen unmittelbar nach der Arbeit verschwinden, das Herz
also regelmäßig wird, während die Arrhythmie beim Flimmern
nach Arbeit stärker ausgeprägt ist.*

Beim Vorhofflimmern werden die Vorhöfe viele hunderte-
mal in der Minute erregt. Mit steigender Frequenz wird die
motorische Kraft der einzelnen Kontraktionen immer schwächer
und bei den 400—600 Reizen des Vorhofflimmerns ist der Vorhof — vom Standpunkt der Dynamik aus betrachtet — praktisch
nicht mehr tätig. Wenn man einen flimmernden Vorhof am frei-
liegenden Herzen betrachtet, sind nur bei näherem Zusehen
allerfeinste Bewegungen festzustellen.

Will man die Folgen des Vorhofstillstandes verstehen, dann
muß man die Bedeutung der normalen Vorhofaktion für die
Dynamik des Herzens berücksichtigen. Normalerweise, bei
einer Herzfrequenz von ungefähr 70—80 Schlägen in der Minute,
bringt jede Vorhofsystole ungefähr $^1/_3$ des Schlagvolumens in
die Kammer. Da die Kammer auf diese Weise — kurz vor
ihrer Kontraktion — noch rasch eine ansehnliche Blutmenge
zugeschickt bekommt, ihre Füllung, die Anspannung jeder
Muskelfaser, zunimmt, ist auch die Kontraktionskraft des
Muskels nach den bekannten Herzgesetzen entsprechend besser.

Nehmen wir nun den Fall an, daß die Vorhöfe (durch das
Flimmern) ihre Tätigkeit plötzlich einstellen, *die Kammern aber*

in derselben Frequenz weiterschlagen wie vorher. Dann wird das Ausbleiben der Vorhofsystole sofort zu einer Verminderung der Kammerfüllung und zu einer Stauung in den Vorhöfen führen. Der erhöhte Vorhofdruck wird aber zur Folge haben, daß in der nächsten Diastole das Blut von selbst in vermehrter Menge in die Kammer gelangt, so daß die Kammerfüllung auch ohne Kontraktion der Vorhöfe ausreichend ist und jede Stauung vermieden wird. Daraus folgt, daß das Fehlen der Vorhofkontraktionen solange ohne große Bedeutung sein wird, als eine langsame Kammertätigkeit und dementsprechend lange Diastolen eine gute Füllung der Kammern ermöglichen. Je höher die Kammerfrequenz wird, desto notwendiger werden die Vorhofkontraktionen; dann erlaubt die kurze Diastole keine Spontanfüllung der Kammern mehr, die Mithilfe der Vorhöfe wird notwendig.

Entsprechend diesen Gesetzmäßigkeiten kann man beobachten, daß Kranke mit Vorhofflimmern, bei denen durch einen erhöhten Vagustonus, durch eine funktionelle Minderwertigkeit des Vorhof-Kammer-Reizleitungssystems nicht mehr als 80 Reize in der Minute zur Kammer gelangen, sich so wohl fühlen können, als wäre die Herztätigkeit normal. Das Vorhofflimmern bei solchen Kranken wird oft zufällig entdeckt, da es keine Beschwerden macht. Die Arrhythmie bewirkt wohl, daß einige Systolen, die rasch aufeinanderfolgen, denen also kurze Diastolen vorausgehen, wenig Blut fördern, es folgen aber dann immer um so längere Diastolen, die alle Störungen ausgleichen (wie bei den Extrasystolen, s. S. 243). Die Arrhythmie (jede Arrhythmie!) führt also — wenn die Grundbedingung der normalen Minutenfrequenz gegeben ist — zu keiner dauernden Störung.

Bei diesen Fällen mit „langsamem Flimmern" ist keine spezielle Behandlung notwendig. Größere Anstrengungen ertragen diese Patienten allerdings etwas schlechter als Kranke mit normaler Herztätigkeit, weil die bei körperlicher Anstrengung auftretende Steigerung des Sympathikustonus die Leitung zur Kammer bessert und den Puls sehr hoch hinaufschnellen läßt. Man sieht aber immer wieder Fälle, die wohl jahre- und jahrzehntelang „flimmern", aber darum, weil sie eine langsame Kammerfrequenz aufweisen, einen dauernd normalen Kreislauf haben.

Leider sind solche Fälle Ausnahmen. In der Regel sind beim Auftreten des Vorhofflimmerns die Überleitungsverhältnisse zur Kammer viel besser. Frequenzen von 180, 200 und

darüber werden gefunden. Je höher die Frequenz ist, desto
rascher wird es zu einer Kreislaufstörung kommen. Die Länge
der Diastole nimmt bei zunehmender Frequenz ab; wären die
Vorhöfe noch funktionsfähig, dann würden sie noch rasch
etwas Blut in die Kammer pressen und ihre Füllung verbessern.
Da sie praktisch gelähmt sind, wird die Kammerfüllung ungenügend. Man kann dann manchmal bei einer Kammerfrequenz
von 200 in der Minute nur 50 Pulse in der Peripherie fühlen.
Es erzeugen dann nur jene Kammersystolen einen Puls, die
nach einer längeren Diastole auftreten. Die Schläge aber, die
rasch aufeinanderfolgen, fördern kein Blut, oder nur so wenig,
daß keine tastbare Pulswelle zustande kommt. Man spricht von
einem *Pulsdefizit*, das um so höher ist, je mehr die Kammerfrequenz ansteigt. Wenn also von 200 Kammerkontraktionen
nur 50 einen Puls erzeugen, beträgt das Pulsdefizit 150. Die
Größe dieses Pulsdefizits ist ein Maßstab für den Grad der
Kreislaufstörung.

Da so viele Kontraktionen erfolglos sind, staut sich das
Blut vor dem Herzen in den großen Venen. Die Halsvenen sind
strotzend mit Blut gefüllt, die Leber schwillt rasch an. In demselben Maße, wie das Venensystem des großen Kreislaufs in den
zentralen Abschnitten mit Blut überfüllt ist, nimmt die Füllung
des arteriellen Systems ab. Der Blutdruck sinkt, die Patienten
sehen blaß aus. Dieses Bild entwickelt sich um so rascher, je
höher die Kammerfrequenz ist.

Wie in alle anderen Arterien, gelangt auch in die Koronararterien weniger Blut, so daß der Herzmuskel, der infolge der
raschen Arbeit ein sehr großes O_2-Bedürfnis hat, ganz unzureichend ernährt wird. Die Ernährung des Herzmuskels leidet
auch infolge der zu kurzen Diastolen, so daß bald Erweiterungen der Kammern mit allen ihren Folgen (Stauungen, relative
Mitral- und Trikuspidalinsuffizienzen) auftreten.

So kann auch bei gesunden Klappen und gesundem Herzmuskel nur durch die Tachykardie eine schwere Kreislaufstörung auftreten, die sogar zum Tode führt, wenn man nicht
rechtzeitig behandelt. Die Tachykardie allein (nicht die
Arrhythmie) ist ihr Anlaß.

Bei einer dritten Gruppe von Fällen, die zum Glück selten
sind, können die Überleitungsverhältnisse zum Vorhof so
günstig liegen, daß beim Auftreten des Vorhofflimmerns mehr
als 300 Schläge zur Kammer geleitet werden. Dann werden
alle Schläge unzureichende Blutmengen fördern, der Kreislauf
ist so ungenügend, daß der Patent bewußtlos wird (s. Adams-

Stokes, S. 186). Dauert dieser Zustand nur wenige Sekunden oder Minuten und verschlechtert sich dann die Leitung, wird die Kammerfrequenz niedriger, da das Reizleitungssystem ermüdet, dann erwacht der Patient aus der Bewußtlosigkeit. Dauert die hochfrequente Tachykardie länger als 3—4 Minuten, dann tritt der Tod ein. Vorhofflimmern mit zu guter Leitung zur Kammer ist eine der häufigsten Ursachen für den plötzlichen Herztod, nach dem die Autopsie keine Embolie und keine andere Erklärung für die Todesursache aufdeckt.

Es gibt also beim Vorhofflimmern drei verschiedene klinische Formen. Bewegt sich die Kammerfrequenz um 80 herum, so verursacht das Vorhofflimmern keine wesentliche Veränderung des Kreislaufs. Je höher die Frequenz ist, desto rascher tritt eine Dekompensation auf. Ist die Frequenz über 300, so kann sofortiger Tod die Folge sein. Das Vorhofflimmern ist also um so gefährlicher, je höher die Kammerfrequenz ist.

Die Behandlung besteht, in Erkenntnis dieser Tatsache, darin, die Kammerfrequenz herabzusetzen und niedrig zu halten. Das ist durch die Digitalis nahezu immer möglich. Durch die Digitalis wird der Vagustonus gesteigert, die Refraktärphase wird verlängert, so daß sich die Überleitungsverhältnisse verschlechtern und die Kammer langsamer arbeitet. Das Vorhofflimmern selbst bleibt unbeeinflußt. Die Digitalis bessert nur die unangenehmste, folgenschwerste Begleiterscheinung des Flimmerns, die Kammertachykardie. Die Therapie ist leicht zu steuern, die Dosierung einfach (s. S. 266).

Da die Digitalisbehandlung nur symptomatisch wirkt, die Kammertachykardie herabsetzt, das Flimmern der Vorhöfe unbeeinflußt läßt, ergibt sich die Frage, ob es ratsam oder gar notwendig ist, das Flimmern selbst — durch eine Chininbehandlung — zu beseitigen, den Kranken, wie man es im klinischen Sprachgebrauch nennt, zu „entflimmern". Tatsächlich bringt die Chininbehandlung des Flimmerns in der Mehrzahl der Fälle den Erfolg, daß wieder ein normaler Rhythmus auftritt. Dennoch wird die Behandlung nur selten durchgeführt.

Zunächst sind einige Gegenanzeigen zu beachten. Das Chinin darf bei älterem, lange Zeit bestehendem Flimmern nicht gegeben werden, da sich dabei in den unbeweglichen Herzohren Thromben ablagern, die dann, wenn bei der Rückkehr des normalen Rhythmus kräftige Kontraktionen wieder einsetzen, sich loslösen und tödliche Embolien herbeiführen. Dieses Ereignis ist leider nicht selten. Auch ein stark erweiterter linker Vorhof (z. B. bei Mitralvitien) bildet eine Gegenanzeige gegen die

Chininbehandlung, weil sich in den überdehnten Vorhöfen sehr rasch Thromben bilden können. Da das Chinin ein herzlähmendes Gift ist und oft große Chinindosen gegeben werden müssen, bildet auch jede Herzinsuffizienz und jede Herzmuskelschädigung eine Gegenanzeige.

Außerdem zeigt die Erfahrung, daß der normale Rhythmus nach dem „Entflimmern" nicht immer bestehen bleibt. In kürzerer oder längerer Zeit wird das Vorhofflimmern wieder erscheinen. Das gilt ganz besonders für jene Fälle, bei denen diese Rhythmusstörung sehr oft auftritt (Hyperthyreosen, Mitralstenosen). Da endlich die Chininbehandlung selten dringend notwendig ist, die Kranken sich vielmehr nach der Digitalisverlangsamung des Herzens so wohl fühlen, wie wenn kein Flimmern bestünde, die Chininbehandlung also praktisch nie durchgeführt werden *muß*, wird man sich angesichts der bestehenden Emboliegefahr nur in ganz bestimmten, ausgewählten Fällen dazu entschließen. So etwa dann, wenn bei einer Hyperthyreose eine subtotale Schilddrüsenexstirpation durchgeführt wurde und alle Symptome schwinden, nur das Flimmern bestehen bleibt. Besteht sonst keine Gegenanzeige gegen eine Chininbehandlung, dann wird man hoffen dürfen, daß der Kranke nach Beseitigung des Flimmerns vollständig gesund wird. Dasselbe gilt für Kranke, bei denen nach der Heilung einer Pneumonie, eines Typhus Vorhofflimmern bestehen bleibt, Fälle also, bei denen Berücksichtigung aller Umstände die Chininbehandlung für zweckmäßig erscheinen läßt.

Vor jeder Chininbehandlung wird das Herz solange digitalisiert, bis die Kammerfrequenz unter 80 sinkt. Dann wird die Digitalisdarreichung unterbrochen und eine Probedosis von 0,25 g Chinidin. sulf. gegeben. Berichtet der Kranke am nächsten Tage nicht über Überempfindlichkeitserscheinungen, dann wird die Behandlung nach folgendem Schema durchgeführt:

1. Tag	3 × 0,25 Chinidin
2. Tag	4 × 0,25 Chinidin
3. Tag	5 × 0,25 Chinidin
4. Tag	6 × 0,25 (oder: 3 × 0,5) Chinidin
5. Tag	6 × 0,25 (oder: 3 × 0,5) Chinidin
6. Tag	6 × 0,25 (oder: 3 × 0,5) Chinidin
7. Tag	6 × 0,25 (oder: 3 × 0,5) Chinidin

Die größeren Dosen werden natürlich nur dann gegeben, wenn die kleineren vertragen werden. Treten Chinin-Nebenwirkungen auf (Ohrensausen, Durchfälle) dann wird die Behandlung unterbrochen. Verschwindet das Flimmern in den ersten Tagen der Behandlung, dann werden einige Tage noch die kleinen Dosen gegeben und dann die Behandlung ausgesetzt. Besteht am 8. Tage das Flimmern noch weiter, dann wird die Behandlung ebenfalls abgebrochen. Längere Chinindarreichung, die Darreichung größerer Mengen, bringt Gefahren. Nur ausnahmsweise, bei kräftigen Patienten mit gutem Herzmuskel, steigern wir die Tagesdosis auf je 2,0 g Chinidin. sulf. am 5. bis 7. Behandlungstage.

Von vielen Ärzten wird bei Vorhofflimmern Digitalis gemeinsam mit Chinin verschrieben. Das geschieht nicht in der Absicht, das Flimmern zu beseitigen (dazu sind die Chinindosen zu klein), sondern zur Verlangsamung der Kammer. Diese Kombination ist bei Vorhofflimmern nicht zweckmäßig. Die Digitalis wirkt zum großen Teil durch die Vagustonussteigerung verlangsamend. Diese Wirkung wird aber durch Chinin, das die Vagusendigungen lähmt, aufgehoben.

Beim *Vorhofflattern* werden annähernd 300 Reize in der Minute im Vorhofe gebildet, so daß die Vorhöfe noch koordinierte Bewegungen ausführen. Manchmal gelangen alle Reize zur Kammer, meistens wird aber nur ein Teil der Vorhofreize (jeder 2. oder 3., 4.) zur Kammer geleitet; sehr oft wechselt die Zahl der geleiteten Reize dauernd, so daß die verschiedensten Arrhythmien zustande kommen. Das Vorhofflattern geht oft in das Vorhofflimmern über und wird auch als dessen Vorstadium bezeichnet.

Bezüglich der Klinik und der Therapie des Vorhofflatterns muß auf die Lehrbücher der Arrhythmien und der Elektrokardiographie verwiesen werden.

Die Klinik der Tachykardien.

Man teilt die Tachykardien in zwei große Hauptgruppen ein: 1. die Sinustachykardien und 2. die paroxysmalen Tachykardien.

Bei den *Sinustachykardien* besteht nur eine Beschleunigung des normalen (Sinus-) Rhythmus. Wir finden sie bei jedem Gesunden nach Anstrengungen und Erregungen. Sie treten im Fieber auf und bei, sowie einige Zeit nach, Infektionskrankheiten. Man findet sie bei Hyperthyreosen und Herzneurosen.

Die Herzfrequenz kann leicht beschleunigt sein (100—120 Schläge pro Minute). Es kann aber auch eine Tachykardie von 150—180 bestehen. Eine Frequenz von 200 wird von den Sinustachykardien nicht überschritten.

Die Sinustachykardien sind von den anderen Tachykardien dadurch zu unterscheiden, daß 1. die Tachykardie sich allmählich entwickelt und ganz allmählich verschwindet, und 2. dadurch, daß jede Lageänderung des Körpers und jede, auch die leichteste Anstrengung die Frequenz ein wenig erhöht. Eine noch so frequente Sinustachykardie bei einer Hyperthyreose wird beim Stehen noch frequenter und wird beim Herumgehen weiter ansteigen.

Die medikamentöse Behandlung der Sinustachykardien ist sehr undankbar. Auch bei den höchsten Frequenzen (z. B. Sinustachykardien bei einer Herzneurose oder Hyperthyreose mit 180 Schlägen pro Minute) wird man weder durch Digitalis noch mit Chinin eine nennenswerte Besserung erzielen. Die einzig wirksame Therapie ist die Behandlung des Grundleidens. Man wird sich bemühen müssen, die Hyperthyreose, die Neurose oder eine bestehende Infektion zu behandeln, dann wird auch die Sinustachykardie verschwinden; jedes Bemühen, die Tachykardie direkt zu beeinflussen, muß ergebnislos bleiben.

Die paroxysmalen Tachykardien sind durch den ganz plötzlichen Beginn und das ebenso plötzliche Ende ausgezeichnet. Sobald die Patienten ihre Tachykardie überhaupt empfinden — auch bei sehr hohen Frequenzen kann die Sensation des Herzklopfens fehlen — dann wird ihnen das ruckartige Anfangen und Enden des Anfalles immer bewußt.

Man unterscheidet drei Hauptformen der paroxysmalen Tachykardien: 1. das paroxysmale Flimmern (Flattern); 2. die paroxysmale Vorhoftachykardie; 3. die paroxysmale Kammertachykardie.

Das Vorhofflimmern (-flattern) tritt nicht immer als langdauernde oder sogar ständige Rhythmusstörung auf; es kommt häufig nur in minuten- oder stundenlangen Anfällen. Da diese plötzlich beginnen und plötzlich enden und oft mit hohen Frequenzen einhergehen, gehört ihre Besprechung hieher. Berichtet der Kranke darüber, daß das Herz im Anfalle nicht nur rasch, sondern auch unregelmäßig schlägt, dann handelt es sich so gut wie sicher um einen Anfall von Vorhofflimmern.

Die Bedeutung und Behandlung des Vorhofflimmerns als Dauerzustand wurde schon S. 249 besprochen. Treten diese Rhythmusstörungen nur vorübergehend, in Anfällen auf, dann gibt man, wenn die Anfälle täglich oder fast täglich auftreten, vorbeugend Chinin. Man versucht — wie bei den Extrasystolen

— mit den kleinsten möglichen Chininmengen auszukommen. Nur dann, wenn Chinin nicht vertragen wird, gibt man Digitalis, das eine ähnliche, aber weniger sichere Wirkung entfaltet. Treten die Anfälle jedoch nicht täglich, sondern in größeren, ganz unregelmäßigen Zwischenräumen auf, dann ist eine prophylaktische Behandlung kaum durchführbar. Dann gibt man nur im Anfalle gleich Chinin. Der Kranke nimmt alle 2 Stunden 0,25 g Chinidin, bis der Anfall verschwindet. In den meisten Fällen sind dazu höchstens 2—3 Pulver notwendig. Auch hier wird man in Fällen von Chininüberempfindlichkeit zu Digitalis greifen müssen. Da die Digitalis erst nach einer geraumen Zeit wirkt, gibt man besser Strophanthin (0,00025 g). Eine Strophanthininjektion beseitigt die Anfälle gewöhnlich innerhalb einer halben Stunde.

Häufen sich die Anfälle von paroxysmalem Flimmern, dann besteht die Möglichkeit, daß eines Tages Dauerflimmern auftritt. Das wird von den Kranken sehr angenehm empfunden, da sie dann nicht mehr die stete Angst vor den Anfällen haben müssen und *weil man dann die Tachykardie sehr leicht mit kleinen Digitalisdosen beeinflußt.*

Bei den *paroxysmalen Vorhof- und Kammertachykardien* handelt es sich um eine Kette von Extrasystolen. Folgen Extrasystolen in großer Zahl aufeinander, so geschieht das immer in kurzem Abstande, so daß eine Tachykardie entsteht. Eine Vorhoftachykardie ist also eine Aufeinanderfolge von Vorhofextrasystolen, eine Kammertachykardie eine Kette von Kammerextrasystolen. Je nach der Frequenz, mit der das abnorme Zentrum Reize bildet, kann man bei den paroxysmalen Tachykardien eine ganz bescheidene Frequenzbeschleunigung von 120 Schlägen, aber auch Frequenzen von 300 und darüber finden.

Die paroxysmalen Vorhof- und Kammertachykardien sind in ihrer Erscheinungsform in jedem Einzelfalle verschieden. Die Anfälle sind verschieden häufig und dauern verschieden lange. Es kann täglich ein Anfall, es können sogar mehrere täglich auftreten, während bei einem anderen Falle Jahre zwischen den einzelnen Anfällen verstreichen können.

Man sollte bei einer paroxysmalen Tachykardie zunächst feststellen, ob eine Vorhof- oder eine Kammertachykardie vorliegt; das gelingt allerdings nur mit dem Ekg. Die Vorhoftachykardien, die viel häufiger sind, geben eine bessere Prognose. Bei den Kammertachykardien besteht die Möglichkeit des Überganges in Kammerflimmern.

Von Bedeutung ist auch die Frequenz der Tachykardie. Wir sahen schon (s. S. 250), von welcher Wichtigkeit gerade bei Tachykardien die Vorhoftätigkeit ist. Übersteigt die Vorhoftachykardie eine gewisse „kritische" Frequenz (sie liegt meist um 180), dann ist die Diastole so kurz, daß die Vorhöfe sich zu einer Zeit kontrahieren, da die Kammer noch im Refraktärzustand nach der vorausgehenden Kontraktion und noch nicht einmal erschlafft ist. Die Vorhofsystole ist auf eine Kammersystole „aufgepfropft". Die Folge dieser Erscheinung ist, daß die Vorhöfe ihr Blut nicht in die kontrahierte Kammer entleeren können. Das Blut wird vielmehr durch die offenen, klappenlosen Hohlvenen bei der Vorhofsystole zurückgeschleudert. Dieser Mechanismus ruft natürlich eine besonders starke Stauung in den großen Venen und in der Leber hervor.

Wesentlich ist auch die Feststellung, wie oft die Anfälle auftreten und von welcher Dauer sie sind. Sie kommen bei dem einen in jahrelangen Intervallen, bei dem anderen nahezu täglich. Sie dauern bei dem einen Minuten, bei dem anderen Stunden, Tage und sogar Wochen! Jeder Fall zeigt andere Verhältnisse. Selten findet man — wie bei den einzelnen Extrasystolen — eine auslösende Ursache (Menstruation, Obstipation usw.).

Die Beurteilung ist leicht, wenn der Kranke mit einer langen Anfallsanamnese zu uns kommt und uns über alle Einzelheiten Auskunft geben kann. Schwieriger liegen aber die Dinge, wenn der Kranke in oder nach einem *ersten* Anfalle zu uns kommt. Dann wird man oft etwas zuwarten müssen, bis die Beobachtung ein Urteil erlaubt.

Dasselbe gilt von der Beurteilung der pathognomonischen Bedeutung der Tachykardien. Berichtet der Kranke über seit Jahren bestehende Anfälle und ergibt die Untersuchung einen normalen Herzbefund, so wird man — wie bei den Extrasystolen — die Tachykardien ohne weiteres als eine harmlose Störung (in einem „Reizbildungszentrum") ansehen dürfen. Sahen wir aber den Kranken in oder kurz nach dem ersten Anfall, dann werden wir ihn auch bei negativem Ergebnis der ersten Untersuchung eine Zeitlang beobachten müssen, da die Tachykardie das erste und eine Zeit hindurch auch das einzige Zeichen einer Myokarderkrankung sein kann. Hier wäre all das zu wiederholen, was über dieselbe Frage schon bei den Extrasystolen besprochen wurde.

Die meisten Patienten, die an einer paroxysmalen Tachykardie leiden, fühlen den plötzlichen, ruckartigen Beginn und das plötzliche Ende so deutlich, daß man durch einige Fragen diese Form des Herzklopfens von anderen leicht unterscheiden kann. Es gibt allerdings Fälle, die weniger klare Angaben machen und die trotz des bestehenden Herzjagens kein Herzklopfen verspüren, sondern nur die Folgeerscheinungen des Herzjagens empfinden.

So hat die rasch einsetzende Stauung vor dem Herzen und die damit verbundene Leberschwellung *Erbrechen* im Gefolge.

Ein eigenartiges, noch wenig erforschtes Begleitsymptom der verschiedenen Formen der paroxysmalen Tachykardien ist die *Urina spastica*. Die Kranken geben an, auffallend große Mengen hellen, wasserklaren Harns zu entleeren. Diese Harnflut kommt oft gleich zu Beginn, manchmal während des Anfalles, selten erst nach seinem Aufhören. Für die Unterscheidung von anderen Formen des Herzklopfens oder Tachykardien ist der Befund einer Urina spastica wertvoll. Die anginösen Schmerzen bei den paroxysmalen Tachykardien wurden S. 172 besprochen.

Länger dauernde, hochfrequente Tachykardien können aus denselben Gründen wie das Vorhofflimmern (s. S. 252) zu unangenehmen Dekompensationserscheinungen führen.

Die Behandlung der paroxysmalen Tachykardien gliedert sich in eine Behandlung des bestehenden Anfalles und in Maßnahmen zur Verhütung neuer Anfälle.

Sehen wir den Kranken während eines Anfalles, so greift man am besten nicht gleich zu Medikamenten; man versucht vielmehr, den Anfall durch einen der zahlreichen wirksamen Vagusreflexe zu beseitigen.

Man führt zunächst den Karotisdruck durch, der vor der Entdeckung der Karotisreflexe als Vagusdruckversuch bekannt war.

Daß man durch einen Druck am Halse auf die A. carotis das Herz verlangsamen und einen Anfall von paroxysmaler Tachykardie beenden kann, ist seit Jahrzehnten bekannt. Man war lange Zeit hindurch der Ansicht, daß man diese Wirkung durch eine direkte mechanische Reizung des hinter der Karotis liegenden Vagusstammes erzielte. Neuere Untersuchungen haben aber gezeigt, daß die Herzhemmung auf einen Reflex zurückzuführen ist. Die Karotis ist an ihrer Teilungsstelle erweitert (Sinus caroticus). Im Sinus caroticus entspringt der Sinusnerv, der mit dem Nervus glossopharyngeus zum Vaguszentrum zieht. Die beiden Vagi stellen die zentrifugale Reflexbahn dar. Der Sinusnerv steht unter einem Dauertonus, der Blutdruck im Sinus caroticus sorgt schon unter normalen Verhältnissen dafür, daß dem Herzen dauernd Hemmungsimpulse

zufließen. Jede Steigerung des Blutdruckes oder eine mechanische
Reizung des Sinus caroticus, elektrische Reizung der Sinusnerven,
führt zu einer Steigerung der Herzhemmung, eine Durchschneidung
der Sinusnerven führt zu einer starken Herzbeschleunigung durch
Wegfall der Hemmung. Auch der Blutdruck und die Atmung werden vom Sinus caroticus aus reguliert.

Man führt den Karotisdruckversuch so aus, daß man am
liegenden Kranken, in der Höhe des Schildknorpels, vor dem
M. sternocleidomastoideus, die Karotis tastet und sie gegen die
Wirbelsäule zu drückt. Man kontrolliert gleichzeitig mit dem
Hörrohr die Herztätigkeit. Die Stärke des Druckes muß in
jedem Falle verschieden sein. Bei manchen Kranken genügt
schon ein leichtes Berühren der Haut, bei anderen ist ein
recht kräftiger Druck notwendig. Fällt der erste Versuch negativ aus, dann wird er zweckmäßigerweise etwas höher oder
tiefer wiederholt, weil die Lage der Teilungsstelle der Karotis
Variationen zeigt und der Druck an anderer Stelle wirkungslos
ist. In der Mehrzahl der Fälle ist der Druck auf der *rechten*
Seite erfolgreich. Manchmal wirkt er auch links, selten nur
links. Er ist gefahrlos, wenn man die angegebenen Regeln beachtet. Es ist klar, daß man nicht auf beiden Seiten gleichzeitig drücken darf. Zahlreiche Patienten erlernen den Druck
bald selbst und können so — ohne ärztliche Hilfe — jeden
Anfall sofort unterdrücken.

War der Karotisdruckversuch wirkungslos, dann versucht
man einen der anderen Vagusreflexe. Es gibt Patienten, welche
schon durch tiefes Einatmen oder durch Atemanhalten den Anfall
beenden können; anderen gelingt dies durch den Valsalvaschen
Versuch (maximale Innervierung der Expirationsmuskeln bei
geschlossener Glottis; man rät dem Kranken, wie beim Stuhlgang
zu pressen). Recht wirksam ist — besonders bei Jugendlichen
— der Bulbusdruck. Der Patient blickt nach abwärts, schließt
die Augen und nun wird gegen die Bulbi ein allmählich zunehmender Druck ausgeübt. Es gibt schließlich Kranke, die
sich beim Auftreten eines Anfalles den Finger in den Rachen
stecken, um einen Brechreiz zu erzeugen. Der damit verbundene Vagusreiz beseitigt häufig den Anfall.

Bei dem einen Kranken ist der eine Reflex, bei dem anderen der andere wirksam. In wenigen Minuten sind alle er-
probt. Nur wenn sie alle versagt haben, ist eine *medikamentöse
Behandlung* notwendig.

Das sehr wirksame Chinin kann intravenös injiziert werden. Man gibt das erstemal nur 0,2 Chinin. hydrochl. und stei-

gert diese Dosis am nächsten Tage oder beim nächsten Anfalle, wenn die erste Injektion gut vertragen worden war, auf 0,4 bis 0,5. Der Anfall hört in der Regel noch während der Injektion auf. Sie muß sehr langsam erfolgen und ist nicht ohne Gefahren. Das Chinin ist ein herzlähmendes Gift und wirkt auch in diesen kleinen Dosen, wenn sie intravenös gegeben werden, auf einen schon geschädigten Herzmuskel ungünstig ein. Da bei einem Patienten, den man nicht näher kennt und im Anfalle zum ersten Male sieht, nicht leicht festgestellt werden kann, ob und wie weit der Herzmuskel geschädigt ist, ist bei der intravenösen Chininjektion Vorsicht geboten. Der Praktiker, dem kein Elektrokardiograph zur Verfügung steht, kann auch bei einem Anfalle von paroxysmaler Tachykardie nie Vorhofflattern ausschließen. Bei diesem Zustand ist aber Chinin, in Form einer intravenösen Injektion verabreicht, kontraindiziert, da es oft den Anfall nicht beseitigt und sogar zu einer paradoxen Herzbeschleunigung führt. Seit mehreren Jahren stehen auch intramuskulär injizierbare Präparate zur Verfügung, die allerdings keine sofortige Wirkung haben. Man injiziert intramuskulär 0,5 g als Einzeldosis und darf diese Menge 2—3mal, in 3—4stündigen Intervallen, wiederholen.

Wird aber das Chinin vom Patienten nicht vertragen, weil eine Überempfindlichkeit besteht oder Nebenwirkungen auftreten, dann ist die Digitalis dem Chinin vorzuziehen. Die Anwendung dieses Mittels bringt in manchen Fällen so große Vorteile, daß es geeignet ist, die Chinintherapie auch dort zu ersetzen, wo keine Gegenanzeigen bestehen.

Besteht die Notwendigkeit einer raschen Wirkung, dann wird man eine intravenöse Strophanthininjektion geben. Der Erfolg tritt sehr rasch, spätestens in einer halben Stunde auf. Eine schädliche Wirkung ist, da die Kranken vorher nicht mit Digitalis behandelt wurden, nicht zu befürchten. Auch die intramuskuläre Injektion ist oft wirksam. Ein vorher unwirksamer Karotisdruckversuch kann 20—30 Minuten nach einer Strophanthininjektion wirksam sein.

In weniger dringlichen Fällen empfiehlt es sich, die Digitalis per os zu geben. Dann sind allerdings durchschnittlich höhere Dosen als bei der sonst üblichen Digitalistherapie notwendig. Man gibt rasch wirkende, reine Glykoside, in Mengen, die 0,4—0,6 g Pulv. fol. digit. titr. pro die entsprechen. Die Anfälle hören dann in wenigen Tagen auf.

Das Chinin ist hingegen der Digitalis dann vorzuziehen, wenn ein Kranker mehrmals wöchentlich oder sogar täglich die Anfälle bekommt und durch eine prophylaktische Behandlung das Auftreten der Anfälle verhindert werden soll. Man geht dann genau so vor wie bei den Extrasystolen und sucht die kleinste wirksame Menge zu finden, welche das Auftreten der Tachykardien verhindern kann.

Zahlreiche andere, zur Behandlung von Tachykardien empfohlene Mittel (Cholinpräparate, Apomorphin, Adrenalin u. v. a.) sind zum Teil wirkungslos, zum Teil sogar gefährlich. Über die Wirkung des Magnes. sulfur. (5—10 ccm einer $20^0/_0$igen Lösung, langsam intravenös injiziert) müssen noch weitere Erfahrungen abgewartet werden.

Therapie.

Allgemeines zur Therapie.

In den folgenden Abschnitten werden die wichtigsten Maß
nahmen, die uns zur Behandlung der Herz- und Gefäßkrankheiten zur Verfügung stehen, besprochen. Eine ganze Anzahl
von Behandlungsmethoden und Medikamenten wurde schon in
den einzelnen bisher besprochenen Kapiteln angeführt. Im
Folgenden werden vornehmlich jene Mittel besprochen, die zur
Behandlung der Dekompensation dienen.

Ein dekompensierter Herzkranker soll nicht *nur* medikamentös behandelt werden. Ruhe und entsprechende Diät (s.
S. 310) werden bei vielen Kranken allein — ohne Digitalis —
eine volle Kompensation herbeiführen. Auch die gerade bei
Herzkranken so wichtige psychische Behandlung darf nicht
vernachlässigt werden.

Die Behandlungsdauer darf nicht zu kurz bemessen sein.
Die Beseitigung von sichtbaren Ödemen, von Atemnot, Tachykardien genügt nicht; es dauert manchmal Wochen, bis das
Herz eine ausreichende Reservekraft bekommt, eine Leberstauung sich zurückbildet, eine Venenstauung am Halse verschwindet.

Man gebe den Herzkranken auch dann, wenn sie keine
spezielle Diät brauchen, doch detaillierte Vorschreibungen, da
sie es lieben, *bestimmte* Vorschläge zu bekommen. Man unter-
lasse es nie, aus einer falschen Scham, das Sexualleben des
Kranken zu besprechen. Der Kranke ist dankbar dafür, daß
man ihm in der Erörterung dieser Frage zuvorkommt.

Von großer Wichtigkeit ist es, immer dann, wenn eine
Dekompensation eintritt, nach ihrer Ursache zu fahnden. Oft
ist das Auftreten einer Lungenembolie, einer Arrhythmie (Vorhofflimmern), nicht selten eine akute Infektionskrankheit
(Grippe), eine Tonsillitis, Bronchitis, ein Zahnabszeß Ursache
dafür, daß der Herzmuskel versagt, da alle diese Zustände den
Herzmuskel schädigen können. Bei allen diesen Fällen be-

steht die Möglichkeit, daß nach Verschwinden oder Beseitigung des schädigenden Agens eine Besserung des Zustandes auftritt. So kann auch tatsächlich ein Herzkranker, der nach einer Tonsillitis zum erstenmal dekompensiert war, sich langsam vollständig erholen und dann noch jahrelang — ohne eine Behandlung zu brauchen — einen sehr leistungsfähigen, voll kompensierten Kreislauf haben.

Viel ungünstiger werden wir aber eine Dekompensation dann beurteilen, wenn sie sich allmählich, durch Versagen eines stark dilatierten Herzens, entwickelt hat, oder wenn ihr ein stetig fortschreitender Erkrankungsprozeß (Koronarsklerose) zugrunde liegt. Dann wird auch. wenig Hoffnung bestehen, daß sich der Zustand des Kranken — ohne dauernde Behandlung — entscheidend bessert.

Den Tonsillen und den Zähnen ist bei Herzkranken die größte Aufmerksamkeit zuzuwenden. Ein normaler Tonsillenbefund, auch vom erstklassigen Fachmann erhoben, besagt nicht viel. Wir haben wiederholt bei Fällen, die immer wieder Tonsillitiden hatten, trotz des normalen laryngologischen Befundes die Tonsillektomie durchführen lassen und dabei mitunter die schwersten Veränderungen, „Teelöffel" voll Eiter, gefunden. Nicht mindere Aufmerksamkeit ist den Zähnen zuzuwenden. Es ist wohl zuzugeben, daß Zahngranulome, Gingivitiden, Zahnabszesse nicht die Rolle spielen, die manche Anhänger der Oral-Sepsis-Lehre ihnen als Krankheitsursache zuschreiben. Sie sind aber in vielen Fällen dennoch von großer, vielfach unterschätzter Bedeutung. Wir sahen wiederholt, daß akute Myokarditiden mit der Sanierung des Gebisses abklangen und in kurzer Zeit ein völliger Umschwung des Krankheitsbildes mit Ausgang in Heilung auftrat. Da — wie S. 50 ausgeführt wurde — bei der Prognosestellung bei Herzkranken vor allem der Zustand des Herzmuskels berücksichtigt werden soll, ist klar, daß auch alles getan werden muß, um Krankheiten des Myokards zu verhüten.

Daß Herzkranke im Rahmen des Möglichen und Erlaubten physische Arbeit leisten dürfen und sollen, wurde schon S. 67 erwähnt und begründet.

Eine brauchbare Funktionsprüfungsmethode zur Erkennung der Leistungsfähigkeit des Herzens und zur Frühdiagnose der Dekompensation besitzen wir nicht. Alle die zahllosen beschriebenen Prüfungsarten (Messung der Herzfrequenz, der Atemfrequenz, des Blutdrucks nach dosierter Arbeit) sind praktisch wertlos. Wir wissen ja, daß bei Neu-

rotikern nach leichtester Anstrengüng alle diese Werte noch
mehr ansteigen können als bei Dekompensierten! Über die
Möglichkeit der Feststellung eines latenten Ödems wurde schon
S. 39 berichtet. Eine sorgfältige Anamnese und Untersuchung werden uns viel mehr Auskunft über den Zustand des
Kreislaufs unseres Kranken verschaffen als alle gebräuchlichen Funktionsprüfungen.

Die Digitalisbehandlung.

Die Durchführung einer sachgemäßen Digitalisbehandlung
gehört zu den wichtigsten therapeutischen Maßnahmen des
Arztes. Sie setzt eine genaue Kenntnis der Indikationen und der
Gegenindikationen der Digitalisanwendung beim Menschen voraus.

Was die Indikationen anbelangt, so gibt es bei *rhythmischer*
Herztätigkeit nur *eine* sichere Anzeige zur Digitalisbehandlung, nämlich die Herzinsuffizienz. Darunter verstehen wir
allerdings nicht nur das Auftreten von Ödem, Atemnot, einer
Leberschwellung, sondern alle früher erwähnten Zeichen des
Versagens des rechten oder linken Herzens. So wird schon ein
Cheyne-Stokes-Atmen, ein nächtlicher Husten, ein rechts-
seitiger Hydrothorax, das Rasseln über der Lungenbasis eine
Digitalisbehandlung veranlassen müssen. Man darf nie warten,
bis die Herzschwäche voll entwickelt ist, man muß sie selbstverständlich schon bei ihren ersten Anzeichen bekämpfen.

Die Digitalis wird in solchen Fällen vor allem wegen
ihrer positiv inotropen Wirkung, der Verbesserung der Kontraktionskraft des Herzmuskels, gegeben.

Viel weniger wichtig ist die Digitalisbehandlung zur Beseitigung einer eventuell vorhandenen *Frequenzbeschleunigung*
(bei rhythmischer Herztätigkeit). Eine frequente Herztätigkeit
ist ja bei Dekompensierten nicht selten (s. S. 23) und wohl
Folge der abnormen Kreislaufverhältnisse. Sie kann manchmal kompensatorische Wirkungen haben, ist aber, wie wir
sahen, oft, z. B. bei Mitralstenosen, Myokarderkrankungen,
schädlich. Eine Frequenzsteigerung allein darf nicht Anlaß
sein, eine Digitalisbehandlung einzuleiten, da sie oft auch bei
Fällen vorkommt, bei denen keine Dekompensation vorliegt. So
gibt es bei Herzneurosen, Hyperthyreosen, bei manchen Aorteninsuffizienzen, bei Endokarditiden, Tachykardien recht beträchtlichen Grades, ohne daß eine Dekompensation vorliegt.
Sehr häufig wird bei Fällen dieser Art eine ganz überflüssige
Digitalisbehandlung durchgeführt, die gar keine Verlang-

samung bringt und nur die nachteiligen Folgen einer Digitalisierung sehen läßt.

Andererseits findet man nicht selten schwer dekompensierte Herzkranke, bei denen die Herzfrequenz 60 bis 70 Schläge pro Minute nicht übersteigt. Ganz besonders oft handelt es sich um Koronarsklerosen, bei welchen vielleicht eine Miterkrankung der Sinusknotenarterien Ursache dieser „bradykarden Dekompensation" ist. Diesen Kranken wird manchmal auch dann die Digitalis zu Unrecht vorenthalten, wenn sie allnächtlich an Asthma-cardiale-Anfällen leiden, weil man befürchtet, durch die Digitalis die Herzfrequenz noch weiter herabzudrücken. Diese Angst ist nicht begründet, eine Digitalisbehandlung ist hier, da eine Dekompensation vorliegt, ebenso indiziert, wie sie bei einfacher Frequenzbeschleunigung, ohne Dekompensation, überflüssig ist. Die Digitalis wirkt am besten bei jenen Fällen mit Herzinsuffizienz, bei denen gleichzeitig eine Hypertrophie und eine Dilatation des Herzens bestehen.

Besteht aber eine *Arrhythmie*, vor allem jene vollständig arrhythmische Herztätigkeit, die auf Vorhofflimmern beruht, dann spielt immer auch die *Herzfrequenz* bei der Beurteilung der Notwendigkeit der Digitalisbehandlung eine große Rolle. Sie allein, auch ohne daß schon Zeichen von Herzschwäche bestehen, verlangt eine Digitalisbehandlung, wenn sie gewisse Grenzen (70 bis 80 Schläge pro Minute) übersteigt (s. S. 252).

Bei diesen Fällen kann die Digitalis darum außerordentlich günstige Wirkungen entfalten, weil sie durch Verlängerung der Refraktärphase und durch Erhöhung des Vagustonus die Vorhof-Kammer-Leitung verschlechtert und so die Kammerfrequenz, trotz unveränderten Weiterbestehens des Flimmerns, immer mehr abnimmt. Ist eine Kammerfrequenz von 70 bis 80 Schlägen erreicht, so sind die Bedingungen annähernd dieselben wie bei einem regelmäßigen Sinusrhythmus. Fälle mit Flimmern reagieren auf die Digitalisbehandlung ganz ausgezeichnet, weil, mit sehr seltenen Ausnahmen, eine Verlangsamung immer gelingt.

Entgegen manchen Darstellungen sei aber ausdrücklich betont, daß man häufig auch bei *nicht flimmernden* Herzen ganz wunderbare Digitaliswirkungen beobachten kann; eine Verlangsamung des Herzens muß dabei nicht auftreten. Die Lehre, die Digitalis wirke nur bei Vorhofflimmern günstig, ist unrichtig.

Abgesehen von Patienten mit Zeichen von Herzschwäche oder Patienten mit Vorhofflimmern und erhöhter Kammerfrequenz ist jede weitere Indikation für eine Digitalisbehandlung fraglich. Noch viel umstritten ist der Nutzen einer Digitalisierung bei Infektionskrankheiten, Pneumonien, der Wert einer prophylaktischen Digitalisbehandlung vor Operationen (s. S. 194). Die Meinungen über diese Fragen sind geteilt. Bei infektiösen Erkrankungen ist vor allem der periphere Kreislauf und weniger der zentrale Motor, das Herz, gefährdet und zu behandeln. Erscheint eine Stützung des Herzens notwendig (so etwa bei Pneumonien älterer Leute), dann empfiehlt es sich, wie später ausgeführt werden wird (S. 278), Strophanthin zu geben.

Was die Gegenindikationen gegen eine Digitalisbehandlung anlangt, so können wir uns da kurz fassen, da es praktisch keine gibt. Ist eine Digitalisbehandlung einmal notwendig, so *muß* sie durchgeführt werden, da wir die Digitalis nur in solchen Fällen geben, in welchen sie indiziert ist und da es keine voll wirksamen und zugleich nicht toxischen Ersatzmittel gibt. Wenn Zeichen des Versagens des Herzens oder seiner Teile vorliegen, wenn bei Flimmern die Kammerfrequenz zu hoch wird, dann kommen wir ohne die Digitalis nicht aus. Es wird wohl Fälle geben, bei denen wir *große Dosen* vermeiden werden, aber eine *Digitalis-Gegenindikation* dürfen wir nicht anerkennen.

In älteren Lehrbüchern findet man allerdings eine ganze Reihe von Gegenanzeigen angeführt. So wird vor der Digitalisbehandlung bei einem erhöhten Blutdruck gewarnt, da die Gefahr bestehen soll, daß der Druck im Verlaufe der Behandlung noch mehr ansteigt. In Wirklichkeit sieht man viel häufiger das entgegengesetzte Verhalten. Bei dekompensierten Herzkranken mit Hochdruck sinkt der Druck im Verlaufe der Behandlung auf normale Werte ab. Es bestand eben die S. 53 erwähnte Hochdruckstauung, die im Verlaufe der Behandlung verschwindet. (Man spricht richtiger vom Stauungshochdruck.)

Man sieht wohl manchmal im Verlaufe der Digitalisierung ein Ansteigen des Blutdruckes. Dann hat aber bei dem Kranken seit langem ein Hochdruck bestanden; durch die Dekompensation sank der Druck ab und stieg während der Digitalisbehandlung wieder an. Man findet aber nach der Digitalisdarreichung nie höhere Werte, als sie vor der Dekompensation gemessen wurden. Die Höhe des Blutdruckes darf deshalb nie eine Rolle spielen, wenn über die Notwendigkeit einer Digitalisbehandlung oder über die Dosierung Zweifel bestehen.

Vielfach wird auch bei Kranken, die kurz vorher eine Embolie im großen oder kleinen Kreislauf mitgemacht hatten, vor der Digitalisbehandlung gewarnt, weil befürchtet wird, daß kräftigere Herzkontraktionen Anlaß zum Loslösen von Thromben und zum Auftreten neuer Embolien bilden könnten. Dazu ist zunächst zu bemerken, daß die Embolien viel seltener von Herzwandthromben ausgehen als vielfach angenommen wird (S. 36). Jede stärkere Herzaktion bei einer rascheren Bewegung oder einer unvermeidbaren Erregung bringt natürlich dieselben Gefahren. Man gibt bei solchen Fällen — wie auch sonst — die Digitalis nur dann, wenn sie *indiziert* ist. Dann gibt es aber für sie keinen Ersatz. Gibt man keine Digitalis, dann riskiert man die Zunahme der Dekompensation. Gegen den Gebrauch *kleinerer* Dosen bei solchen Fällen ist dagegen nichts zu sagen.

Auch bei Kranken mit einer Koronarthrombose wurde die Digitalisbehandlung von manchen Ärzten abgelehnt. Sie muß jedoch auch hier immer durchgeführt werden, sobald sie indiziert ist. Die Gefahr, daß das Herz sich durch die Digitalisbehandlung kräftiger kontrahiert und eine Ruptur auftritt, ist nicht zu befürchten. Auch hier wird man große Dosen vermeiden und die Digitalis zweckmäßig mit gefäßerweiternden Mitteln (Purinkörpern) kombinieren. Ein sicherer Beweis dafür, daß die Digitalis die (sklerotischen) Koronargefäße verengt und so die Durchblutung des Herzmuskels herabsetzt, ist noch nicht geliefert worden. Eine Verengerung durch klinische Digitalisdosen wurde bisher nur an den Nierengefäßen, bei manchen Nephrosklerosen, beobachtet. Allerdings wird die Digitalis bei Fällen mit Koronarsklerose dann wirkungslos bleiben, wenn der schwer geschädigte Muskel nicht anspricht. Mit der Besserung des Zustandes des Herzmuskels treten aber oft spontan, ohne Behandlung, wunderbare Besserungen des Kreislaufs auf.

Auch Fälle mit Herzblock sind wiederholt als ungeeignet für eine Digitalisbehandlung angeführt worden, weil man eine weitere Verlangsamung des Herzens befürchtete. Handelt es sich um einen vollständigen Herzblock, dann ist diese Befürchtung nicht am Platze, da die Digitalis die Automatie der Kammerzentren nicht herabsetzt, sondern sogar erhöht. Man kann deshalb auch Kranke mit Herzblock und einer Kammerfrequenz von nur 20 bis 30 Schlägen in der Minute ohne Gefahr digitalisieren. Liegt ein unvollständiger Herzblock vor, dann wird er im Verlaufe der Digitalisbehandlung wohl verstärkt und in einen vollständigen Block verwandelt werden. Das bedeutet aber eine geringere Gefahr als das Nichtdigitalisieren eines insuffizienten Herzens. Wir geben ja auch beim Vorhofflimmern die Digitalis *in der* Absicht, die Vorhof-Kammer-Leitung zu schädigen, einen Herzblock zu erzeugen. Jedenfalls ist von einem Schaden durch die Digitalisbehandlung bei einem Herzblock noch nie etwas bekannt geworden.

Gegenanzeigen gegen eine Digitalisbehandlung lehnen wir somit ab; es muß aber zugegeben werden, daß es zwei Zustände gibt, bei denen die Digitalisbehandlung auch dann *unterbrochen* werden muß, wenn sie sonst indiziert erscheint. Es handelt sich um die zwei sogenannten „Digitalis-Intoxikationszeichen“, und zwar das Digitaliserbrechen und die Digitalisbigeminie.

Das *Digitaliserbrechen* ist weder Folge einer direkten Reizung der Magenschleimhaut, noch des Brechzentrums. Wohl werden bei einer Digitalisbehandlung, die per os erfolgt, die Saponine und Ballaststoffe der ungereinigten Digitalisdroge die Magenschleimhaut, besonders bei Kranken mit Insuffizienz des rechten Herzens und Stauung, reizen können; das Digitaliserbrechen findet man aber auch dann, wenn man die Digitalis in Form von Injektionen gibt. Reflexe, die vom Herzen ausgehen und die vorwiegend über Vagusbahnen verlaufen, lösen das Erbrechen aus; auch die Leber scheint dabei eine Rolle zu spielen.

Tritt bei einem dekompensierten Kranken während einer Digitalisbehandlung Erbrechen auf, so muß nicht immer ein Zuviel von Digitalis die Ursache des Erbrechens sein. Auch ein Zuwenig kann Erbrechen veranlassen. Durch Anwendung zu kleiner Digitalismengen kann eine Rechtsdekompensation und darum auch Leberschwellung zunehmen und so (s. S. 38) zum Erbrechen führen. Dieses Erbrechen verschwindet, wenn man die Digitalisbehandlung mit ausreichenden Dosen fortsetzt. Auf die Dosierung *allein* kommt es beim Digitaliserbrechen nicht an. Es gibt Kranke, die schon nach kleinen Digitalisdosen Erbrechen zeigen, während andere nach der Einnahme von ungleich größeren Digitalismengen nie erbrechen.

Ein zweites sogenanntes „Intoxikationszeichen“ ist die *Digitalisbigeminie*, das ist eine Rhythmusstörung, bei der auf jeden Normalschlag eine Extrasystole folgt. Man findet dieselbe Rhythmusstörung recht häufig bei Patienten, die nicht mit Digitalis behandelt wurden. Hier ist eine Fortsetzung der Digitalistherapie, sobald sie notwendig erscheint, durchaus erlaubt; diese unabhängig von der Digitalisbehandlung aufgetretenen Extrasystolen verschwinden sogar gewöhnlich auf eine Digitalisbehandlung hin. Treten aber die Extrasystolen erst im Verlaufe der Digitalisbehandlung und durch sie bedingt, auf, dann muß man mit weiteren Digitalisgaben sehr vorsichtig sein, da sich dann die Extrasystolen bedrohlich häufen können. Das Elektrokardiogramm erlaubt gewöhnlich ohne weiteres die Unterscheidung zwischen den Digitalisextrasystolen und den harmlosen Extrasystolen, die auch der Gesunde haben kann. Die Digitalisextrasystolen zeigen einen steten Formwechsel im Ekg. Auch bei den Extrasystolen kommt es nicht nur auf die verabreichte Digitalismenge an, sondern auch auf den Zustand des Herzmuskels. Es gibt Kranke, die schon nach der Einnahme von $3 \times 0,1$ Pulv. fol. digit. eine Bigeminie aufweisen.

Experimentelle und klinische Erfahrungen zeigten, daß die Digitalisextrasystolen bei den in der Klinik gebräuchlichen Dosen nie auftreten, solange der Herzmuskel normal ist. Wohl finden wir aber die Digitalisextrasystolen im Experimente bei Schädigungen, Vergiftungen des Herzmuskels und in der Klinik bei erkranktem Myokard. Treten also Extrasystolen bei einem Herzkranken während der Digitalisbehandlung auf, so sind sie uns auch ein Zeichen dafür, daß der Herzmuskel nicht mehr intakt ist und sollen uns veranlassen, eine entsprechend vorsichtige Prognose zu stellen.

Digitaliserbrechen und Digitalisbigeminie sind die einzigen Hindernisse für die Fortsetzung einer Digitalisbehandlung und zwingen uns, sie zu unterbrechen. Manchmal kann man aber nach einer kurzen Behandlungspause die Digitalistherapie wieder vorsichtig aufnehmen und ohne Störung zu Ende führen.

Eine durchaus nicht bedrohliche, aber unangenehme Digitalisnebenwirkung stellen die Sehstörungen dar. Es treten wolkige Schatten sowie Flimmern vor den Augen auf. Auch eine allgemeine Muskelschwäche ist nicht selten. Sehr selten sind allergische Erscheinungen.

Die Digitalisglykoside gehen mit den Muskeleiweißkörpern eine chemische Verbindung ein, deren Entwicklung einige Zeit beansprucht.

Bei der Dosierungsfrage ist die Befolgung von Behandlungs*schemen* nicht erlaubt. Jede Digitalisierung eines neuen Kranken ist ein neues Experiment mit unbekanntem Ausgang.

Erst dann, wenn man sieht, wie ein dekompensierter Kranker auf die Digitalis reagiert, wieviel Digitalis er braucht, wie lange es dauert, bis er kompensiert wird, kann man sich ein Urteil über die Prognose erlauben. Es ist deshalb die früher vielfach übliche Methode, jeden dekompensierten Herzkranken eine gewisse Anzahl von Tagen mit einer immer gleichen Digitalismenge zu behandeln, nicht am Platze.

Ebensowenig ist es richtig, dem Beispiel mancher Ärzte folgend, ganz schematisch, dem Körpergewicht des Kranken entsprechend, innerhalb kurzer Zeit ganz enorm große Digitalismengen zu geben, um eine rasche Kompensation zu erreichen. Gegen dieses Vorgehen sprechen zwei Momente. Erstens wird man immer wieder finden, daß zwei Kranke, die dieselbe Herzerkrankung, dasselbe Körpergewicht haben, denselben Dekompensationsgrad zeigen, ganz verschieden große Digitalismengen zur Kompensation brauchen. Zweitens aber ist eine akute Digitalisierung mit großen Dosen abzulehnen. Man darf und soll größere Digitalisdosen geben, um den Kranken aus einer bedrohlichen Dekompensation herauszubringen, man darf aber die Behandlung mit großen Dosen nicht so lange fortsetzen, bis der Kranke voll kompensiert ist. Wir haben bei der Besprechung der Dekompensationserscheinungen gehört, daß ein dekompensierter Herzkranker nicht nur ein Kranker mit Blutstauungen ist, wir sahen vielmehr, daß beim Dekompensierten alle Gewebe, alle Zellen des Körpers unter abnormen Bedingungen leben und deshalb Funktionsstörungen zeigen können. Es ist meistens nicht von Vorteil, den Kreislaufkranken innerhalb weniger Stunden wieder in einen normalen Zustand zu bringen und die Lebensbedingungen der Organe, die Wochen und Monate hindurch abnorm waren, akut zu ändern; wir ziehen eine langsame Kompensierung, die mehrere Tage in Anspruch nimmt, vor.

Eine schematische Digitalisbehandlung und eine zu rasche Kompensation, eine Behandlung mit zu großen Dosen innerhalb sehr kurzer Zeit (es wurden bis zu 24 Pulver zu 0,1 pro die gegeben!) soll also vermieden werden. Richtig ist es aber, die Digitalisbehandlung mit um so größeren Dosen einzuleiten, je stärker die Dekompensation des zu behandelnden Kranken ist.

Wir besprechen zunächst die Dosierung beim Gebrauch von titrierten Blätterpulvern, wobei wir 0,1 g als Einheit annehmen.

Wir geben einem leicht dekompensierten Herzkranken, der

keine allzu schweren Stauungserscheinungen zeigt, 3mal täglich 0,1 Pulv. fol. digit. titr. Bei schwerer dekompensierten Fällen steigen wir mit der Tagesdosis bis zu 6mal 0,1 an. Handelt es sich jedoch um Kranke, von denen wir wissen, daß sie immer viel mehr Digitalis brauchen als andere, da die Digitalis bei ihnen rascher im Körper zerstört wird, z. B. Hyperthyreosen oder Fiebernde, dann geben wir bis zu 9mal täglich 0,1 Pulv. fol. digit. Diese größeren Dosen geben wir allerdings nur so lange, als die volle, schwere Dekompensation noch unbeeinflußt weiterbesteht; sobald eine Verlangsamung auftritt, die Leber weniger druckempfindlich wird, eine Diurese einsetzt, setzen wir die Behandlung nur mit den kleinen Dosen (3- bis 4mal 0,1 pro die) fort. Die großen Dosen sollen also nur so lange gegeben werden, als sie durch die schwere Dekompensation indiziert sind; sobald sich eine Besserung zeigt, werden wir den Kreislauf wieder *langsam* in normale Verhältnisse lenken. Die großen Dosen sind gewöhnlich nur 1 bis 3 Tage notwendig; nur bei schwerst dekompensierten, rasch flimmernden Hyperthyreosen dauert es manchmal länger, bis eine Besserung eintritt.

Wie lange man die *kleinen* Dosen geben soll, kann nie vorhergesagt werden. Es kann Tage, es kann aber auch Wochen dauern, bis wir den Eindruck haben, daß das Optimum der Behandlung erreicht ist, oder bis das Digitaliserbrechen oder die Digitalisbigeminie eine weitere Digitalisdarreichung verhindern. „Der Patient hat schon so lange Digitalis, wir müssen die Behandlung unterbrechen", wird häufig behauptet. Diese Ansicht ist unbegründet. da nur die zwei beschriebenen Intoxikationszeichen die Unterbrechung einer sonst notwendig erscheinenden Behandlung veranlassen dürfen.

Ist eine Digitalisbehandlung bei einem dekompensierten Herzklappenfehler oder Herzmuskelkranken bis zur Erreichung eines für den betreffenden Kranken optimalen Zustandes geführt worden, dann soll sie nicht so lange unterbrochen werden, bis wieder Dekompensationserscheinungen auftreten. Ebensowenig empfiehlt es sich, dem Kranken zu raten, jeden Monat rein schematisch eine Anzahl von Tagen hindurch eine bestimmte Digitalismenge zu nehmen. Es ist richtiger, mit der Digitalisdarreichung nicht ganz zu pausieren, sondern weiter jeden 2. Tag eine Digitalismenge zu geben, die ausreicht, den Kranken dauernd in demselben guten Zustand zu erhalten, wie er eben durch die Therapie erreicht wurde. Wir müssen uns bemühen, dem Kranken dauernd soviel Digitalis zuzuführen, wie er ausscheidet und diese Digitalismenge wird in jedem Fall verschieden groß sein.

War es sehr leicht gewesen, den Kranken zu kompensieren, gelang dies mit relativ kleinen Mengen in kurzer Zeit, dann wird man jeden 2. Tag eine kleine Digitalismenge, etwa 2mal 0,05 geben. War es erst nach längerer Zeit und mit größeren Dosen gelungen, den Kranken zu kompensieren, dann wird man jeden 2. Tag 3mal 0,1 und bisweilen auch mehr geben müssen. Ja, es gibt Kranke, die sogar *jeden* Tag diese Menge brauchen, bei denen eine auch nur geringe Verminderung der Dosierung wieder Asthma-cardiale-Anfälle auftreten läßt. Man wird natürlich nicht immer gleich vom Anfang an die für den betreffenden Fall notwendige Digitalismenge finden, man wird die Dosis nach einiger Zeit manchmal erhöhen, manchmal vermindern müssen. Auch eine mit der Zeit unvermeidliche Änderung der Empfindlichkeit des Kranken, eine Änderung des Zustandes des Herzmuskels muß berücksichtigt werden. Oft fühlen intelligente Patienten rechtzeitig selbst, daß die Dosierung unzureichend ist und kommen deswegen zum Arzt.

Geht man auf diese Weise vor, dann wird man seine Kranken erfreulicherweise nie mehr im voll dekompensierten Zustande sehen, der Wechsel von Kompensation und Dekompensation verschwindet, der Kranke wird — solange der Zustand des Herzens es überhaupt erlaubt — dauernd in bescheidenem Rahmen arbeitsfähig bleiben. Die Gefahr, daß eine Gewöhnung an die Digitalis auftritt, sobald sie längere Zeit hindurch gegeben wird, ist nicht zu befürchten.

Bei der Wahl des Präparates soll immer die Regel Beachtung finden, daß die alten, galenischen Verschreibungsarten noch immer zu den zuverlässigsten gehören, solange *titrierte* Pulver gebraucht werden.

Wir verwenden die Digitalispulver, die Digitalistinktur oder das Digitalisinfus. 30 Tropfen der Tinktur entsprechen 0,1 g der Blätterpulver; verwendet man das Infus, dann muß die Dosierung entsprechend höher sein. Ein Infus von 1 : 150 entspricht in seiner Wirkungsstärke annähernd 0,3 Digitalispulver; will man also 9mal 0,1 der Pulver pro Tag geben, dann verschreibt man täglich ein Infus von 3 : 150 (!). Das Infus wird rasch zerstört. Die Dosis eines jeden Tages wird täglich frisch angefertigt. Um die rasche Zerstörung des Infuses aufzuhalten, setzt man dem Infus Alkohol zu, z. B. 10% des Infuses als Kognak. Bei dieser Verschreibung wird das Infus in

24 Stunden noch seine volle Stärke behalten. Nichtsdestoweniger wird man die Infusdosis für jeden Tag frisch anfertigen lassen.

Die Zahl der Digitalispräparate, die von der Industrie in den Handel gebracht werden, ist ungeheuer groß; sie vermehren sich dauernd. Die meisten dieser Präparate sind empfehlenswert. Man muß aber die richtige Dosierung kennen, die oft eine ganz andere ist, als die den Präparaten beigegebene Beschreibung angibt. Es ist nicht richtig, wenn der Arzt immer wieder andere Präparate verschreibt, immer neue, und zwar jene gibt, die gerade angepriesen werden. Jedem neuen Digitalispräparate werden gewisse Vorzüge zugeschrieben, die allerdings meist auf Erfahrungen aus Versuchen an Froschherzen basieren, die für die Klinik nicht maßgebend sein müssen. Wenn von 'einem Präparate behauptet wird, es wirke nicht toxisch, es kumuliere nicht, es erzeuge kein Erbrechen, so verwende man es nicht, da es unwirksam ist; ein gutes Digitalispräparat muß toxisch wirken, muß kumulieren, muß — in entsprechender Dosis gegeben — Erbrechen auslösen.

Man verwende am besten nur 1 bis 2 Spezialpräparate und sammle mit ihnen Erfahrungen. Wechselt man die Präparate zu oft, dann kennt man ihre Wirkungsstärke zu wenig und hat dann bei der Behandlung eines neuen Kranken zwei Unbekannte. Erstens den Herzmuskel, dessen Reaktion auf die Digitalis wir nicht kennen, und zweitens das Präparat selbst. Es ist auch darum vorteilhaft, möglichst immer dieselben Präparate anzuwenden, weil scheinbar ganz verläßliche Präparate ganz plötzlich, beispielsweise wegen einer Änderung im Fabrikationsverfahren, auch eine Änderung in ihrer Wirkungsstärke erfahren. So sahen wir sehr gute Digitalispräparate plötzlich fast wirkungslos werden und andere, die sehr schwach waren und in großen Mengen gegeben werden mußten, plötzlich außerordentlich kräftig wirken. Der Arzt, der möglichst immer bei demselben Präparate bleibt, wird solche Änderungen rasch herausfinden und sich danach richten; derjenige aber, der solche Präparate nur gelegentlich verwendet, wird viel später darauf kommen, gewöhnlich erst dann, wenn er viel über- oder unterdosiert hat.

Die Zahl der guten Handelspräparate ist groß, ihre Aufzählung erübrigt sich; jedes Land hat *seine*, oft sehr billigen, gereinigten Digitalismittel, die außerhalb seiner Grenzen oft unbekannt sind. Die meisten Präparate sind nach Froschdosen ausgewertet. Nichtsdestoweniger empfiehlt es sich, der Bezeichnung der Fabrik, daß   soundso viele Tropfen oder

Tabletten einer bestimmten Menge titrierten Pulvers entsprechen, nicht zu trauen, sondern die Dosierung auf Grund eigener Erfahrungen durchzuführen. Folgt man den Angaben, die auf den Packungen gedruckt sind, dann wird man oft unterdosieren.

Immer richtig dosiert sind nur die reinen, kristallinischen Glykoside, etwa das Verodigen (Gitalin) oder das sehr wirksame, aber oft Erbrechen erzeugende Digitaline (Digitoxin); diese Mittel sind besonders dann angezeigt, wenn man — bei gefährdeten Kranken — rasche Wirkungen erzielen will.

Die am meisten zu empfehlende Darreichungsart der Digitalis ist zweifellos die Anwendung von Suppositorien. Gibt man Digitalis per os, so riskiert man, daß bei nicht gereinigten Präparaten schon wegen der Verunreinigungen durch die Digitalisballaststoffe Magendarmstörungen auftreten; es wird auch nur ein Teil der Digitalis resorbiert, und zwar sehr langsam resorbiert, was jedem begreiflich wird, der einmal den schwer gestauten Magendarmtrakt bei einem Kranken mit Rechtsdekompensation gesehen hat. Die resorbierte Digitalis wird dann durch die Leber geleitet, wo sie zum Teil abgelagert, zum Teil vielleicht auch zerstört wird. Die volle Digitaliswirkung wird, wenn man Digitalissuppositorien gibt, viel rascher auftreten, weil dann die Digitalis, direkt von den Hämorrhoidalvenen aufgenommen, in die Cava inferior gelangt, ohne die Leber passieren zu müssen und vom rechten Herzen durch die Lunge ins linke Herz und so in die Koronargefäße kommt. Da Lunge und Blut als einzige Gewebe des Körpers die Digitalis nicht zurückhalten, kann die ganze verabreichte Digitalismenge das linke Herz erreichen. Es ist also nicht richtig, wenn es vielfach heißt, man müsse rektal die doppelte oder jedenfalls größere Digitalismengen geben als per os. In Wirklichkeit sind eher kleinere Digitalistagesmengen notwendig. Die Einzeldosis wird allerdings höher gehalten werden, weil man — um den Darm nicht zu reizen — nicht viele Suppositorien lange Zeit hindurch alltäglich wird geben können. Eine Behandlung mit Digitalissuppositorien ist besonders bei Kranken mit stärkerer Leberstauung angezeigt.

Die meisten gereinigten Digitalispräparate kommen auch in Form von Suppositorien in den Handel. Wünscht man aber eine andere Dosierung, oder wünscht man ein Präparat als Suppositorium zu geben, das als solches vom Fabrikanten nicht geliefert wird, so kann man sich vom Apotheker Suppositorien anfertigen lassen, wenn man die entsprechende Menge eines *gereinigten* Digitalispulvers mit Butyr. Cacao, oder 15 Tropfen einer gereinigten Digitalislösung mit Ol. Cacao mischen läßt. Pulverisierte Digitalisblätter in Form von Suppositorien aufzuschreiben, wie es vielfach geschieht, empfiehlt sich aus begreiflichen Gründen nicht.

Die Darreichung von Suppositorien wird bei manchen Patienten Widerstand finden. Hat sich der Patient aber einmal von der raschen und sicheren Wirkung der Zäpfchen überzeugt, dann hat man keine Mühe mehr, sie wieder zu verordnen. In dem Zäpfchen, das man abends gibt, kann man sehr leicht noch andere notwendige Medikamente (Schlafmittel, Euphyllin) unterbringen. Etwa:

> Digalen gtt. XV
> Euphyllin oder Corphyllamin 0,4
> Natr. diaethylbarbituric. 0,5
> Ol. Cacao qu. s. f. supp.

Seitdem wir die Digitaliszäpfchen verwenden, ist die Digitalisinjektionstherapie in den Hintergrund getreten. Die Injektionen wirken nicht *wesentlich* rascher als die Suppositorien. Als beste Methode der Digitalisdarreichung wurde im Experimente die *langsame*, intravenöse Infusion gefunden, weil dann relativ große Digitalismengen vom Herzmuskel zurückbehalten werden. Die Wirkungsweise der Digitalissuppositorien kommt aber einer langsamen, intravenösen Infusion gleich. Nur bei jenen seltenen Fällen, bei denen wegen Übelkeiten oder Erbrechen die Digitalis nicht per os gegeben werden kann und bei denen, etwa wegen Hämorrhoiden, die Digitalis nicht in Form von Suppositorien anwendbar ist, wird man zur Injektion greifen müssen. Man injiziert die Digitalis am besten intramuskulär oder intravenös, weil nahezu alle Präparate, subkutan injiziert, unangenehme Reizwirkungen hervorrufen.

In neuerer Zeit kommen mehrere Digitalispräparate in den Handel, die von der *Digitalis lanata* und nicht von der bisher immer verwendeten Digitalis purpurea abstammen. Einzelnen Präparaten dieser Gruppe werden besondere Vorzüge nachgerühmt. Sie sollen aus dem Herzen sehr rasch auswaschbar sein und nicht kumulieren. Diese Eigenschaften mögen wohl bestimmten Bestandteilen der Digitalis lanata zukommen und im Tierversuche gefunden werden. Verwendet man aber die im Digilanid enthaltene Mischung mehrerer Glykoside oder Pulv. folior. titrata aus der Digit. lanata, dann kann man sich davon überzeugen, daß ein hochwirksames, kräftig kumulierendes Digitalispräparat vorliegt, das alle Eigenschaften zeigt, die man von einem guten Digitaliskörper erwarten darf. Die sogenannten toxischen Digitaliswirkungen (vor allem die mit dem Elektrokardiogramm kontrollierbaren Änderungen der Nachschwankung, Arrhythmien) treten bei geeigneten Patienten und nach geeigneten Dosen mit derselben Zuverlässigkeit auf, wie nach der Darreichung von Digitalis-purpurea-Präparaten.

Die Digitalis lanata ist deshalb in Form der titrierten Blätter oder der gereinigten Spezialpräparate sehr zu empfehlen, wenn alle Vorschriften beachtet werden, die auch für die Anwendung der anderen Digitalispräparate gelten. Ob die Lanata-Präparate klinisch wesentliche *Vorzüge* vor den anderen Digitalispräparaten haben, steht noch dahin; sie sind aber zumindest gleichwertig.

Die große Zahl der sogenannten Digitalisersatzmittel (Scilla-Präparate, Adonis-vernalis-Präparate, Spartein usw.) ist entbehrlich. Es besteht kein Zweifel, daß sie wirksam sind und das Herz im günstigen Sinne beeinflussen können. Sie wirken aber viel schwächer als die Digitalis selbst und rufen häufig Nebenerscheinungen, wie Erbrechen, Durchfälle hervor. Gibt man diese Mittel in jenen Fällen, in welchen durch die Digitalisdarreichung Erbrechen oder Bigeminie erschien, so sieht man nach den „Ersatzpräparaten" dieselben Störungen auftreten; sie sind also nicht besser verträglich als die Digitalis. Der Gebrauch dieser Mittel bringt deshalb keinen Vorteil. Von einer besonderen diuretischen Wirkung, über die vorwiegend russische Ärzte berichten, konnten wir uns bei unseren Scilla-Präparaten nicht überzeugen. Es mag sein, daß dies an der Beschaffenheit der bei uns gebräuchlichen Präparate liegt. Das neue, soeben in den Handel gekommene Scilloral scheint aber einen wirklichen Fortschritt darzustellen und ist zu empfehlen, da es seltener Magen-Darmerscheinungen hervorruft. Scillapräparate müssen manchmal bei jenen Patienten angewendet werden, die die Digitalis fürchten und durch die Vorschreibung eines Digitalisrezeptes in Angst versetzt werden.

Strophanthin.

Mit den Digitalisglykosiden eng verwandt, von ihnen aber in vielem verschieden, sind die Strophanthinglykoside. Sie unterscheiden sich vor allem durch das viel raschere

Eintreten der Wirkung. Das ist von Vorteil, wenn es darum geht, möglichst rasch eine schwere Dekompensation zu bessern; das hat aber auch Nachteile, weil eine akute, brutale Kompensierung, wie wir schon früher ausführten, Gefahren bringt.

Die Strophanthine wirken, wenn man sie intravenös gibt, schon nach wenigen Minuten (Pfeilgifte!). Man kann mit einer Strophanthininjektion in der erlaubten Dosis eine Wirkung erzielen, die mindestens der von 15 bis 20 Digitalispulvern à 0,1 entspricht. Es ist deshalb klar, daß man ein so wirksames Mittel nur dann geben darf, wenn es von verläßlichen Firmen stammt und streng kontrolliert wird. So kommt es, daß Hunderte von Digitalispräparaten, aber nur wenige Strophanthine im Gebrauch stehen. Bei uns werden fast ausschließlich zwei Präparate verwendet. Das Strophanthin Böhringer und das Ouabaïne Arnaud. Das Strophanthin kann auch intramuskulär gegeben werden, wenn die dazu in den Handel gebrachten Ampullen verwendet werden.

Es gibt Kliniken, Krankenhäuser, Ärzte, die fast ausschließlich Strophanthin zur Behandlung Dekompensierter verwenden. Es ist nicht zu bezweifeln, daß der *Erfahrene* das tun darf und so rascher als mit einer Digitalistherapie zum Ziele kommt. Man muß aber dabei immer bedenken, daß mit dem Vorteil der *raschen* Kompensierung auch verschiedene Nachteile verbunden sind.

Die Nachteile bestehen zunächst in der Gefahr des akuten „Strophanthinherztodes". Er ist fast ausnahmslos Folge von Kammerflimmern. Während einer Digitalisbehandlung sieht man — wie S. 270 angeführt wurde — manchmal Bigeminien auftreten, die sich bei der Fortsetzung der Digitalistherapie zu Trigeminusgruppen häufen; man muß die Digitalisbehandlung dann rasch aussetzen, um zu verhindern, daß Tachykardien erscheinen, die leicht in Kammerflimmern übergehen können. Gibt man aber Strophanthin, so können in wenigen *Minuten* Extrasystolen auftreten, die schon wenige Minuten später sich zu bedrohlichen Tachykardien häufen. Ob Extrasystolen während der Behandlung auftreten, kann man nie vorhersehen, sie sind auch bei vorsichtigster Dosierung nicht ganz zu vermeiden. Während man also mit der Digitalistherapie per os immer rechtzeitig aufhören kann, wenn die Extrasystolen sich häufen, läuft das Vergiftungsbild nach Strophanthin in wenigen Minuten ab. Die Wirkung ist nicht aufzuhalten. So tritt auch der typische Strophanthin-

tod wenige Minuten bis eine halbe Stunde nach der Injektion auf.

Gewöhnlich wird deshalb auf die strenge Vorschrift hingewiesen, ganz besondere Vorsicht mit der Strophanthindarrei-
chung dann zu üben, wenn der Patient unter Digitaliswirkung
steht. Die kürzeste Frist, die zwischen der letzten Digitalis-
und der ersten Strophanthingabe verstreichen muß, soll 3 Tage
betragen. Beachtet man diese Regel nicht, so riskiert man, daß
sich die Strophanthinwirkung auf ein schon unter Digitaliswirkung stehendes Herz aufpfropft und so die Gefahr, daß
Intoxikationserscheinungen auftreten, sehr groß ist. Auch
dann, wenn man die Frist von drei Tagen abwartet, bevor man
Strophanthin injiziert, oder wenn man sogar Strophanthin nach
einer längeren Pause gibt, oder bei Fällen gibt, die keine
Digitalis erhalten hatten, kann man die gefährlichen Rhythmusstörungen nicht ganz vermeiden. Da manche Fälle schon einen
Tag nach der Behandlung mit kleinsten Digitalisdosen eine
Bigeminie bekommen, wird man solche Vorkommnisse nach einer
Strophanthininjektion natürlich auch erleben können. Gerade
diese Patienten sind dann stark gefährdet. Es gibt natürlich
auch Fälle, bei denen man gleich nach Digitalis Strophanthin
geben darf, ohne Schaden zu sehen. Wir sind allerdings nicht
in der Lage, das vorauszusehen.

Aus allen diesen Gründen und vor allem darum, weil die
Strophanthinwirkung rascher abklingt als die Digitaliswirkung,
die Strophanthintherapie also für die kontinuierliche, ambula-
torische Dauerbehandlung nicht recht geeignet ist, ziehen wir
die Digitalisbehandlung im allgemeinen vor.

Die Strophanthintherapie ist dagegen immer indiziert, wenn
es sich um akute, vitale Indikationen handelt. Tritt z. B. bei
einer gar nicht oder ungenügend vorbehandelten herzkranken
Patientin während einer Entbindung eine akute Herzinsuffizienz
auf, tritt bei einem noch nicht behandelten Hochdruck oder bei
einer Nephritis ein schweres und protrahiertes Lungenödem auf,
das auf die symptomatische Behandlung nicht reagiert, kommt
ein Herzkranker in einem so schwer dekompensierten Zustande in unsere Behandlung, daß wir nicht zuwarten können,
bis eine Digitalistherapie per os wirkt, dann geben wir Strophanthin und können damit gewöhnlich das Bild in wenigen
Minuten zum Bessern wandeln; in solchen Fällen ist das Strophanthin jedem anderen Mittel überlegen. Auch bei Patienten,
die schon nach den kleinsten Digitalisdosen Dyspepsien bekommen, kann man manchmal mit Vorteil Strophanthin verwenden.

So gibt es Fälle von Hochdruck oder Koronarsklerose, bei welchen nicht mit Digitalis, wohl aber mit Strophanthin eine Besserung zu erzielen ist.

Die bei Fällen von Koronarsklerose und Herzinsuffizienz oder bei einer Herzinsuffizienz nach einer Koronarthrombose notwendigen Digitalisdosen sind oft sehr groß. Diese großen Dosen können wegen der unangenehmen Begleiterscheinungen nicht ausreichend lang gegeben werden. Dazu kommt noch, daß gerade Patienten mit einer Gefäßsklerose sehr schlecht die Digitalis vertragen. Bei diesen Fällen kann man oft durch Strophanthin eine ausreichende Herzwirkung erzielen, ohne die unangenehmen Begleiterscheinungen auszulösen. Es gibt Fälle von Sklerose, bei denen das Strophanthin lebensrettend wirkt.

Die sehr günstige Wirkung des Strophanthins bei paroxysmalen Tachykardien ist schon S. 261 erwähnt worden.

In neuerer Zeit wurde das Strophanthin auch zur Behandlung der Angina pectoris herangezogen. Die Indikationen gehen aus zahlreichen Arbeiten nicht klar hervor, weil nicht angegeben wird, um was für eine Form der Angina pectoris es sich handelt.

Wenn angegeben wird, daß bei einer Koronarthrombose der Schmerz nach einer Strophanthininjektion aufgehört hat, so beweist das nichts, denn der Koronarthrombosenschmerz hört immer auch ohne Strophanthin auf. Ich möchte auch auf Grund meiner eigenen Erfahrung zu einer Strophanthintherapie bei der Koronarthrombose *ohne Herzinsuffizienz* nicht raten. Tritt eine Herzinsuffizienz auf, dann allerdings ist das Strophanthin — wie aus den obigen Ausführungen hervorgeht — oft das Mittel der Wahl.

Bei der Angina pectoris im Verlaufe einer Koronarstenose werden auch im allgemeinen doch nur gefäßerweiternde Mittel gegeben, und wenn es vom Strophanthin noch nicht erwiesen ist, daß es die Gefäße regelmäßig verengt, so wirkt es doch sicherlich nicht erweiternd. Die klinische Erfahrung, daß bei dieser Angina-pectoris-Form nur *das* günstig wirkt, was den Kreislauf entlastet, und daß das Auftreten einer Herzinsuffizienz die Schmerzen zum Verschwinden bringt, läßt uns bei dieser neuen Strophanthinindikation doch noch vorsichtig zuwarten, bis mehr Erfahrungen vorliegen. Der Nutzen des Strophanthins bei diesen Fällen wäre durch die neueren Beobachtungen erklärt, nach denen durch das Strophanthin die O_2-Aufnahme aus dem Kapillarblut ins Gewebe begünstigt wird.

Über den Nutzen des Strophanthins bei der Angina pectoris in ihren verschiedenen Abarten sind somit noch weitere Erfahrungen abzuwarten.

Auch bei Pneumonien halten wir die Strophanthintherapie — wenn eine Stützung des Herzens überhaupt in Frage kommt — für nützlicher als eine Digitalisbehandlung. Man gibt, besonders bei Gefährdeten (z. B. Patienten im höheren Alter), vom 2., 3. Tage der Erkrankung an bis nach der Krise täglich eine Strophanthininjektion. Sie wäre nicht erlaubt, wenn die Kranken, wie es an vielen Stellen üblich ist, vorher prophylaktisch Digitalis erhalten haben. Ob eine Herzbehandlung bei Pneumonien notwendig sein wird, kann man nie voraussagen. Meistens ist sie zu entbehren.

Wir überschreiten nie die Menge von $^1/_4$ mg (0,00025 g) Strophanthin (Ouabaïne) pro injectione, wir geben sogar meistens nur 0,0002 g; bei manchen, seltenen Fällen, bei denen wir sicher sind, daß keine Digitalisierung vorausging, geben wir in den ersten Tagen auch 2 solcher Injektionen täglich. Bei Fällen, deren Reaktion auf Strophanthin wir nicht kennen, geben wir zuerst nur 0,15 mg intravenös. Wir erhöhen diese Dosis, wenn innerhalb von 30 Minuten nach der Injektion keine Störungen, insbesondere keine Arrhythmien, auftreten.

Hat man einen Kranken durch das Strophanthin aus einem bedrohlichen Zustand herausgebracht, dann darf man eine Digitalisbehandlung unmittelbar anschließen. Bis die Digitalis zu wirken beginnt, ist die Strophanthinwirkung im Abklingen.

Ein großer Nachteil des Strophanthins ist die notwendige Bindung des Patienten an den Arzt, an die Spritze. Darum gehen wir, sobald es möglich ist, zur Digitalis über.

Strophanthinsuppositorien sind wertlos.

Die Anwendung von Strophanthinpräparaten per os ist nicht zu empfehlen. Die oft verschriebene Tinctura Strophanti ist fast wirkungslos; die Dosen, die gegeben werden müssen, um überhaupt eine gewisse Wirkung zu erzielen, sind oft enorm. Es gibt wohl Strophanthinpräparate, die per os eine Wirksamkeit entfalten, sie haben aber keinen Vorteil vor den (per os) viel besseren Digitalispräparaten.

Behandlung der paroxysmalen, nächtlichen Atemnot.

Da die paroxysmalen Anfälle von Atemnot, die bei den Herzkranken nachts auftreten, Folge einer Herzinsuffizienz sind, bilden sie eine Indikation für die Digitalisbehandlung.

Es verstreicht aber immer einige Zeit, bis die Digitalis wirkt und sie hilft auch nicht in jedem Falle; oft genug bleiben, trotz energischer Digitalisierung, noch Insuffizienzzeichen bestehen. Es ist deshalb notwendig, diese Dyspnoeformen auch symptomatisch zu behandeln, um so mehr, als sie ja nicht selten (Lungenödem!) lebensbedrohlich sind.

Cheyne-Stokes.

Da beim Cheyne-Stokes ein O_2-Mangel und eine gewisse Untererregbarkeit der Zentren seit langem als auslösende Ursache erkannt wurden, hat man sich bemüht, durch O_2-Inhalationen sowie durch die Darreichung von Mitteln, welche die Hirnzentren erregen, eine Besserung zu erzielen.

Die O_2-Inhalation hat auch tatsächlich bei den meisten Fällen eine sofortige Wirkung. Die Atmung wird regelmäßig, die dyspnoischen Pausen verschwinden. Ein Nachteil dieser Behandlung liegt aber darin, daß sie nur für die Dauer ihrer Anwendung wirkt. Setzt man die O_2-Inhalation aus, so tritt in wenigen Minuten der Cheyne-Stokes wieder auf. Die gewöhnlich bei uns geübte O_2-Therapie (Atmen aus einer O_2-Bombe, einem Sack) hat sehr große Mängel. Nur eine O_2-Kammer nützt für längere Zeit. Sie steht aber nur selten zur Verfügung. Läßt man, wie es in der Praxis oft geschieht, O_2 aus einem Gummisack inhalieren, dann ist dieser in wenigen Minuten entleert und die Besserung, die der Kranke empfindet, sehr bald von einer sehr unangenehmen Steigerung der alten Beschwerden gefolgt. Bei Fällen, die in der Nacht eine so hochgradige Verschlimmerung des Cheyne-Stokes zeigen, daß Verwirrtheitszustände auftreten, ist mit O_2 allerdings eine rasche Beruhigung erreichbar.

Interessanterweise kann man durch Inhalation eines Luftgemenges mit 4 bis 5% CO_2 ähnliche Wirkungen erzielen. Der erhöhte CO_2-Gehalt im Blute führt dann zu einer starken Erregung des Atemzentrums, so daß eine andauernde Dyspnoe, ohne apnoische Pause, auftritt. Eine normale Atmung wird allerdings nicht herbeigeführt. So ist auch die CO_2-Inhalation beim Cheyne-Stokes mehr ein Experiment als eine Behandlung.

Man hat auch versucht, durch die Darreichung zentral erregender Mittel den Cheyne-Stokes zu beeinflussen. Lobelin erwies sich aber als ebensowenig wirksam wie Koffein und andere Purinkörper; auch Kampferpräparate sind ohne Einfluß auf die Atmung. Recht gut wirken große Coramindosen.

Von einer geradezu spezifischen Wirkung beim Cheyne-Stokes sind jedoch die Theophyllinpräparate (Euphyllin, Corphyllamin, Phylliran, Deriphyllin). Das Euphyllin ist als Diuretikum seit Jahrzehnten im Gebrauch. Es ist eine Kombination von Theocin (Theophyllin) und Äthylendiamin. Dieses hat nur die Aufgabe, die Löslichkeit des Theocins zu ermöglichen. Es sei aber gleich betont, daß mit Theocin oder seinen Salzen bei weitem nicht dieselben Wirkungen erzielt werden können wie mit dem Euphyllin. Auch Äthylendiamin selbst ist kaum wirksam. Die Kombination beider scheint zu einer ganz neuen Wirkung zu führen.

Eine befriedigende Erklärung für die wunderbare Euphyllinwirkung (oder die Wirkung der anderen, vorhin genannten Präparate) beim Cheyne-Stokes steht noch aus. Injiziert man einem Gesunden das Euphyllin in die Vene, so empfindet er ein sehr starkes Wärmegefühl, etwa so, wie nach einer Kalzium- oder Chinininjektion. Man muß also eine starke Gefäßerweiterung als Folge der Injektion annehmen. Sie allein und eine durch sie bedingte bessere Ernährung der Zentren ist aber kaum die Ursache der Besserung, da Nitrite, auch in Form größerer Dosen von Nitroglyzerin, beim Cheyne-Stokes wirkungslos sind. Das Euphyllin wirkt außerdem als Purinkörper zentral erregend. Aber auch diese Wirkungskomponente ist bei der Beseitigung des Cheyne-Stokes kaum maßgebend, denn viel stärkere zentrale Erregungsmittel wie das Koffein, Kampferpräparate usw. beeinflussen den Cheyne-Stokes nicht. Es dürfte somit keine gewöhnliche Purinkörperwirkung, sondern eine spezifische zentrale Wirkung des Euphyllins vorliegen.

Man gibt bei Fällen mit schwerem Cheyne-Stokes am besten eine Ampulle mit 0,24 g Euphyllininhalt in Form einer intravenösen Injektion. Diese muß allerdings mit einiger Vorsicht ausgeführt werden. Schon beim Gesunden ist ein starkes Wärmegefühl unmittelbar nach der Injektion die Regel. Beim Kranken, vor allem beim Kreislaufkranken, kann Schwindel und sogar ein leichter Kollaps auftreten, wenn die Injektion allzu brüsk erfolgt. Man verabreicht das Euphyllin deswegen immer in verdünnter Lösung; am besten verdünnt man mit 15 bis 20 ccm einer physiologischen Kochsalzlösung; außerdem injiziert man so langsam, daß die Injektion 3 bis 5 Minuten dauert. Geht man so vor, dann ist kein Schaden zu befürchten. Idiosynkrasien gegen das Euphyllin (Erbrechen, Kopfschmerzen) sind selten. Die Injektion wird am besten am Abend gegeben, da der Cheyne-Stokes nachts besonders stark ausgeprägt ist; wenn es notwendig ist, kann in schweren Fällen die Injektion außerdem am Tage wiederholt werden. Die Euphyllintherapie kann so lange fortgesetzt werden, als es notwendig erscheint. Es besteht kein Anlaß, sie nur darum abzubrechen, weil sie schon eine Zeitlang im Gebrauch ist.

Die intramuskuläre Injektion ist wenig zu empfehlen, da sie sehr häufig länger anhaltende Schmerzen hervorruft. Man kann die doppelte Menge injizieren (0,48 g). Bei Fällen, bei denen eine intravenöse Injektion nicht gegeben werden kann, empfiehlt es sich, das Euphyllin rektal zu verabfolgen. Man geht dabei so vor, daß man den Inhalt einer Ampulle von 0,48 g Euphyllingehalt mit 50 ccm physiologischer Kochsalzlösung verdünnt und als Klysma verabreicht. Noch empfehlenswerter ist die Verschreibung als Suppositorium. Die Originalsuppositorien, die in den Handel kommen, sind meistens zu schwach; sie enthalten 0,36 g Euphyllin. Wir verschreiben darum gewöhnlich magistraliter 0,5 bis 0,6 Corphyllamin für je ein Suppositorium und lassen diese Dosis, wenn es notwendig ist, zweimal täglich nehmen. Die Wirkung der Zäpfchen ist nur um weniges schwächer als die der intravenösen Injektion. Die Euphyllindarreichung per os ist ganz wirkungslos.

Das Euphyllin (Corphyllamin) ist bei Cheyne-Stokes-Fällen so nützlich, daß die Angabe der Kranken „es wirkte wie ein Wunder", immer wiederkehrt. Wochenlang war ihre Nachtruhe gestört, wochenlang mußten sie jede Nacht stundenlang aufsitzen oder ruhelos im Zimmer umherwandern, und die erste Nacht im Krankenhause schlafen sie durch! Mittel wie Euphyllin, Corphyllamin, Deriphyllin sind eine ganz besonders wertvolle Bereicherung unseres Arzneischatzes und heute unentbehrlich. Der Nachteil dieser Mittel — der hohe Preis — wird hoffentlich in naher Zukunft behoben werden können.

Nicht selten erhält man von einem Kranken, der am Abend Euphyllin genommen hat, am nächsten Morgen die Auskunft, die Nacht wäre ungewöhnlich gut gewesen, die Atmung so leicht wie schon lange nicht mehr. Der Schlaf wäre aber ganz ausgeblieben. Das ist erklärlich, wenn wir bedenken, daß das Euphyllin als Purinkörper zentral erregend wirkt und so den Cheyne-Stokes, aber auch zugleich den Schlaf beseitigt. Aus diesem Grunde ist es vorteilhaft, das Euphyllin mit einem Hypnotikum zu kombinieren. Man gibt dieses zum Euphyllin in den Zäpfchen hinzu, indem man beispielsweise 0,5 Natr.

diaethylbarbituric. (Medinal) oder 0,2 Natrii phenylaethylbarbituric. (Luminal) oder 0,01 Pantopon u. ä. m. aufschreibt.

Der Gebrauch kleiner Morphiummengen im Vereine mit dem Euphyllin ist erlaubt und vorteilhaft. Die Anwendung größerer Morphiumgaben (ohne Euphyllin) ist aber beim Cheyne-Stokes streng kontraindiziert. Morphium, das sonst bei kardialer Dyspnoe so segensreich wirkt, erzeugt nämlich Cheyne-Stokes. Auch ein Patient mit normalem Kreislauf, der aus irgendeinem Grunde eine größere Morphiumgabe erhalten hat, zeigt bald nachher eine periodische Atmung, die durch die Herabsetzung der Erregbarkeit der Atemzentren erklärt ist. Deshalb ist auch die Cheyne-Stokes-Atmung ein konstantes Zeichen einer Morphiumvergiftung. Gibt man einem Kranken, der schon einen Cheyne-Stokes hat, eine Morphiuminjektion, dann kann eine sehr unangenehme Steigerung der Beschwerden auftreten.

Das Chloralhydrat wird zu Unrecht bei Kreislaufkranken gemieden. Die Dosen, die den Kreislauf schädigen, sind viel größer als die in der Klinik üblichen. Es kann in manchen Fällen von Cheyne-Stokes in der Menge von 2 g als Klysma beruhigend wirken.

Asthma cardiale, Lungenödem.

Auch die Anfälle von Asthma cardiale (paroxysmale nächtliche Spontandyspnoe) sind ebenso wie das Lungenödem Folge einer Herzinsuffizienz und sind mit Digitalis zu behandeln. Aus demselben Grunde wie beim Cheyne-Stokes brauchen wir auch bei diesen Anfällen eine Therapie im Anfalle selbst und brauchen Mittel, welche verhindern, daß noch vor dem Eintreten der Digitaliswirkung neue Anfälle auftreten.

Schon die rein klinische Beobachtung zeigt, daß beim Asthma cardiale und beim Lungenödem ein Zustand des Atemzentrums vorliegen dürfte, der dem beim Cheyne-Stokes völlig entgegengesetzt ist. Bei diesem bestehen lange Atempausen, die nur von wenigen Atemzügen unterbrochen sind; bei jenen aber ist dauernd eine tiefe, frequente Atmung vorhanden. So kommt es, daß jenes Mittel, das den Cheyne-Stokes verstärkt — das Morphium —, die Behandlung der Wahl beim Asthma cardiale darstellt.

Man gibt das Morphium im Anfalle am besten in Form einer Injektion, in nicht zu kleiner Dosis (0,02). Bei der im Anfalle schlecht durchbluteten kalten Haut tritt die Wirkung einer subkutanen Injektion allerdings sehr langsam ein; es ist deshalb eine intravenöse (0,01) oder, wenn man davor zurückschreckt, eine intramuskuläre Injektion (0,02) empfehlenswerter. Jede Morphiuminjektion wird zweckmäßig mit Atropin kombiniert. Man gibt in der Mischspritze 0,0005 bis 0.001 Atropin. sulf. zum Morphium dazu.

Das Morphium ist nicht nur im Anfalle selbst wirksam, es kann auch das Auftreten der Anfälle verhindern, also vorbeugend wirken. Eine kleine Morphiummenge am Abend gegeben (1 Pantopon-, 1 Eukodaltablette oder, billiger, 20 bis 30 Tropfen einer $1^0/_0$igen wässerigen Lösung von Morphin. hydrochl.) reichen dazu aus. Nach einigen Tagen wird die Morphiumdarreichung meist überflüssig, weil die Digitalis indessen zu wirken beginnt. Auch die Morphiumwirkung im Anfalle grenzt ans Wunderbare. Schon nach wenigen Minuten wird die Atmung ruhiger, das Rasseln verschwindet und der Patient schläft erschöpft ein.

Beim Asthma cardiale und Lungenödem ist seit alters her ein Aderlaß üblich. Seine Wirkung war verständlich, solange man diese Zustände auf eine hochgradige Lungenstauung zurückführte; wir sahen aber, daß eine Lungenstauung bei diesen Fällen wohl oft besteht, daß sie für sich allein aber nicht die auslösende Ursache der Anfälle sein kann. Es ist mit dem Aderlaß beim Asthma cardiale ähnlich, wie mit dem Aderlaß bei der Hypertension. Auch bei diesen Fällen wird er vielfach ausgeführt, weil man damit den Hochdruck zu beeinflussen hofft. In Wirklichkeit wird aber — wie die Untersuchung ergibt — nur das subjektive Befinden *mancher* Hochdruckkranker gebessert, der Druck bleibt auch nach ausgiebigen Aderlässen hoch. (Der Druck kann sogar nachher vorübergehend noch höher werden, weshalb ein Aderlaß bei Patienten mit einer Apoplexie nur mit großer Vorsicht ausgeführt werden darf.) In gleicher Weise haben wir keine Erklärung dafür, auf welche Weise er beim Asthma cardiale und Lungenödem nützt; ein Nutzen scheint aber erwiesen (s. S. 292).

Die Patienten nehmen schon instinktiv eine Lage ein, die die Wirkung eines „unblutigen Aderlasses" hat: sie sitzen aufrecht im Bette und lassen die Beine herunterhängen, so daß größere Blutmengen in den unteren Extremitäten zurückgehalten werden; manche nehmen ein warmes Fußbad. In neuerer Zeit versucht man auch durch Biersche Stauung, möglichst hoch an beiden Extremitäten angelegt, ähnliche Wirkungen zu erzielen. Eine Biersche Stauung am Abend, durch eine halbe Stunde fortgesetzt, soll auch prophylaktisch wirken und das Auftreten eines Anfalles verhindern. Diese Form des „unblutigen Aderlasses“ ist vorzuziehen und hinterläßt auch nicht die allgemeine Schwäche, die bei einem stärkeren *blutigen* Aderlaß manchmal längere Zeit hindurch anhält.

Auch das Pituitrin wurde im Asthma-cardiale- und Lungenödem-Anfalle empfohlen.

Im Anfalle von Lungenödem ist auch eine intravenöse Injektion von hochkonzentrierter Traubenzuckerlösung, etwa 40 ccm einer 40 bis $50^0/_0$igen Lösung außerordentlich wirksam. Die Besserung tritt in wenigen Minuten ein. Die Wirkung ist eine rein osmotische und nicht auf den Zucker zurückzuführen. Mit einer konzentrierten Kochsalzlösung läßt sich derselbe Effekt erzielen. Ganz ähnlich vorzügliche Wirkungen kann man mit der Injektion von Traubenzucker bei Hirnödem erreichen, das bei Herzkranken (und Nierenkranken) nicht selten ist.

Der Traubenzucker wurde in Form intravenöser Injektionen mit und ohne Insulindarreichung auch sonst vielfach bei Herzkranken empfohlen. Er soll angeblich besonders bei Myokardschädigungen wirken. Wir haben uns von einem Vorteil der Zuckerinjektionen (abgesehen von den erwähnten zwei Indikationen) bei der Behandlung unserer Herzkranken nie überzeugen können, auch nicht von einer nennenswerten Erweiterung der Koronararterien.

Herz- und Kreislaufstimulantia.

Wird ein Arzt zu einem Kranken mit einem Asthma cardiale oder Lungenödem oder zu einem Falle von Herzschwäche gerufen, dann hat er begreiflicherweise auch das Bestreben, ein *Herzstimulans* zu geben. Vor der Besprechung der hierfür zur Verfügung stehenden Mittel, müssen wir uns vergegenwärtigen, daß es zwei verschiedene Formen von „Herzschwäche“ gibt.

Zunächst jene Form, die wir beim chirurgischen Schock, beim Kollaps, beim diabetischen Koma, bei Infektionskrankheiten und Pneumonien finden. Hier handelt es sich in der Regel nicht, oder nicht nur, um eine primäre Herzmuskelschädigung, sondern um eine Schädigung des peripheren Kreislaufs. Da nach den Starlingschen Herzgesetzen die Kontraktionskraft des Herzmuskels von der Füllung des Herzens abhängt, wird immer dann, wenn sich das

Blut in der Peripherie ansammelt und in verminderter Menge zum Herzen zurückströmt, also die Füllung des Herzmuskels nachläßt, auch die Kraft der Kontraktion sich vermindern, es wird ein kleiner „fliegender", frequenter Puls mit allen Zeichen einer schlechten, arteriellen Füllung auftreten.

Von dieser Kreislaufschwäche im engeren Sinne wäre die eigentliche Herzschwäche, oder besser Herzmuskelschwäche, zu unterscheiden. Sie tritt etwa dann ein, wenn bei einem Herzmuskel- oder Herzklappenfehler, beispielsweise durch einen Lungeninfarkt, eine Bronchopneumonie, ganz plötzlich sehr hohe Anforderungen an das Herz gestellt werden, oder wenn etwa eine paroxysmale Tachykardie, eine akute Überanstrengung, den Muskel zu sehr belastet. In solchen Fällen ist es notwendig, das Herz direkt zu behandeln und neben dem Strophanthin und der Digitalis auch noch andere, rasch wirkende Mittel zu geben.

Bei der erstgenannten Gruppe, den Fällen von Kreislaufinsuffizienz, ist zunächst das Strychnin zu nennen, welches ein ausgezeichnetes Gefäßtonikum ist (es wirkt auch zentral) und in der Menge von 6- bis 10mal je 0,001 Strychnin. nitr. täglich, per os, oder in Form von subkutanen Injektionen gegeben wird. Es ist besonders bei Pneumonien und den Infektionskrankheiten indiziert.

Ein altbewährtes Kreislaufmittel ist das Adrenalin, welches mit einer tonisierenden Wirkung auf die Gefäße auch eine positiv inotrope Wirkung auf den Herzmuskel verbindet. Es hat aber einige Nachteile. Per os oder per rectum gegeben, ist es nahezu wirkungslos. Gibt man es als Injektion, dann wirkt es sehr rasch und stürmisch und wird innerhalb kürzester Zeit zerstört. Das Adrenalin wurde deshalb durch die verwandten, zum Teil synthetisch darstellbaren Stoffe, wie Ephedrin, Ephetonin und das Sympatol, verdrängt. Diese entfalten, auch per os gegeben, eine allerdings sehr milde Wirkung. In Form von subkutanen Injektionen wirken sie kräftig, aber viel protrahierter und weniger stürmisch als das Adrenalin. Bei Infektionskrankheiten und chirurgischem Schock sind sie viel im Gebrauch.

Sehr beliebt sind die Kampferpräparate. Sie gelten vielfach auch als Herzmittel. Sichere Beweise für ihre Wirkung auf den Herzmuskel sind aber nicht geliefert worden; sie ist sehr umstritten. Sehr günstig wirkt aber der Kampfer auf den peripheren Kreislauf auf dem Wege über die Vasomotorenzentren ein. Er wird kaum dort indiziert sein, wo es gilt, sehr rasche Wirkungen zu erzielen. So etwa bei einem postoperativen Schock, einem plötzlichen Kollaps. Er kann ja nur in Form von Kampferöl intramuskulär injiziert werden und wird als solches viel zu langsam resorbiert. Überall dort aber, wo es gilt, den Kreislauf längere Zeit hindurch anzuregen, so etwa bei einer Pneumonie, einem diabetischen Koma, Infektionskrankheiten, empfiehlt es sich, frühmorgens und abends intramuskulär ein Depots von je 4 ccm einer 20prozentigen Kampferlösung zu setzen. Der Kampfer wird dann allmählich resorbiert, so daß es zu einer lang anhaltenden Wirkung kommt.

Die Industrie hat sich seit langem bemüht, Kampfer-„Ersatzpräparate" in den Handel zu bringen, die alle Vorteile des Kampfers zeigen sollten, ohne den Nachteil, nur als Öllösung intramuskulär gegeben werden zu müssen. Eines der ersten dieser Präparate war das Hexeton, das wir aber wenig empfehlen können, weil es auch dann, wenn es intramuskulär angewendet wird, manchmal bedrohliche Atemstörungen auslöst. Zwei andere „synthetische" Kampferpräparate sind das Cardiazol und das Coramin; sie haben mit dem Kampfer chemisch recht wenig gemeinsam. Sie sind ausgezeichnet löslich, können per os oder in Form von Injektionen gegeben werden und sind zweifellos von großer Wirksamkeit. Sie wurden zu Unrecht als Herzmittel empfohlen. In Wirklichkeit sind sie ausschließlich Kreislaufmittel. Die Digitalis ist bei der Kreislaufschwäche nicht indiziert; bei manchen Schockformen soll sie sogar schädlich sein. Das neue Veritol wurde schon S. 194 erwähnt.

Bei der *Herzmuskelschwäche* im engeren Sinne ist das Strychnin nicht indiziert, da es auf die Kontraktionskraft des Muskels ohne Einfluß ist. Das Adrenalin und die verwandten Stoffe wirken wohl außerordentlich kräftig auf die Kontraktilität ein, sie sind aber bei Herzmuskel- und bei Herzklappenfehlern streng kontraindiziert, weil sie den Blutdruck steigern und die Herzfrequenz erhöhen. Das mag bei Fällen mit Kreislaufschwäche wohl vorteilhaft sein, bei organisch Herzkranken bedeutet die Widerstandvermehrung für das Herz aber eine übergroße Belastung. Auch das Cardiazol und das Coramin, die sehr häufig als Herzmittel gepriesen werden, wurden als Mittel, die an den Gefäßen angreifen, erkannt.

So bleibt nur noch das *Koffein*, das mit seiner zentralen Wirkung auf den Kreislauf auch eine direkte Herzmuskelwirkung verbindet. Das Koffein ist deshalb (abgesehen von der Digitalis und dem Strophanthin) das einzige Mittel, das wir bei geeigneten Fällen als Herzstimulans geben dürfen. Als Injektion kann nur ein lösliches Doppelsalz (etwa das Coffein. natr. acetic.) gegeben werden. Man gibt alle 2 bis 3 Stunden eine Injektion von 0,25 g. Wählt man die Darreichung in Form von Pulvern, so gibt man alle 2 bis 3 Stunden am besten Coffein pur. in der Menge von 0,1. In dieser Form, also nicht als Salz, ist es wohl unlöslich, scheint aber wirksamer. Nicht minder zuverlässig ist aber ein guter, schwarzer Kaffee, der von den Patienten viel lieber genommen wird als Pulver oder gar Injektionen und mindestens ebenso kräftig wirkt. Der Koffeingehalt einer kleinen Mokkaschale kann weit mehr betragen als der eines Pulvers oder einer Injektion.

Morphium bei Herzkranken.

Das *Morphium* wurde vor Jahrzehnten überall als die „zweite Digitalis“ gepriesen und bei Herzkranken viel gebraucht. Heute ist von seiner bei dekompensierten und dyspnoischen Herzkranken wohltuenden Wirkung wenig zu hören.

Daß das Morphium bei kardialem Asthma oder Lungenödem das wirksamste Mittel ist, wurde schon erwähnt. Nicht minder nützlich ist es aber bei vielen Formen chronischer kardialer Dyspnoe.

Seit mehreren Jahren ist es möglich, das durch Punktion gewonnene arterielle Blut unserer Herzkranken bezüglich seines Gasgehaltes zu untersuchen. Führt man diese Untersuchungen bei dyspnoischen Herzkranken, auch bei Mitralstenosen systematisch durch, so findet man, daß das arterielle Blut durchaus nicht weniger O_2 und nicht mehr CO_2 hat als das normale. Es ist im Gegenteil, *solange keine pulmonalen Komplikationen bestehen*, in normaler Weise mit O_2 gesättigt und enthält sogar weniger CO_2 als das Blut des Gesunden. Die Dyspnoe erzeugt eine Überventilation, und da die Dyspnoe zentral entsteht, keine Zweckatmung ist, wird mehr O_2 eingeatmet und mehr CO_2 ausgeatmet, als notwendig wäre. Durch die starke Ausatmung von CO_2 werden solche Herzkranke hypokapnisch und können Tetaniesymptome zeigen.

Versucht ein Gesunder einmal zu hyperventilieren, so wird er nach wenigen Minuten erschöpft innehalten müssen, weil das eine recht große Anstrengung bedeutet. Wieviel Arbeit wird diese Mehratmung aber bei einem dekompensierten Herzkranken bedeuten! Bedenkt man nun, daß bei solchen Kranken die Dyspnoe stunden- und tagelang andauert, so wird man die Schädigung verstehen, die das Herz und der

Kreislauf durch sie allein erleidet. Gibt man nun eine so kleine Dosis Morphium (es genügen oft 15 bis 20 Tropfen einer 1prozentigen wässerigen Lösung), daß die Erregbarkeit der Zentren nur um ein weniges herabgesetzt wird, dann wird die dem Kreislauf aufgezwungene Mehrarbeit vermindert, es tritt durch das Morphium allein — ohne eine andere Therapie! — eine gesteigerte Diurese auf, eine Verlangsamung des Herzens, ein Abschwellen der Leber u. ä. m. Außerdem beseitigt das Morphium die Unruhe, welche jede zerebrale Kreislaufstörung begleitet. Jeder dekompensierte Herzkranke soll in den ersten Tagen der Behandlung, bis die Digitalis zu wirken beginnt, früh und abends diese kleine Morphiumdosis erhalten. Auch bei den Dyspnoen, die man bei schweren Herzmuskelerkrankungen oder nach Koronarthrombosen findet, ist das Morphium von zauberhafter Wirkung. Eine Gefahr des Morphinismus ist bei dieser Dosierung nicht zu befürchten; es handelt sich ja immer um schwer Herzkranke!

Wenn der Segen des Morphiums bei *kardialer* Dyspnoe entsprechend hervorgehoben wird, so darf nicht unerwähnt bleiben, daß eine *pulmonale* Dyspnoe eine strenge Gegenanzeige für den Gebrauch des Morphiums bildet. Gibt man einem Kranken mit einem *schweren* Emphysem, einer kapillaren Bronchitis, einer schweren Kyphoskoliose, einer ausgebreiteten doppelseitigen Lungentuberkulose oder Pneumonie, Kranken also, bei denen ein sehr großer Teil der Lungen betroffen ist, Morphium, so kann man damit den größten Schaden anrichten. Untersucht man nämlich das arterielle Blut dieser Fälle, so findet man eine *verminderte* O_2-Sättigung und einen erhöhten CO_2-Gehalt. Die Erkrankung der Lunge, der Ausfall an respiratorischem Lungengewebe, führen zum abnormen Gasgehalt des Blutes und macht die Dyspnoe *notwendig*. Vermindert man in solchen Fällen durch das Morphium die Erregbarkeit des Atemzentrums, dann wird der Gasaustausch noch mehr verschlechtert, die vermehrte CO_2 im Blute wirkt — wenn sie ein gewisses Maß überschreitet — selbst lähmend auf die Zentren, der Kranke schläft ein, atmet immer seltener, mit immer größeren Atempausen, bis — wenn nicht rasch eingegriffen wird — der Tod eintritt. Es handelt sich da nicht etwa um ein seltenes Ereignis, man erlebt solche Vorkommnisse leider häufig. Dem behandelnden Arzt wird meistens der Zusammenhang zwischen der Morphiuminjektion und dem Tode des Kranken nicht klar, er führt den Tod auf die bestehende schwere Lungenerkrankung zurück.

Man beherzige deshalb immer die Regel, die Dyspnoe pulmonaler Genese, die ja eine notwendige Mehratmung bedeutet, um den Gasgehalt des Blutes halbwegs normal zu halten, nicht mit Morphiumgaben zu bekämpfen. Bei leichtem Emphysem (ohne Dyspnoe), ebensolchen Pneumonien, Bronchitiden, Tuberkulosefällen kann man Morphium, ohne Folgen zu befürchten, geben. Nur bei schweren Lungenerkrankungen, die zu einer starken Einschränkung des Lungengewebes führen, kann es schädlich sein. In Zweifelsfällen, bei denen aus irgendeinem Grunde Morphium nicht zu entbehren ist, halte man eine Atropin- und Koffeinspritze bereit und beobachte den Kranken ständig.

Aus demselben Grunde gibt man auch Lungenödemfällen, bei denen schon dichtes Rasseln über beiden Lungen gehört wird und reichlich hämorrhagisches Sputum entleert wird, besser kein Morphium, weil dann auf die zentral-nervöse Dyspnoe noch eine pulmonale Erstickungsdyspnoe aufgepfropft ist.

Aderlaß, Blutegel.

Die Wirkung eines Aderlasses beim Asthma cardiale (Lungenödem) und beim Hochdruck wurde schon S. 286 besprochen.

Er ist außerdem bei Kranken mit starker Venenstauung und Leberschwellung indiziert, also bei Kranken mit Stauungen vor dem rechten Herzen. Hier kann ein ausgiebiger Aderlaß von 400 bis 500 ccm eine weitgehende Erleichterung bringen. Der Venendruck sinkt um einen ansehnlichen Wert ab, die Viskosität des Blutes wird geringer.

Handelt es sich aber um Fälle, die nicht in bedrohlichem Zustande zu uns kommen, ist ein mehrstündiges Zuwarten möglich, so kann man mit einer Novuritinjektion dasselbe erreichen, da nach einer ausgiebigen Hg-Diurese die Venen gleichfalls abschwellen und die Leber kleiner wird.

Bei dekompensierten Fällen mit schwerem Emphysem, bei Pneumonien, kann ein Aderlaß Wunder wirken und ist durch keine andere Maßnahme zu ersetzen. Die durch die Lungenerkrankung veranlaßte Hypoxämie wird nach einem Aderlaß verringert, die arterielle O_2-Spannung nimmt zu, der abnorme CO_2-Gehalt des Blutes wird beseitigt; die günstige Wirkung kann tagelang anhalten.

In Fällen, bei denen ein Aderlaß (Venaesectio) nicht durchführbar ist, kann ohne Gefahr der Versuch unternommen werden, 400 bis 500 ccm Blut durch eine Arterienpunktion (A. cubitalis) zu entnehmen.

Bei jedem Aderlaß, der ohne sichere Indikation (Pneumonie, schwere Dekompensation) ausgeführt wird, muß die psychische Wirkung, welche eine Blutentnahme auf manche Kranke ausübt, mitberücksichtigt werden.

Bei einer schmerzhaften Stauungsleber kann man die Beschwerden des Kranken durch 3 bis 4 Blutegel, die in der Lebergegend angelegt werden, *erstaunlich* mildern. Auch eine meßbare Größenabnahme der Leber wird danach gefunden! Ein Versagen dieser therapeutischen Maßnahme erlebten wir nie. Der Kranke, der die Egel oft nur widerstrebend anlegen läßt, gibt schon nach wenigen Stunden an, sich wesentlich besser zu fühlen.

Die Blutegelwirkung ist bei der schmerzhaften Stauungsleber genau so zauberhaft wie bei einer Thrombophlebitis.

Über die Wirkungsweise der Blutegel ist nichts Sicheres bekannt. Eine Reizung der entsprechenden Hautsegmente durch Kantharidenpflaster, blutige oder unblutige Schröpfköpfe, wirkt bedeutend schwächer.

Das Kohlensäurebad.

Die Beeinflussung des Kreislaufs durch die Kohlensäurebäder ist erwiesen. Die Wirkung ist außerordentlich komplex. Neben den genau studierten Einwirkungen nicht medizinischer Süßwasserbäder kommt noch eine spezifische Beeinflussung des Kreislaufs durch die CO_2 selbst hinzu.

Ein Kohlensäurebad bedeutet eine Belastung des Kreislaufs. Es ist deshalb bei nicht voll kompensierten Herzklappen- und Herzmuskelerkrankungen verboten; es soll auch bei Koronarsklerosen, Fällen mit Angina pectoris, Hochdruckfällen nicht verordnet werden. Aber auch bei manchen Herzneurosen wird es besser nicht angewendet, weil es das erregbare Herz zu stark belastet und die Aufmerksamkeit des Kranken zu sehr auf das Herz gelenkt wird.

Die CO_2-Bäder wirken günstig und werden angenehm empfunden, bei voll kompensierten Klappenfehlern, einzelnen Herzneurosen, klimakterischen Kreislaufstörungen.

Die Dosierung muß dem kundigen, über die Eigenheiten seines Bades informierten Badearzt überlassen werden. Sie soll vorsichtig, mit Einschaltung einer ausreichenden Zahl von Ruhetagen, erfolgen. Der Patient ist allzuoft geneigt, in kurzer Zeit möglichst viele Bäder zu nehmen.

Ohne den Nutzen der Kohlensäurebäder leugnen zu wollen, möchte ich doch betonen, daß die von vielen Kranken nach einer Badekur empfundene Besserung zum nicht geringen Teil Verdienst der sachkundigen Badeärzte ist, die es verstehen, Herzkranke zu behandeln und deren Anordnungen in der Atmosphäre des Badeortes auch genauer befolgt werden als zu Hause.

Spezifische Behandlung der Mesaortitis und der luischen Aortenklappeninsuffizienz.

Über den Wert der spezifischen Behandlung bei der Mesaortitis und der luischen Aortenklappeninsuffizienz ist noch keine endgültige Entscheidung möglich. Viel diskutiert wurde bis in die letzte Zeit die Frage, ob die rechtzeitige und energische Frühbehandlung der Lues das Auftreten einer Mesaortitis verhindern kann. Wie wenig wir darüber noch wissen, geht daraus hervor, daß sogar die Behauptung aufgestellt wurde, daß die Mesaortitiden seit der Einführung der Salvarsanbehandlung an Häufigkeit *zunehmen*. Dieser Ansicht, für die durchaus keine sicheren Beweise vorliegen, steht eine andere gegenüber, nach der gerade die schlecht oder gar nicht behandelten Luetiker später am häufigsten an einer Mesaortitis erkranken. Man sieht also, daß Meinung gegen Meinung steht. Die Erfahrungen der letzten Jahre scheinen aber doch zu zeigen, daß ausgiebig behandelte Fälle seltener eine Mesaortitis bekommen.

Nicht viel mehr wissen wir über den Erfolg einer spezifischen Behandlung bei schon vorhandener Mesaortitis. Es ist auch für den, der über ein größeres Material verfügt, schwer, ein Urteil über diese Frage abzugeben, weil die einzelnen Mesaortitisfälle einen so verschiedenartigen Verlauf haben; bei dem einen Falle schreitet die Krankheit, auch ohne Behandlung, viele Jahre nicht fort, bei dem anderen führt sie, trotz intensiver Behandlung, in wenigen Wochen zu schwerster Dekompensation und zum Exitus. Nur längere Beobachtung eines *sehr großen* Materiales wird vielleicht eine Klärung bringen.

Die meisten Kardiologen stehen heute auf dem Standpunkte, daß man die Mesaortitis spezifisch behandeln soll. Auch darüber herrscht Einigkeit, daß man — sofern man überhaupt zu behandeln beginnt — ausreichende Dosen und nicht kleine Gesamtmengen geben soll. Da der Nutzen einer spezifischen Behandlung noch nicht endgültig bewiesen ist (Stillstände im Erkrankungsprozeß gibt es auch bei Unbehandelten), lautet das erste Gebot bei jeder spezifischen Behandlung der Mesaortitis: Nicht schaden! Darum müssen alle Gegenanzeigen gegen den Gebrauch der antiluetischen Mittel streng beachtet werden.

Bei dekompensierten, gestauten Herzkranken verwenden wir nie die Bi-Präparate und auch nicht das Neosalvarsan. Diese Mittel sind als Zell- und Kapillargifte bei gestauten, degenerierten Organen gefahrbringend.

Man muß aber zugestehen, daß die Hg-Diuretika trotz ihres hohen Hg-Gehaltes von den Kranken mit schwersten Stauungen ganz ausgezeichnet vertragen werden, auch wenn man sie jahrelang ständig verabreicht.

Viele Ärzte vertreten die Ansicht, daß eine Besserung oder gar Heilung bei einer Mesaortitis im Verlaufe einer spezifischen Behandlung nur in der Form stattfinden kann, daß es zu einer Vernarbung und Schrumpfung im Bereiche der Entzündungsherde kommt. Das müßte dann allerdings zu einer Verstärkung einer bestehenden Aortenklappeninsuffizienz, zu einer noch stärkeren Verengerung der Koronarostien führen.

Man leitet eine spezifische Behandlung nie gleich mit Salvarsan ein, sondern beginne immer mit Bismut, Quecksilber oder Jod. Wir ziehen das Bismut vor. Diese Vorsicht ist geboten, um die sogenannte Herxheimerreaktion zu vermeiden. Bekanntlich tritt häufig nach der ersten Injektion eines stark wirkenden, antiluischen Mittels eine Herdreaktion in der Weise auf, daß die Entzündung im erkrankten Gewebe aufflackert, ein Ödem und eine Hyperämie daselbst auftreten. Dadurch kann es zu einer stärkeren akuten Dilatation der erkrankten Aorta kommen, dadurch kann ein vorher leicht stenosiertes Koronararterienostium ganz verschlossen werden.

Aus dem letztgenannten Grunde ist auch Vorsicht mit der spezifischen Behandlung bei Mesaortitisfällen und Angina pectoris geboten, weil nach den ersten Injektionen schwerste Daueranfälle bis zum Bild des Koronarverschlusses auftreten können.

Man gibt im ganzen 12 bis 16 Bismutinjektionen, und zwar 2mal wöchentlich je eine intramuskuläre Injektion. Der Harn wird dauernd kontrolliert. Die löslichen Salze (z. B. das Neocardyl) sind den unlöslichen Bi-Präparaten vorzuziehen.

Zugleich mit der 5. Bismutinjektion, also in der 3. Behandlungswoche, beginnen wir mit dem Neosalvarsan. Dieses wird nur einmal in der Woche gegeben. Zur ersten Injektion verwenden wir nur 0,05 g, also ein Drittel der Dosis I, bei der zweiten Injektion wird 0,1, dann 0,15 und schließlich bei der vierten 0,3 gegeben. Diese Einzeldosis überschreiten wir nie. Wir geben dann noch 12 Injektionen von 0,3 Neosalvarsan, so daß der Kranke im ganzen 16 Salvarsaninjektionen mit fast 4 g Neosalvarsan bekommt.

12 bis 16 Bismutinjektionen und 4 g Neosalvarsan bilden *eine* Behandlungsserie. Bei einem Kranken, bei dem eine Mesaortitis festgestellt wird und bei dem in den letzten Jahren keine spezifische Behandlung durchgeführt worden war, geben wir drei solche Kuren innerhalb von zwei Jahren. Um den Ausfall der Serumreaktion kümmern wir uns bei der Behandlung nicht; wir nehmen ihn auch nie als Richtschnur für die Intensität der Behandlung. Man behandelt nie, bis die Wassermannreaktion negativ wird.

Bei Kranken, die keine zur Injektion geeigneten Venen haben, bei Kranken, bei denen aus anderen Gründen die intravenöse Injektion auf Schwierigkeiten stößt, kann man ein intramuskulär injizierbares Präparat anwenden. Dazu ist am besten das Solusalvarsan zu empfehlen.

Noch nicht spruchreif ist die Frage, ob es nutzbringend ist, statt der Salvarsaninjektionen das Spirozid (Stovarsol) per os zu geben. Diese Therapie wird immer nur ein Notbehelf sein und nur dort in Betracht kommen, wo Injektionen aus irgendeinem Grunde nicht möglich sind. Da diese Präparate bei der Lues der Neugeborenen sehr kräftig wirken, wird angenommen, daß sie auch bei der Mesaortitis Nutzen bringen. Eine sichere Entscheidung ist hier um so weniger möglich, als ja, wie wir sahen, bei der Beurteilung des Nutzens einer spezifischen Therapie bei der Mesaortitis überhaupt große Unklarheiten bestehen.

Man geht, um jede Intoxikation zu vermeiden, sehr vorsichtig vor. Man gibt jeden Morgen auf nüchternen Magen, zugleich mit viel Wasser, nur $\frac{1}{2}$ Tablette von 0,25 Spirozid oder Stovarsol. Man verfährt so drei Tage lang, dann schaltet man eine Pause von zwei Tagen ein und gibt dann wieder drei Tage lang je $\frac{1}{2}$ Tablette und so fort. Im ganzen verwendet man soviele *halbe* Tabletten, als der Kranke Kilogramm Körpergewicht hat.

Zwischen den einzelnen Kuren ist eine Jodtherapie anzuwenden. Sie führt bei der tertiären Lues selten zu Jodismus und zu Hyperthyreodismus. Der Kranke muß aber während der Jodkur immer unter Beobachtung bleiben.

Die totale Thyreoidektomie bei Herzkranken.

Daß eine subtotale Thyreoidektomie bei Hyperthyreosen mit Herzsymptomen eine ausgezeichnete Wirkung haben kann, indem alle Dekompensationserscheinungen schwinden, das Herz kleiner wird, die Rhythmusstörungen ausbleiben, die Leistungsfähigkeit der Kranken außerordentlich zunimmt, ist seit mehr als drei Jahrzehnten bekannt. Die Besserungen nach der Operation grenzen darum ans Wunderbare, weil *vorher* die intensivste Herztherapie mit den stärksten uns zur Verfügung stehenden Mitteln oft versagte.

Die gelegentliche Beobachtung ähnlich großartiger Besserungen bei Fällen, bei denen unter der Annahme einer Hyperthyreose operiert wurde, die histologische Untersuchung der Schilddrüse aber dann zeigte, daß keine Überfunktion vorlag, führte dazu, daß in den letzten Jahren der Eingriff auch bei Fällen von dekompensierten Herzen oder von Angina pectoris empfohlen wurde, bei denen kein Zeichen einer Hyperthyreose vorlag. Da bei mehreren Fällen eine anfängliche Besserung rasch von einer Wiederkehr der ursprünglichen Beschwerden abgelöst wurde, wurde gefordert, nicht mehr eine subtotale, sondern eine *totale* Thyreoidektomie durchzuführen. Das Wiederauftreten einer Verschlimmerung wurde auf eine Regeneration des Schilddrüsengewebes zurückgeführt.

Diese Operation wurde von einigen Ärzten mit Begeisterung aufgenommen und eifrigst propagiert. Andere lehnen sie ab. Ihre Vor- und Nachteile werden noch diskutiert, die Zeit ist noch zu kurz, um etwas Endgültiges auszusagen. Ich habe aber die Besprechung dieser Frage im vorliegenden Buche für erlaubt gehalten, weil sie bei jedem Arzte sehr berechtigtem Interesse begegnet.

Jedenfalls steht fest, daß die Operation nur bei ausgewählten, gut untersuchten und behandelten Fällen erlaubt ist.

Bei dekompensierten Klappenfehlern wird man dann an die Operation denken, wenn ein sehr sorgfältig beobachteter Fall trotz Anwendung intensivster Digitalistherapie und der modernen, Diuretika nur mit Mühe, unter steter Spitalskontrolle, in einem erträglichen Zustande gehalten werden kann. Wenn man sich davon überzeugt hat, daß bei diesen Fällen das

Myokard in einem guten Zustande ist, und wenn keine der noch zu erwähnenden Gegenanzeigen besteht, dann darf man einen Erfolg durch den Eingriff erhoffen. Man wird aber nicht bei einem Falle operieren, bei dem die Dekompensation nur Folge eines Infektes, eines Infarktes, einer chronischen Bronchitis, einer Arrhythmie ist. Hier wird die Behandlung oder Beseitigung der Ursache der Dekompensation auf eine viel einfachere und harmlosere Weise einen Erfolg bringen. Man wird auch nicht bei hoffnungslosen Fällen operieren, etwa dann, wenn die Untersuchung und Beobachtung ergibt, daß eine so hochgradige Mitralstenose, ein so schwer geschädigtes Myokard vorliegt, daß auch bei günstigem Ausfall der Operation eine sehr kurze Lebensdauer angenommen werden muß. Bei Mesaortiden wird man nur in jenen seltenen Fällen operieren dürfen, bei denen eine lange Beobachtung gezeigt hat, daß der Prozeß nicht fortschreitet. Bei Myokarderkrankungen wird die Indikation ebenfalls sehr selten gegeben sein. Man wird kaum je bei den (gewöhnlich fortschreitenden) Sklerosen operieren, auch nicht bei einer akuten Myokarditis usw.

Als Gegenanzeige gilt jeder akute und auch jeder fortschreitende Myokardprozeß (akuter Rheumatismus des Herzens, Endokarditis) jede schwere Nephrosklerose besonders dann, wenn Zeichen von Niereninsuffizienz auftreten, ebenso ein besonders niedriger Grundumsatz vor der Operation (— 15% und darunter).

Bei jeder Indikationsstellung zur Operation muß berücksichtigt werden, daß auch nach Statistiken optimistischer Beurteiler der Eingriff doch nur in 50—60% der Fälle einen halbwegs befriedigenden Erfolg hat. Es ist ein letzter Versuch, der nicht immer Erfolg bringt. Leider merken das auch die Kranken bald und sehen dann hoffnungslos dem Ende entgegen.

Schwieriger ist die Indikation bei der 2. Gruppe von Fällen, den Fällen mit einer Angina pectoris, zu stellen. Hier gilt zunächst einiges, was schon bei den dekompensierten Herzkranken angeführt wurde. Es ist klar, daß man bei der häufigsten Angina-pectoris-Form, der Koronarstenosen-A.-p., selten einen durchgreifenden Erfolg erwarten darf, weil hier auch nach dem Eingriff bei einer hochgradigen Stenose eines Koronargefäßes eine ins Gewicht fallende Durchblutungsbesserung des Herzmuskels nicht eintreten kann. Dazu kommt noch, daß diese Fälle gewöhnlich auf Nitroglyzerin ausgezeichnet reagieren und damit ihr Leben erträglich gestalten können. Helfen die Nitrite nicht mehr, dann droht ein Koronarverschluß, und die Operation

ist nicht erlaubt. So bleiben nur jene nicht sehr häufigen Fälle
übrig, bei denen schwere Blutdruckkrisenanfälle während der
Nachtruhe auftreten. Hier kann der Erfolg allerdings in über-
zeugender Weise eintreten.

Die Operation wird auffallend gut überstanden. Sie muß
von einem erfahrenen, ruhigen Chirurgen durchgeführt werden,
auf die Nebenschilddrüsen, auf die Nervi laryngei ist zu achten.
Lokalanästhesie ist vorzuziehen.

Während bei der Angina pectoris früher über Erfolge von
80% berichtet wurde, wird es auch hier, seitdem über die
Dauerresultate berichtet wird, merklich stiller.

Die Wirkung der Operation wurde von den Ärzten, die sie
zuerst durchführten, auf das Auftreten eines Myxödems zurückgeführt. Dadurch sinke der O_2-Bedarf des Gewebes (auch des
Herzmuskels), und es kann dann auch trotz einer Herzinsuffizienz, einer Koronarstenose eine genügende Durchblutung des
Gewebes ermöglicht werden. Man vermindert also den Bedarf
des Gewebes, man paßt das Gewebe dem schlechten Kreislauf
an. Es zeigt sich aber, daß die Besserung schon zu einer Zeit
kommt, da der Grundumsatz noch nicht vermindert ist, ja
manchmal schon 1—2 Tage nach dem Eingriff, so daß es sich
um den Fortfall einer direkten Schilddrüsenwirkung auf den
Kreislauf handeln dürfte. Unter diesen Umständen wird gegenwärtig noch darüber diskutiert, ob überhaupt eine totale
Thyreoidektomie notwendig ist und ob nicht eine sehr hochgradige partielle Thyreoidektomie genügt. Da das Auftreten
eines Myxödems nicht Grundbedingung für die Besserung ist,
wird wohl auch die Entfernung der *ganzen* Schilddrüse nicht
notwendig sein.

Diuresetherapie.

Die Anwendung von diuretisch wirksamen Mitteln soll bei
dekompensierten Herzkranken in der Regel erst erfolgen, wenn
der Kreislauf durch eine Digitalisbehandlung einigermaßen
gebessert ist. Auch die stärksten Diuretika sind manchmal
sehr wenig wirksam, wenn sie bei schwer gestauten und
dekompensierten Kranken gegeben werden. Wartet man hingegen einige Tage zu, bis durch die indessen eingeleitete Digitalistherapie eine Besserung einsetzt, dann kann man mit viel
kleineren Dosen sehr ansehnliche Diuresewirkungen erzielen.
Sehr oft sind dann Diuretika nicht mehr notwendig, weil Bettruhe, Diät und Digitalis allein eine ausreichende Diurese bewirken.

Eine Ausnahme, eine Indikation für sofortige, energische Diuresemaßnahmen, bilden nur jene Fälle von Wassersucht, bei denen ein schwerer Hydrothorax und ein Aszites schon rein mechanisch Störungen hervorrufen, Fälle, bei denen ein immer wiederkehrendes Lungenödem, eine schwere Lungenstauung die rasche Entwässerung notwendig machen und nicht erlauben, auf das Eintreten der Digitaliswirkung zu warten.

Die wirksamsten Diuretika, die auch zugleich, in richtiger Weise angewandt, am wenigsten durch unangenehme Nebenwirkungen am Magen-Darmtrakt den Kranken belästigen, sind die Hg-Präparate. Da es aber Fälle gibt, bei denen ihr Gebrauch verboten ist, muß auch die Anwendungsweise der Purinkörper jedem Arzt vertraut sein. Wir wollen diese Stoffe zuerst besprechen.

Zu den am häufigsten gebrauchten, bekanntesten *Purinkörpern* gehört das *Theobromin. natr. salicyl.* (das Diuretin). Es wird aber meistens nicht zweckmäßig angewendet. Die Darreichung von mittleren, auf den Tag verteilten Dosen, wie sie allgemein üblich ist, kann, wenn man eine Diuresewirkung erhofft, nicht empfohlen werden. Wenn man Purinkörper als Diuretika gibt, dann muß man die Regel beachten, nie die Gaben zu verzetteln; man muß vielmehr große Dosen innerhalb kurzer Zeit verordnen. Man gibt am besten 3 bis 4 g Theobromin. natr. salicyl. in der Weise, daß man nach dem Mittagessen, etwa um 2, um 4, um 6 und eventuell auch um 8 Uhr, *je ein Gramm* nehmen läßt. Auf diese Weise vermeidet man es, das Mittel auf leeren Magen zu geben. Die recht häufigen Magenstörungen werden seltener. Außerdem verhindert die Behandlungspause bis zum nächsten Nachmittage eine zu rasche Gewöhnung an das Mittel und läßt es manchmal sogar 8 bis 10 Tage wirksam bleiben. Es gibt Fälle, bei denen man das Diuretin nur an jedem 2. Tag in der beschriebenen Weise geben muß, weil es eine zu starke Diurese hervorruft. Man gibt das Mittel so lange es wirkt. Hört die Wirkung auf, dann hat es keinen Sinn, die Behandlung, eventuell mit größeren Dosen, fortzusetzen. Man gibt ein anderes Diuretikum, das auch dann ausgezeichnet wirken kann, wenn es mit dem Diuretin nahe verwandt ist. So kann dann das *Theobrominum purum* (3 × 1 g um 1, 3 und 5 Uhr nachmittags) wirken, wenn die löslichen Theobromin-Doppelsalze, wie das Diuretin, wirkungslos bleiben.

Magenstörungen, Kopfschmerzen lassen sich nie mit Sicherheit vermeiden. Die Überempfindlichkeit der Kranken gegen die Purinkörper ist weit verbreitet. Man macht die Patienten deshalb am besten schon vor Beginn der Behandlung auf diese Möglichkeit aufmerksam. Treten dann Beschwerden auf, so ist der Kranke nicht überrascht und erschreckt, er ist darüber unterrichtet, daß das Aussetzen des Mittels rasche Besserung bringt; ist ihm aber die Möglichkeit, daß unangenehme Nebenwirkungen auftreten können, nicht bekannt, dann wird er von ihnen sehr beunruhigt. Man gibt deshalb auch, um die Reaktionsweise des Kranken auf das Mittel kennenzulernen, nicht gleich am ersten Tage die ganze Dosis des Theobromins, sondern höchstens 2 g (um 2 und um 4 Uhr nachmittags je ein Gramm) und — gute Verträglichkeit vorausgesetzt — erst am 2. Tage die volle Dosis.

Das stärkste, als Diuretikum wirksamste Purinderivat, das wir kennen, ist das *Theophyllin* (Theocin). Auch für dieses Mittel gilt die Regel, innerhalb kurzer Frist relativ große Dosen zu geben. Man gibt früh, mittags und abends je 0,3 Theophyllin, aber nicht täglich, sondern nur an jedem 4. Tag. Diese Dosierungsart, die Verabreichung von Theophyllin*stößen*, ist viel vorteilhafter als die gewöhnlich geübte tägliche Darreichung kleiner Dosen. Die Tagesdiurese nach Theophyllin kann dann 5 Liter erreichen. Man sieht das Theophyllin manchmal auch dann wirksam, wenn sogar die Hg-Diuretika versagen.

Bei der Verschreibung vergesse man nie, ausdrücklich Theoph. *purum* zu verordnen. Die Theophyllinsalze (z. B. das Theoph. natr. acct.) sind wohl gut löslich, aber viel weniger diuretisch wirksam.

Das Theophyllin erzeugt sehr häufig Übelkeiten und Erbrechen. Darum lasse man Kranke, deren Reaktionsweise auf das Mittel nicht bekannt ist, erst dann das 2. oder 3. Pulver nehmen, wenn die vorherigen keine Nebenerscheinungen gemacht haben. Eine sehr seltene, aber immerhin beachtenswerte Gegenindikation gegen den Gebrauch des Theophyllins ist eine Epilepsie; das Mittel erregt die Hirnrinde so sehr, daß es bei Patienten, die an Epilepsie leiden, Anfälle auslösen kann. Diese Übererregbarkeit, ebenso wie der Kopfschmerz und zum Teil auch das Erbrechen werden verhindert oder in ihrem Grad herabgemindert, wenn man zu jedem Theophyllinpulver noch 0,05 Acid. phenylaethylbarbituric. (Luminal) dazugibt.

Gibt man das Luminal nur in dieser Dosis, dann wird es die Diuresewirkung des Theophyllins nicht hemmen. Gibt man aber größere Dosen Luminal, gibt man andere Narkotika oder Hypnotika, dann kann die Diurese durch sie hochgradig vermindert werden. Man sei deshalb mit solchen Mitteln bei Patienten mit Ödemen vorsichtig und gebe sie nur dann, wenn sie dringend notwendig sind!

Sehr vorteilhaft ist auch die Kombination von Purinkörpern mit Piperazin, da dieses sie löslich und so verträglicher macht.

Es gibt Fälle, die das Theophyllin ausgezeichnet vertragen und mit *einem* Theophyllintag in der Woche sich dauernd ödemfrei halten können.

Auch das Euphyllin (Corphyllamin) ist ein Purinkörper (Theocin+Aethylendiamin), der lange Zeit nur als Diuretikum gebraucht wurde. Die diuretische Wirkung der Euphyllininjektionen oder -suppositorien ist allerdings gering. Es gibt aber Fälle, besonders solche mit Adipositas und Herzinsuffizienz, welche auf das Euphyllin mit kräftiger Diurese reagieren. Die Dosierung und Darreichungsweise ist dieselbe, wie wir sie beim Cheyne-Stokes besprochen haben.

Hg-Diuretika sind seit vielen Jahren im Gebrauch (vor allem das Kalomel). Ihre Wirkung war unzuverlässig. Intoxikationen waren häufig. Erst die Entdeckung der diuretischen Wirkung der löslichen Hg-Salze, die injizierbar sind, brachte einen großen Fortschritt.

Das erste Mittel dieser Art war das Novasurol, das schon mehrere Jahre bei der Therapie der Lues im Gebrauch stand und zufällig später als Diuretikum erkannt wurde. Das Novasurol wird heute nicht mehr angewendet, da die weniger toxischen, neueren Mittel, wie das Salyrgan oder das Novurit, vorgezogen werden.

Die Diuresewirkung dieser beiden letztgenannten Mittel ist im Prinzip gleich stark. Das Novurit hat aber den Vorteil, etwas rascher zu wirken; gibt man eine Salyrganinjektion zur Mittagszeit, so wirkt sie manchmal erst in der Nacht, so daß die Nachtruhe des Kranken gestört ist. Die Novuritdiurese ist aber gewöhnlich bis zum Abend schon fast zu Ende, oder zumindest so verlangsamt, daß der Schlaf nicht gestört wird. Wir ziehen deshalb das Novurit, das die Kombination eines organischen Hg-Salzes mit Theophyllin darstellt, vor. Alle folgenden Ausführungen gelten aber in gleicher Weise auch für das Salyrgan.

Beim Gebrauch der Hg-Diuretika sind einige Gegenindikationen streng zu beachten. Es sind dies die Gegenanzeigen gegen den Gebrauch von Hg-Präparaten überhaupt.

Die wichtigste Gegenanzeige ist eine entzündliche Erkrankung der Niere, also eine akute oder chronische Nephritis oder eine maligne Nephrosklerose. Rein degenerative Erkrankungen der Niere, wie Nephrosen, Amyloidosen oder Stauungsnieren, reagieren trotz reichlicher Albuminurie auf die Hg-Diuretika ausgezeichnet.

Nun ist es nicht immer leicht, eine entzündliche Nierenerkrankung auszuschließen. Wenn kein Blut im Harn ist, werden wir wohl kaum an eine akute Nephritis denken. Da aber bei dekompensierten Herzkranken ein erhöhter Blutdruck häufig ist und bei diesen Fällen auch eine sehr reichliche Albuminurie mit vermehrter Zahl von roten Blutkörperchen und Zylindern im Sediment gefunden werden kann, ist es manchmal schwer, eine chronische Nierenentzündung auszuschließen. Bei dekompensierten Herzkranken kann es auch zu einer Erhöhung des Rest-N im Blute kommen. Zwei Zeichen sind da zu beachten. Das spezifische Gewicht des Harnes ist bei einer chronischen Nephritis (auch in Spätstadien einer malignen Sklerose) niedrig (1010 bis 1015), während es bei einer Stauungsniere hoch ist, 1025 und mehr. Zweitens ermöglicht auch die Harnfarbe eine rasche Unterscheidung. Bei gestauten Herzkranken ist der Harn dunkel, reich an Urobilinogen. Bei chronischen Nephritiden fehlt dieser Harnfarbstoff, der Harn ist auch dann hell, wenn gleichzeitig eine Herzschwäche mit Stauung besteht. Findet man also einen dunklen, hochkonzentrierten Harn, dann darf ein Hg-Diuretikum ohne Gefahr gegeben werden.

Eine weitere Gegenanzeige gegen die Anwendung der Hg-Diuretika ist jede Art von Kolitis. Kolitiden sind das unangenehmste Hg-Vergiftungszeichen und die Hg-Darreichung bei einer schon vorhandenen Kolitis ist darum am besten ganz zu unterlassen. Auch die den Dickdarm reizenden Abführmittel werden am besten am Tage der Novuritinjektion nicht gegeben.

Endlich ist bei jeder höhergradigen Kachexie und Anämie Vorsicht geboten, da die Hg-Diuretika einen relativ hohen Hg-Gehalt haben und darum als Zellgifte toxisch wirken. Auch schadhafte, ungepflegte Zähne sind eine Gegenindikation.

Die erste Novuritinjektion soll die Menge von 0,5 ccm nicht überschreiten. Diese Vorsicht ist aus drei Gründen geboten.

Erstens darum, weil schon diese kleine Menge manchmal ganz ansehnliche Diuresen auslöst und Gewichtsverluste von 2 bis 3 kg zur Folge haben kann. Da eine zu starke Diurese für das Herz nicht gleichgültig sein wird, ist es besser, mit dieser kleinen Anfangsdosis zu beginnen.

Der zweite Grund, anfangs nur 0,5 ccm Novurit zu geben, besteht darin, daß Überempfindlichkeitserscheinungen beim Gebrauch der Hg-Diuretika vorkommen und da ist es natürlich besser, wenn sie bei 0,5 ccm und nicht bei der vollen Dosis von 2 ccm entdeckt werden. Diese Erscheinungen bestehen in Fieber, das 39⁰ erreichen kann oder manchmal sogar überschreitet, Hauterythemen, Kopfschmerzen. Treten diese Veränderungen auf, so braucht man die Anwendung der Hg-Diuretika nicht auszusetzen. Manchmal hilft schon der Wechsel des Präparates; man gibt statt des Novurits das Salyrgan oder umgekehrt. Das beweist, daß nicht das Hg, sondern die organische Hg-Verbindung als solche die Idiosynkrasieerscheinungen hervorruft. Sehr wirksam ist auch die Kombination des Hg-Diuretikums mit Kalzium, am besten dem Kalziumglukonat in der Mischspritze. Das Kalzium wirkt auch bis zu einem gewissen Grade den Wadenkrämpfen entgegen, die nach sehr ausgiebigen Diuresen zuweilen auftreten.

Der dritte Grund endlich, der uns veranlaßt, als Anfangsdosis nie mehr als 0,5 ccm Novurit zu geben, ist die Möglichkeit des Auftretens von Intoxikationserscheinungen. Gibt man gleich von Anfang an die Volldosis von 2 ccm, so kann das volle Vergiftungsbild, bestehend in einer schweren Kolitis mit Kollaps, blutigen Stühlen und sogar rascher Tod eintreten. Gibt man aber nur 0,5 ccm, so tritt höchstens eine Vermehrung der Stühle auf. Der Patient gibt an, an diesem Tage nicht, wie sonst, 1mal, sondern 3- oder 4mal Stuhl gehabt zu haben. Es muß keine Diarrhöe gewesen sein und der Kranke, der nicht besonders darnach gefragt wird, erwähnt es meistens nicht von selbst. Für uns ist schon die Vermehrung der Stühle ein Warnungszeichen, die Dosis nicht zu erhöhen, die Intervalle zwischen den einzelnen Injektionen nicht zu kurz zu gestalten.

Auch die kleine Menge von 0,5 ccm geben wir nie in kürzeren Intervallen als an jedem 4. Tag. Es ist wohl bekannt, daß das Hg sehr rasch ausgeschieden wird und mit dem Ende der Diurese, die meist 24, seltener 36 Stunden dauert, das ganze injizierte Hg den Körper verlassen hat. Dennoch halten wir die größeren Zwischenräume zwischen den Injektionen für vorteilhafter, weil das Quecksilber nur dann rasch ausgeschieden wird, wenn es zu einer kräftigen Diurese kommt. Bei wenig ausgiebiger Diurese, oder dann, wenn sie gar nicht eintritt, bleibt das Hg viel länger im Körper und eine zu rasche Wiederholung der Injektion kann zu Intoxikationserscheinungen durch Kumulierung führen.

Wenn die Wirkung einer Injektion von 0,5 ccm nicht ausreichend ist, dann wird man 1 ccm, 1$^1/_2$ ccm oder sogar 2 ccm geben. Injektionen von 1$^1/_2$ und 2 ccm verabreichen wir an jedem 5. Tage.

Wenn man vom Kranken die Auskunft bekommt, daß die letzte Injektion kräftig gewirkt hat, am Tage der Injektion nicht öfter Stuhl entleert wurde als sonst, dann kann man die Injektion nach 4 bis 5 Tagen immer, auch ambulatorisch, wiederholen.

Die Injektionen werden intravenös, intramuskulär oder intraperitoneal (intrapleural) verabreicht. Per os wurden die Hg-Diuretika auch gegeben, sie sind dann aber so gut wie wirkungslos.

Die intravenöse Injektion muß vollständig sachgemäß erfolgen. Manche Patienten haben eine so hochgradige Überempfindlichkeit gegen das Hg, daß schon eine mit Novurit oder Salyrgan befeuchtete Nadel, geschweige denn eine paravenöse Injektion genügt, um eine schwere Hautnekrose auftreten zu lassen, die Monate zu ihrer Heilung braucht. Man injiziere deshalb nie mit derselben Nadel, mit der man das Präparat aufgezogen hat und gebe das Novurit nur dann intravenös, wenn man annehmen kann, daß eine exakte, intravenöse Injektion gelingt.

Die intramuskuläre Injektion sowohl von Salyrgan wie von Novurit schmerzt nicht. Zuweilen treten aber später kleine Reizinfiltrate auf, schmerzhafte Knoten, die tage- und wochenlang bestehen können. Um sie zu vermeiden, empfiehlt es sich, bei der intramuskulären Injektion in der Mischspritze zugleich mit dem Hg-Präparat 1 ccm einer 1prozentigen Novokainlösung (oder die entsprechende Menge eines anderen Anästhetikums) zu geben. Der Novokainzusatz verhindert das Auftreten der Infiltrate und empfiehlt sich darum auch bei intramuskulären Injektionen anderer Mittel. Als beste Injektionsstelle gilt ein Punkt, der in der hinteren Axillarlinie, drei Querfinger unterhalb der Crista ossis ilei liegt. Bei fettleibigen Personen achte man darauf, daß die Injektionen mit einer genügend langen Nadel gegeben werden. Sonst geraten sie nicht intramuskulär, sondern ins subkutane Fettgewebe und erzeugen tiefe Nekrosen.

Die Injektion in das Peritoneum (bei Aszites) oder in die

Pleurahöhle (bei Pleuraergüssen) kann einen recht guten diuretischen Effekt haben. Er ist allerdings etwas in die Länge gezogen. Während sonst Diuresen, die 48 Stunden anhalten, mehr eine Ausnahme bilden, sind sie hier die Regel. Die Injektion direkt in die Leibeshöhlen ist allerdings nur dann berechtigt, wenn die Hg-Präparate, intramuskulär oder intravenös gegeben, nicht oder nur ungenügend wirken und die Injektion in einen Flüssigkeitserguß erfolgen kann; bei solchen Fällen kann man durch die Injektion direkt in den Erguß manchmal eine ganz ansehnliche Wirkung sehen. Unangenehme Nebenwirkungen (Schmerzen, Reizzustände) sind nicht selten, so daß diese Art der Injektion nur ganz ausnahmsweise verabreicht werden darf. Es handelt sich dann aber doch immer um recht verzweifelte Fälle.

Die neu eingeführten Novuritsuppositorien (0,5 Novurit in jedem Zäpfchen) sind manchmal recht wirksam. Auch sie sollen nie in kürzeren Intervallen als an jedem 4. Tage gegeben werden. Bei den geringgradigen Wasseransammlungen frisch Dekompensierter wirken sie oft ohne Vorbereitung. Bei älteren, indurierten Ödemen ist ein Novuritzäpfchen nur nach Gelamonvorbehandlung wirksam. Vor dem Einführen des Zäpfchens muß der Darm durch einen Einlauf gereinigt werden.

Die Novurit*injektionen* sind zweifellos wirksamer; bei allen Fällen aber, bei denen die Injektionen aus irgend einem Grunde nicht gegeben werden können, werden die Suppositorien eine erwünschte Ergänzung der Behandlung bedeuten.

Wie ungefährlich die Injektionen sind, wenn man in der besprochenen Weise vorgeht, zeigt eine ganze Reihe unserer Fälle, die, zum größten Teil ambulatorisch, viele Hunderte Injektionen erhielten. Ein Fall von Myokarderkrankung hält den Rekord von 700 Injektionen innerhalb von 14 Jahren. Wenn der Kranke angibt, auf die letzte Injektion eine ausgiebige Diurese, keine Vermehrung der Stühle gehabt zu haben, kann man die Injektion unbedenklich wiederholen.

Das Indikationsgebiet für die Hg-Injektionen ist sehr weit. Es ist nicht richtig, die Injektionen *nur* dann zu geben, wenn ein Knöchelödem, ein Hydrothorax, ein Aszites gefunden wird, der Hydrops also manifest ist. Wir wissen, daß ungefähr 6 Liter Wasser ohne weiteres im Körper retiniert werden können, ohne daß man dies bei der üblichen klinischen Untersuchung feststellen kann. Die Gewebe, besonders das Unterhautzellgewebe, die Muskeln, das Abdomen und die Lunge nehmen diese Mengen vollständig auf, ohne daß es zu nachweisbaren Wasseransammlungen kommt. Es ist darum nützlich, auch bei jenen dekompensierten Kranken, bei denen wir bloß den *Verdacht* haben, es könnte eine Wasserretention bestehen, ein oder zwei Hg-Injektionen zu geben. Man ist dann oft überrascht, welchen diuretischen Effekt sie haben und wie viel besser sich die Kranken fühlen.

Man gibt auch bei Kranken mit Lungenstauung die Injektionen mit großem Nutzen. Bei der Lungenstauung handelt es sich nicht nur um eine vermehrte Ansammlung von Blut in den Lungengefäßen, auch die Lymphe ist vermehrt und die Lymphgefäße und Spalträume der Lungen sind mit seröser Flüssigkeit überfüllt. Gibt man solchen Kranken eine Hg-Injektion, so ist, nach einer kräftigen Diurese, die Wirkung auf die Atmung eine ganz zauberhafte. Davon kann man sich nicht nur bei Mitralfehlern mit Lungenstauung, sondern auch bei dekompensierten Hypertonikern und Aortenklappeninsuffizienzen überzeugen, bei denen das subjektive Befinden sich nach einer Injektion in wenigen Stunden ganz wunderbar bessert.

Sehr wirksam ist die Hg-Injektion bei Fällen mit Leberschwellung. Hier kann man zuweilen auch durch eine noch so energische Digitalisbehandlung keine beträchtliche Verminderung der Lebergröße erreichen. Das gilt ganz besonders für Fälle von Pericarditis adhaesiva mit Abschnürung der Lebervenen. Mit wenigen Hg-Injektionen gelingt es hier oft, die Leber in erstaunlicher Weise zu verkleinern und den lästigen Druck im rechten Oberbauch zum Verschwinden zu bringen. Aber auch bei dekompensierten Herzkranken mit starker Venenstauung am Halse, dem besten Zeichen des Versagens des Herzens, vor allem des rechten Herzens, kann man schon durch *eine* Injektion, wenn eine kräftige Diurese eintritt, die Venen zum Abschwellen bringen. Da die Zahl der Erythrozyten im Blute sich nach einer Injektion nicht wesentlich vermehrt, das Blut also keine nennenswerte Eindickung erfährt, sein Flüssigkeitsgehalt nicht abnimmt, kann diese weitgehende Verminderung der Venenstauung, die man nach einer Novuritinjektion findet, nur darauf zurückzuführen sein, daß eine Umlagerung des Blutes stattfindet, periphere Depots, die früher durch das Ödem verlegt waren, sich öffneten und so die zentrale Stauung in den großen herznahen Venen abnimmt.

Auch bei jenen Fällen, die häufige Attacken von Lungenödem haben, kann eine Novuritinjektion dadurch, daß sie die Lungen flüssigkeitsärmer macht, bewirken, daß die Anfälle ausbleiben. Das Auftreten von Lungenödem wird wohl nervös reguliert. Dennoch ist für sein Entstehen ein gewisser Grad von Flüssigkeitsansammlung in der Lunge Grundbedingung. Sehr oft tritt der erste Anfall in der Nacht nach einer reichlichen Mahlzeit mit größerer Flüssigkeitseinnahme auf. Das Verbot, vom späten Nachmittag ab größere Flüssigkeitsmengen zu sich zu nehmen, reicht oft aus, die Anfälle seltener zu machen.

Schließlich werden auch einige Novuritinjektionen überall dort nützlich sein, wo es notwendig ist, den Kranken unter salzarme Kost zu setzen. Die Kochsalzdiurese nach einer Novuritinjektion übersteigt sogar die Wasserdiurese. Ein normaler Mensch scheidet am Tage, an dem er eine Novuritinjektion erhalten hat, bis zu 40 g Kochsalz aus. Wohl spart er diese Menge in den nächsten Tagen ein. Zur Unterstützung, Einleitung einer kochsalzfreien Diät sind aber solche Injektionen darum von großem Werte, weil sie die Entsalzung beschleunigen. Sie sind deshalb vor allem bei Hypertensionen, ganz besonders bei den Fällen von Hochdruckstauung, nützlich und werden auch bei Angina-pectoris-Fällen empfohlen, weil die Gefäße nach einer Entsalzung des Körpers eine geringe Neigung zu tonischer Einstellung zeigen sollen.

Recht wirksam ist oft die Kombination des Novurits mit anderen Stoffen, die an und für sich nur einen geringen diuretischen Effekt zeigen. Hier ist das Corphyllamin (Euphyllin) und das Decholin zu nennen, das in der Mischspritze zugleich mit 15 ccm hochkonzentrierter Traubenzuckerlösung (30- bis 40prozentig) gegeben wird.

Hat man Gelegenheit, einen Herzkranken längere Zeit hindurch mit den Hg-Diureticis zu behandeln, dann wird man immer wieder die Erfahrung machen, daß unter scheinbar gleichen Bedingungen die Wirksamkeit der einzelnen Injektionen sehr verschieden sein kann. Es kommt vor, daß eine Injektion vollständig wirkungslos ist; wiederholt man sie aber einige Tage später, dann kann sie eine mächtige Diurese veranlassen. Man hat sich seit langem bemüht, die Ursache für diese verschiedene Wirkung zu finden. Es lag nahe, an den Einfluß verschiedener Kostformen zu denken. Eine überwiegend aus Früchten zusammengesetzte Kost müßte alkalisierend wirken, während eine Fleischkost Azidose erzeugt. Nun erwies sich eine Alkalisierung des Körpers mit großen Dosen von Natr. bicarb. als gar nicht geeignet, um eine Steigerung der Diurese hervorzurufen. Wohl gelang dies aber deutlich bei Anwendung von Mitteln, welche eine Säuerung zur Folge haben.

Man gab zunächst sehr große Salzsäuremengen, die allerdings längere Zeit hindurch nicht angewendet werden können. Das Ammoniumchlorid (Salmiak) oder Ammoniumnitrat rufen so schwere Störungen, wie Übelkeiten, Erbrechen, hervor, daß sie bei Kranken mit Magenstauung nicht gegeben werden können. Es war deshalb ein Fortschritt, als das Ammoniumchlorid in feste Pillen gepreßt und mit Formalin gehärtet in den Handel gebracht wurde (Gelamon), weil es dann viel besser vertragen wird. Diese Kombination von Novurit mit Gelamon bedeutet einen gewaltigen Fortschritt in der Diuresetherapie. Fälle, die auf Novurit allein gar nicht oder ungenügend reagieren, zeigen, wenn man sie vor der Injektion mit Gelamon behandelt, eine sehr ausgiebige Diurese und können noch jahrelang am Leben erhalten werden.

Eine Gelamontablette enthält nichts als 0,4 Ammoniumchlorid. Da die wirksame Tagesdosis von Ammoniumchlorid 6,0 g beträgt, gibt man 15 Tabletten auf den Tag verteilt, womöglich nach den Mahlzeiten. Man gibt je 15 Tabletten an den zwei Tagen vor der Injektion und 15 Tabletten am Tage der Injektion. Also im ganzen 45 Tabletten für jede Novuritinjektion.

Man kann durch die Gelamonvorbehandlung das Novurit so wirksam machen, daß es auch bei Fällen entwässernd wirkt, bei denen es sonst ganz versagt. So etwa bei Leberzirrhosen, entzündlichen Pleuraergüssen und Gelenksexsudaten.

Ein Diuretikum, das allerdings nur in verzweifelten Fällen angewandt wird, ist die *Urea pura*, der Harnstoff. Man entschließt sich nicht leicht dazu, Harnstoff zu geben, da der Geschmack des Mittels sehr schlecht ist und weil große Dosen (60 bis 100 g täglich) gegeben werden müssen. Das neue Ureapräparat Ituran bedeutet hinsichtlich Geschmacksverbesserung einen Fortschritt. Bei Fällen aber, die auf die anderen Diuretika nicht mehr reagieren, vor allem aber bei jenen Fällen, bei denen die Hg-Diuretika kontraindiziert sind, ist ein Versuch mit Urea gerechtfertigt. Man sieht auch tatsächlich nach Gaben von 3 bis 5×20 g Urea pro die in manchen Fällen eine rasche Entwässerung auftreten. Immer ist aber die Diurese viel stärker als die Gewichtsabnahme, obwohl die Patienten unter strenger Kontrolle stehen und keine größeren Flüssigkeitsmengen einnehmen. Die Erklärung für diese Erscheinung scheint darin zu liegen, daß die Patienten unter der Wirkung des Harnstoffs weniger Flüssigkeit auf extrarenalem Wege ausscheiden und die ganze, nicht unbeträchtliche Flüssigkeitsmenge, die sonst auf diesem Wege den Körper verläßt, den Weg über die Niere nimmt.

Diese diuresesteigernde Wirkung der Urea (die auch dann auftritt, wenn keine Gewichtsabnahme, also keine Entwässerung zu erzielen ist) kann aber nützlich sein, um verzweifelten, ödematösen Herzkranken, die auf kein Mittel mehr mit Diuresesteigerung reagierten, wieder neue Hoffnung zu bringen, weil die vermehrte Diurese nach Urea die Kranken hoffen läßt, daß doch noch eine Wendung auftritt.

Bei Fällen, bei denen alle Diuretika versagen und pralle Ödeme bestehen, ist die Hautdrainage mit Curschmannschen Nadeln notwendig. Sie stellen das Ultimum refugium dar, weil die Gefahr einer sekundären Infektion, das Auftreten eines Erysipels groß ist. Es gibt aber Fälle, bei denen man diese mechanische Entleerung des Ödems durchführen mußte, weil jede andere Therapie nutzlos war, die aber nachher, nach dem Entfernen der CURSCHMANNschen Nadeln, auf die üblichen Diuretika in ganz befriedigender Weise reagierten und noch jahrelang ödemfrei gehalten wurden.

Diätfragen.

Die Diät bei Herzkranken im Allgemeinen braucht keine großen Einschränkungen zu erfahren. Eine normale, gemischte Kost ist ihnen ohne Ausnahmen erlaubt. Blähende, schwer verdauliche Speisen sollen ebenso gemieden werden wie zu große Mahlzeiten, weil diese erfahrungsgemäß den Kreislauf zu sehr belasten. „Häufigere Mahlzeiten, aber weniger auf einmal essen", muß als Regel gelten.

Anders ist es mit den dekompensierten, ödematösen Herzfällen. Bei diesen ist eine salzarme, zu Beginn der Entwässerungstherapie sogar eine salzfreie Kost zu verordnen. Wie sehr eine salzfreie Kost entwässernd wirkt, merkt auch der Gesunde, der nur einen Tag lang kein Salz zu sich nimmt. Der Gewichtsverlust kann dann mehr als 1 Kilogramm betragen, wird allerdings in den nächsten Tagen wieder eingeholt. Man wird verstehen, daß eine solche Kost bei ödematösen Herzkranken sehr viel zur Entwicklung der Diurese beitragen kann.

Man kann eine Karell-Diät geben, indem man den Kranken nichts anderes als 800 bis 1200 g Milch, auf den Tag verteilt, trinken läßt. Die Milch hat aber Nachteile; viele Patienten nehmen sie nicht gerne. Sie verursacht bei dem einen Blähungen, bei dem anderen Obstipation, bei dem dritten Diarrhöen. Die Milch ist außerdem nicht salzfrei, sondern nur salzarm.

Man ersetzt deshalb die Milch durch Obst, das entweder in rohem oder in gekochtem Zustande genommen wird. Jede Obstart ist erlaubt, die Schale darf mitgegessen werden. Diese wirkt angeblich wegen ihres Kaliumgehaltes sogar diuresefördernd. Gewöhnlich darf die gesamte Tagesquantität des Obstes 1200 g nicht übersteigen. Vom Obst-Kompott abgesehen, darf der Patient an diesem Tage nichts, auch keine Flüssigkeit, zu sich nehmen.

Ein Teil des Obstes kann durch Gemüse, am besten in Salatform, ersetzt werden. Nach drei Tagen reiner Obst-Salatkost geben wir, um die Kost nicht zu eiweißarm bleiben zu lassen, etwas Milchreis, Reisauflauf, 1 bis 2 Eier. Auch fernerhin wird 1- bis 2mal wöchentlich oder an jedem 5. Tage ein strenger Obst-Salattag eingeschaltet.

Es gibt Kranke, die an größere Nahrungsquantitäten gewöhnt sind und deshalb an diesen Obsttagen an Kopfschmerz, Unruhe, Schwindel, kalten Beinen leiden. Wir erlauben diesen Fällen bis zur erreichten Sättigung, gebratene Kartoffel, *ohne* Fett, ohne Salz (in der Schale) zu sich zu nehmen. Wird dieses Zugeständnis gemacht, dann vertragen auch diese Kranken die Obst-Salattage ausgezeichnet.

Auch diese Diät ist nicht absolut kochsalzfrei; es gelingt aber, die tägliche NaCl-Ausscheidung auf $1 - 1,5$ g herunterzudrücken.

Die Vorteile dieser Obst-Salattage bestehen vor allem darin, daß sie den Kreislauf nicht belasten, der Patient wegen der Salzarmut der Kost auch nicht das Bedürfnis hat, außerdem Wasser zu trinken, daß die Diurese leichter in Gang kommt, oft ohne daß man zu Diureticis Zuflucht nehmen muß.

Solche Tage sind nicht nur bei ödematösen Herzkranken indiziert, sondern auch überall dort, wo eine salzarme Kost erwünscht ist (Hypertension, Angina pectoris). Auch bei den Vasoneurosen im Klimakterium kann man die „Überempfindlichkeit der Gefäße" durch solche salzfreie Tage günstig beeinflussen. Endlich verordnet man sie bei jenen Herzkranken. die zugleich eine Adipositas haben, weil man durch Einschaltung dieser Tage mit unterkalorischer Ernährung das Körpergewicht am leichtesten und gefahrlos reduziert.

Die Flüssigkeitsmenge, welche die dekompensierten Herzkranken täglich zu sich nehmen dürfen, soll auf 800 bis 1000 g beschränkt werden. Als Flüssigkeit wird auch Obst, Gemüse, Kompott usw. berechnet. Für Bilanzrechnungen muß auch die feste Nahrung in ihrem ganzen Gewichte als Flüssigkeit in Rechnung gestellt werden.

Spezielle Diätfragen wurden in einzelnen, früheren Kapiteln besprochen.

Sachverzeichnis.

Pathologische Anatomie und Histologie des Herzens und der Gefäße. („Handbuch der speziellen pathologischen Anatomie und Histologie", 2. Band.) Mit 292 zum Teil farbigen Abbildungen. XII, 1159 Seiten. 1924. RM 140.40, gebunden RM 143.10

A. Herz. Von Professor Dr. J. G. Mönckeberg-Bonn und Geheimen Medizinalrat Professor Dr. H. Ribbert †-Bonn. — 1. Die Mißbildungen des Herzens. Von Professor Dr. J. G. Mönckeberg-Bonn. — 2. Die Erkrankungen des Endokards. Von Geheimen Medizinalrat Professor Dr. H. Ribbert †-Bonn. — 3. Die Erkrankungen des Myokards und des spezifischen Muskelsystems. Von Professor Dr. J. G. Mönckeberg-Bonn. — 4. Die Erkrankungen des Herzbeutels. Von Professor Dr. J. G. Mönckeberg-Bonn. — B. Arterien. Von Professor Dr. L. Jores-Kiel. — C. Venen. Von Geheimrat Professor Dr. C. Benda-Berlin. — D. Lymphgefäße. Von Medizinalrat Professor Dr. K. Winkler-Breslau.

Zirkulationsorgane. Mediastinum. Zwerchfell. Luftwege. Lungen. Pleura. („Handbuch der inneren Medizin", 2. Aufl., 2. Band.)

1. Teil: Mit 347 zum großen Teil farbigen Abbildungen. XV, 980 Seiten. 1928.   Gebunden RM 68.40

Erkrankungen der Zirkulationsorgane. Von Professor Dr. F. Külbs-Köln. — Die Erkrankungen des Mediastinum. Von Professor Dr. G. v. Bergmann-Berlin. — Allgemeine und spezielle Zwerchfellpathologie. Von Professor Dr. H. Eppinger-Freiburg i. Br. — Erkrankungen der oberen Luftwege. Von Professor Dr. E. Meyer-Berlin.

2. Teil: Mit 136 zum Teil farbigen Abbildungen. X, 1008 Seiten. 1930.   Gebunden RM 79.20

Die Erkrankungen der Trachea, der Bronchien, der Lungen und der Pleuren. Von Professor Dr. R. Staehelin-Basel.

Der Band ist nur vollständig käuflich.

Normale und pathologische Physiologie der Blutzirkulation. („Handbuch der normalen und pathologischen Physiologie", 7. Band.)

1. Teil: **Herz.** Mit 200 Abbildungen. X, 862 Seiten. 1926.
                     RM 62.10, gebunden RM 66.42

Allgemeines und Vergleichendes über Blutzirkulation. Physiologie des Herzens.

2. Teil: **Blutgefäße. Kreislauf.** Mit 232 Abbildungen. XIII, 1061 Seiten. 1927.   RM 79.20, gebunden RM 86.40

Eigenschaften und Verhalten der Gefäße. Kreislauf (Zusammenwirken von Herz und Gefäßen). Vergleichende pathologische Physiologie der Kreislauforgane. Anhang: Herzbeutel- und Herzchirurgie.

Der Band ist nur vollständig käuflich.

Verlag von Julius Springer in Berlin

Herzkrankheiten. Eine Darstellung für praktische Ärzte und Studierende. Von **Sir Thomas Lewis,** Physician in Charge of Department of Clinical Research, University College Hospital, London. Übersetzt von Dr. med. W. Hess, Freiburg i. Br. Mit einem Geleitwort von Professor Dr. F. Volhard, Frankfurt a. M. („Fachbücher für Ärzte", Band XVII.) Mit 45 Abbildungen. XVI, 270 Seiten. 1935. Gebunden RM 18.—
Die Bezieher der „Klinischen Wochenschrift" erhalten einen Nachlaß von 10%.

Die Krankheiten des Herzens und der Gefäße. Von Professor Dr. **Ernst Edens,** Düsseldorf. Mit 239 zum Teil farbigen Abbildungen. VIII, 1057 Seiten. 1929. RM 59.40; gebunden RM 62.10

Digitalisfibel für den Arzt. Von Professor Dr. **Ernst Edens,** Düsseldorf. Zweite Auflage. In Vorbereitung.

Lehrbuch der Herzkrankheiten. Von **Sir James Mackenzie.** Zweite deutsche Auflage. Nach der dritten englischen Ausgabe übersetzt und durch Zusätze erweitert von Professor Dr. C. J. Rothberger, Wien. Mit 327 Abbildungen. XVI, 551 Seiten. 1923. Gebunden RM 21.60

Die Herz- und Gefäßkrankheiten. Von Professor Dr. **Walter Frey,** Direktor der Medizinischen Universitätsklinik Bern. Mit 67 Abbildungen. V, 342 Seiten. 1936. RM 29.—; gebunden RM 32.60

Der Coronarkreislauf. Physiologie, Pathologie, Therapie. Von Professor Dr. **Max Hochrein,** Leipzig. Mit 54 Abbildungen. VII, 227 Seiten. 1932. RM 24.—

Das Versagen des Kreislaufs. Dynamische und energetische Ursachen. Von Professor Dr. **Hans Eppinger,** Freiburg i. Br., Dr. **Franz Kisch** und Dr. **Heinrich Schwarz.** Mit 56 Abbildungen. V, 238 Seiten. 1927. RM 14.85

Über das Asthma cardiale. Versuch zu einer peripheren Kreislaufpathologie. Von Professor Dr. **Hans Eppinger,** Freiburg i. Br., Dr. **L. von Papp** und Dr. **H. Schwarz.** Mit 39 Abbildungen. VII, 217 Seiten. 1924. RM 8.64

Verlag von Julius Springer in Wien

Die Tonuskrankheiten des Herzens und der Gefäße. Ihre Biologie und Therapie. Von Professor Dr. **J. Pal,** Wien. Mit 20 Abbildungen. VIII, 228 Seiten. 1934. RM 18.—

Zu beziehen durch jede Buchhandlung